MAT FRASER

HW PO

HARD WORK PAYS OFF

MAT FRASER
5X FITTEST MAN ON EARTH
MIT SPENSER MESTEL

HWPO

HARD WORK PAYS OFF

Das ultimative Mindset für mehr Kraft, Ausdauer und Schnelligkeit

Bibliografische Information der Deutschen Nationalbibliothek
Die Deutsche Nationalbibliothek verzeichnet diese Publikation in der Deutschen Nationalbibliografie. Detaillierte bibliografische Daten sind im Internet über http://dnb.d-nb.de abrufbar.

Für Fragen und Anregungen
info@finanzbuchverlag.de

Wichtiger Hinweis
Dieses Buch ist für Lernzwecke gedacht. Es stellt keinen Ersatz für eine individuelle medizinische Beratung dar und sollte auch nicht als solcher benutzt werden. Wenn Sie medizinischen Rat einholen wollen, konsultieren Sie bitte einen qualifizierten Arzt. Der Verlag und der Autor haften für keine nachteiligen Auswirkungen, die in einem direkten oder indirekten Zusammenhang mit den Informationen stehen, die in diesem Buch enthalten sind.

Ausschließlich zum Zweck der besseren Lesbarkeit wurde auf eine genderspezifische Schreibweise sowie eine Mehrfachbezeichnung verzichtet. Alle personenbezogenen Bezeichnungen sind somit geschlechtsneutral zu verstehen.

2. Auflage 2022

Türkenstraße 89
80799 München
Tel.: 089 651285-0
Fax: 089 652096

Projektleitung: Fabian Neidl
Übersetzung: Dr. Kimiko Leibnitz
Redaktion: Susanne Schneider
Umschlaggestaltung: Karina Braun in Anlehnung an das Original von Pete Garceau
Umschlagabbildung: Rogue Fitness
Illustrationen im Innenteil: David Regone
Autorenfoto: Mat Fraser
Layout: Andrea Lau
Satz: Carsten Klein, Torgau
Druck: GGP Media GmbH, Pößneck
Printed in Germany

ISBN Print 978-3-95972-526-2
ISBN E-Book (PDF) 978-3-98609-004-3
ISBN E-Book (EPUB, Mobi) 978-3-98609-005-0

Für Sammy, die mich liebt, ganz gleich, welchen Platz ich belegt habe.

INHALT

Die persönlichen Rekorde des CrossFit-Games-Champions

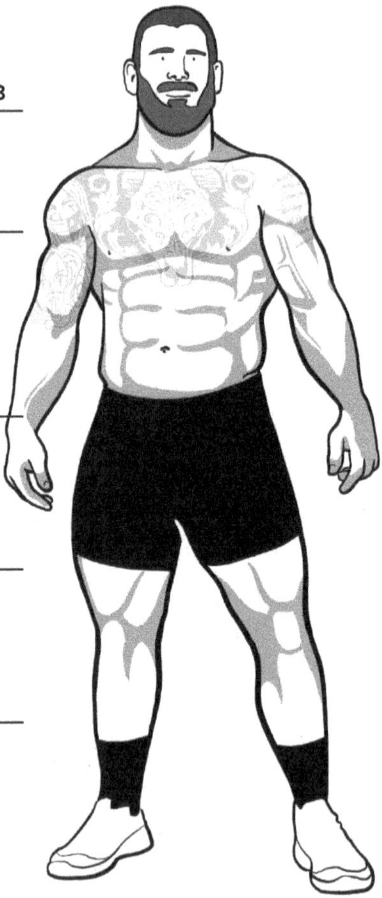

PRESS: 95 kg

MAXIMALE ANZAHL RING MUSCLE-UPS: 28

FRIENDLY FRAN: 3:08

MAXIMALE ANZAHL STRICT HANDSTAND PUSH-UPS: 50

BENCH PRESS: 159 kg

MEILE: 5:00

SNATCH: 143 kg

CLEAN AND JERK: 172 kg

FRONT SQUAT: 193 kg

BACK SQUAT: 223 kg

DEADLIFT: 243 kg

1 KM RUDERN: 2:55,20

Einleitung

Die Entscheidung, nach der Saison 2015 meine Wettkampfkarriere fortzusetzen, scheint rückblickend naheliegend zu sein, aber damals, am Ende der CrossFit Games, sah ich das noch völlig anders.

Als ich nach dem letzten Event im Stadiontunnel auf einem Rollwagen lag und nach Luft rang, ging ich in Gedanken alle Fehler durch, die ich während des Wettbewerbs gemacht hatte. Einige waren rein körperlicher Art gewesen. Ich konnte nicht sprinten. Ich konnte kaum schwimmen. Von allen Teilnehmern im Starterfeld hatte ich einen der schwächsten Deadlifts.

Aber die schlimmsten Fehler hatten sich in meinem Kopf abgespielt. Als wir im achten Event das 254 Kilogramm schwere »Pig« über das Fußballfeld wuchten mussten und ich einfach nicht die richtige Technik fand, geriet ich in Panik. Ich benutzte hauptsächlich meinen Bizeps, verausgabte mich völlig und büßte einen Großteil meines Vorsprungs ein. Im letzten Event erlitt ich einen weiteren Rückschlag. Nachdem ich einen Handstand-Push-up nach dem anderen vermasselt hatte, kam mir zu keinem Zeitpunkt die Idee, eine Pause einzulegen, mich neu zu sortieren und den Abstand der Parallettes zu verändern. Und so scheiterte ich ein ums andere Mal, und dann brachte es auch nichts mehr, als ich am Air Bike und am Rudergerät meine letzten Kräfte mobilisierte. Zwei Jahre in Folge landete ich auf dem zweiten Platz.

Ich war enttäuscht, gedemütigt und wollte alles hinwerfen. Ich wusste, dass ich nur deshalb verloren hatte – oder genauer gesagt: an mir selbst gescheitert war –, weil ich in der Vorbereitung oft den Weg des geringsten Widerstands genommen hatte, und wenn ich die Games gewinnen wollte, würde ich vollen Einsatz leisten müssen. Das bedeutete natürlich mehr Training zu Hause in meinem kleinen Kraftraum, ganz alleine, ohne dass mir jemand aufmunternd auf den Hintern klopfte und mich lobte. Ich musste außerdem damit aufhören, mich selbst für einen Spezialisten in allen Disziplinen zu halten, und neue Trainer finden, die mir halfen, meine Schwächen zu beseitigen; genau aus diesem Grund würde der erste Schritt für ein Comeback so brutal werden. Ich musste das tun, was ich nach jedem Wettbewerb tat: Videoaufzeichnungen durchgehen und eine Liste mit allen meinen Fehlern anfertigen. War es mir wirklich so wichtig, die Games zu gewinnen?

Ich will damit sagen, dass das für mich nicht der erste geplatzte Traum gewesen wäre. Nach einem Jahrzehnt als Gewichtheber und mehreren Jahren am Olympic Training Center war mir der Sprung in die Nationalmannschaft verwehrt geblieben, und diese Niederlage hatte ich schließlich auch weggesteckt, oder? Außerdem hatte ich einen Universitätsabschluss, und obwohl ich mein Sommerpraktikum bei einem Luftfahrtunternehmen schrecklich fand, war ich mir sicher, dass ich eine Anstellung als Ingenieur finden würde, die mir Spaß machte. Wenn ich wollte, konnte ich sogar nach Alberta zurückkehren und dort auf den Ölfeldern arbeiten.

Ich musste mich nicht jeden Tag im Kraftraum kaputtmachen. Ich musste mich nicht ständig auf dem Rudergerät abrackern und Intervalle trainieren, die so intensiv waren, dass ich anschließend im wahrsten Sinne des Wortes in einer Schweißlache saß. Ich musste nicht mein ganzes Leben auf ein einziges Ziel ausrichten: den Sieg in den CrossFit Games.

Ich sehnte mich nach einem normalen Leben. Ich wollte den Junggesellenabschied meines Kumpels feiern und ohne schlechtes Gewissen auch einmal ein Training ausfallen lassen, ich wollte jederzeit meine Freundin in Rhode Island besuchen und ich wollte an meinen trainingsfreien Tagen Wasserski fahren und nicht den halben Tag auf einem Lacrosse-Ball verbringen, weil meine Muskeln so verspannt waren.

Ich bin sicher, dass dir diese Ausreden bekannt vorkommen. Sie sind die Sprüche, mit denen du dich selbst beruhigst, wenn du zu müde bist, um rechtzeitig zum 7-Uhr-Workout zu erscheinen, oder wenn du zu verkatert bist, um auch nur daran zu denken, am Sonntagmorgen dein Krafttraining zu absolvieren. Diese Ausreden macht jeder, und für mich waren sie in der Saison 2015 zur Gewohnheit geworden.

Aber dann veränderte ich mich. Als ich nach dem letzten Event auf dem Rollwagen lag und mit den Tränen kämpfte, als die anderen Teilnehmer scharenweise an mir vorbeizogen, da wusste ich, dass ich mich nie wieder so schlecht fühlen wollte wie in jenem Augenblick. Um diese Möglichkeit auszuschließen, hatte ich zwei Möglichkeiten: meine CrossFit-Karriere zu beenden und mir einen Bürojob zu suchen.

Oder ich änderte meine Einstellung von Grund auf. Bei jeder Entscheidung würde ich mich künftig fragen müssen, ob ich damit meinem Ziel näherkam, die CrossFit Games zu gewinnen. Nein? Dann würde ich es bleiben lassen.

Und jetzt, nach acht Jahren in diesem Sport, bin ich der erfolgreichste CrossFit-Athlet aller Zeiten. Ich habe in den Games mehr Events (29) und mehr Titel (5 in Folge) gewonnen als jeder andere, noch dazu mit dem größten Punkteabstand zur Konkurrenz.

Es mag einige Sportler geben, die mich in einem Workout schlagen, aber niemand kann von sich behaupten, ein besserer Allround-Athlet zu sein als ich. Gewichtheben, Geräteturnen, Kettlebells, Laufen, Schwimmen, Rudern, Strongman: Ich habe alle Disziplinen kompromisslos trainiert, deshalb musst du jetzt keine Vermutungen anstellen, wie man dabei am besten vorgeht.

Während meiner aktiven CrossFit-Laufbahn hätte ich diese Informationen niemals preisgegeben, weil ich den anderen Athleten keine Hilfestellung geben wollte. Aber weil ich beschlossen habe, mich vom Profisport zurückzuziehen, kann ich dir erzählen, wie ich meinen Körper vorbereitet und meinen Geist trainiert habe.

Dir ist sicher klar, dass das nicht leicht war. Nach den Games 2015 kaufte ich mir ein eigenes Pig und trainierte jeden Abend damit, nachdem alle anderen bereits nach Hause gegangen waren. Das Hantieren mit der 254 Kilogramm schweren Matte stellte für meine Hände eine solche Belastung dar, dass ich zum Arzt ging und Röntgenbilder machen ließ. Er dachte, ich hätte mit den bloßen Fäusten gegen eine Wand geschlagen.

Abgesehen von einigen Wochen Auszeit, die ich im August nahm, verlief mein Alltag in den vergangenen fünf Jahren sehr eintönig: Ich wachte früher auf, als mir lieb war, verausgabte mich mit dem Air Bike, Schwimmintervallen und 40-minütigen AMRAPs, aß, schlief ... und am nächsten Tag ging alles wieder von vorn los.

Aber die Mühe hat sich in jeder Hinsicht gelohnt. Durch CrossFit lernte ich meine besten Freunde, Geschäftspartner und sogar meine Frau kennen. Durch CrossFit fand ich den Tätowierer, der mir meine Brust stach, durch CrossFit war ich in der Lage, die Welt zu bereisen und ein Haus zu kaufen. CrossFit ist außerdem eine der hilfsbereitesten Gemeinschaften, denen ich jemals angehört habe.

Als ich bei den Games auf der Wettkampffläche stand und versuchte, die Hantel in Bewegung zu versetzen und die letzten Wiederholungen zu schaffen, war ich oft so überhitzt, dass ich das Gefühl hatte, mein Kopf wäre in einen Schraubstock geklemmt; in diesen schweren Momenten waren es die Fans, die mir halfen, über die Ziellinie zu kommen.

Was ich dir also sage, ist etwas, das du sicher schon gehört, aber vielleicht noch nicht vollständig begriffen hast: Harte Arbeit zahlt sich aus.

Wie du dieses Buch am besten nutzt

Nimm dieses Buch mit in den Kraftraum

Betrachte dieses Buch als dein Trainingshandbuch, nimm es also mit in den Kraftraum. Schreibe deine PR (persönlichen Rekorde) an den Seitenrand. Kreise die Techniken ein, die du noch lernen und üben musst. Und vor allem: Absolviere die Workouts. Sie stammen aus meinen letzten fünf Jahren Vorbereitung auf dem Weg zum Sieg der CrossFit Games, und falls dir die Workouts am Ende der einzelnen Abschnitte nicht reichen sollten, findest du am Ende des Buches einen Anhang mit weiteren Workouts (wie auch ein Glossar mit Begriffen, die du vielleicht noch nicht kennst). Die Arbeit an der Deadlift-Technik, die Intervalle für den Beinschlag beim Schwimmen, die Kniehub-Übungen, die Scap Push-ups – sie alle halfen mir dabei, ein Champion zu werden.

Im Lauf des Buches wirst du gelegentlich auf eine Rubrik namens »Tagebucheintrag« stoßen. Wenn es ein Problem gibt, das ich lösen muss, schreibe ich so lange, bis ich auf eine Antwort stoße, und ich rate dir, dasselbe zu tun.

Unendlich skalierbar

Einer der größten Vorteile von CrossFit ist, dass dieser Sport »unendlich skalierbar« ist, dass also praktisch jeder – vom Anfänger bis zum Games-Athleten – am selben Workout teilnehmen kann. Nehmen wir zum Beispiel »Fran«, eines unserer berüchtigtsten Workouts. Ich mache es »Rx« (also unverändert), und das bedeutet: 21 Thrusters mit einer 43 Kilogramm schweren Langhantel und 21 Pull-ups, dann 15 Thrusters und 15 Pull-ups, und zum Schluss 9 Thrusters und 9 Pull-ups.

Dieses Workout soll aber ein All-Out-Sprint sein – ich schaffe es in etwa zwei Minuten. Wenn du also weißt, dass du für insgesamt 45 Thrusters 12 Minuten brauchst, solltest du dein Hantelgewicht reduzieren. Wenn du bisher maximal ein paar Klimmzüge geschafft hast, solltest du vermutlich ein Gummiband als Hilfsmittel benutzen. Und wenn du gerade erst mit CrossFit angefangen hast und dich fragst, was ein Thruster überhaupt ist, ist das auch nicht tragisch. Dann machst du stattdessen Air Squats und Jumping Pull-ups.

Auch wenn ich im Augenblick der weltbeste CrossFit-Athlet bin und dieses Workout vermutlich schneller und mit einem höheren Hantelgewicht schaffe als du, können wir alle gemeinsam trainieren – Games-Athleten, ambitionierte Freizeitsportler, durchschnittliche Breitensportler und Anfänger. Unsere Gewichte und Bewegungen sehen vielleicht anders aus, aber wir wollen uns alle verbessern, indem wir an denselben Dingen feilen: an schnelleren Übergängen, effizienteren Techniken, besseren Atemmustern.

Fortschritte erzielen

Ganz gleich, wie fit du bist, deine Fitness lässt sich immer steigern, und dieses Buch ist entsprechend strukturiert. Jeder Abschnitt beginnt mit den Grundlagen, die du vielleicht überspringen möchtest. Davon rate ich entschieden ab. Ich habe absichtlich die anspruchsvollsten Skalierungsoptionen weggelassen, weil selbst die besten Athleten ein solides Fundament aufbauen sollten, bevor sie in ihrem Programm voranschreiten.

Im Lauf der einzelnen Abschnitte nehmen die Skalierungsoptionen ab. Das ist beabsichtigt. Ich möchte dir die Fehler ersparen, die ich selbst gemacht habe, indem ich dich dazu zwinge, die Kraft, Ausdauer und Technik zu entwickeln, die für die Skalierung erforderlich sind. Wenn du zum Beispiel noch nie einen Parallette-Handstand-Push-up gemacht hast, musst du zuerst den strikten Handstand-Push-up üben.

Wenn es um das Hantelgewicht geht, das du benutzen solltest, wird in vielen Workouts ein Prozentsatz angegeben, der auf deinem One-Rep Max beruht, also dem Ein-Wiederholungs-Maximum beziehungsweise dem schwersten Gewicht, das du unter Ausführung einer bestimmten Bewegung ein einziges Mal heben kannst. Diese Zahl wird sich vermutlich verändern (und hoffentlich steigen), deshalb solltest du nach einigen Monaten den Test wiederholen und das Gewicht anschließend anpassen.

Andere Workouts gelten als CrossFit-Benchmarks, du solltest sie also in regelmäßigen Zeitabständen ausführen, um zu prüfen, ob und wie sehr du dich verbessert hast. Sie sehen bestimmte Gewichte für Männer und Frauen vor, die ich als Referenzwerte angebe. Weil sie für dich aber vielleicht nicht geeignet sind, werde ich auch meine Bestzeit für das Workout angeben, damit du ungefähr einschätzen kannst, wie lange du dafür brauchen wirst. Dann kannst du eine Skalierung vornehmen, die an deinen individuellen Leistungsstand angepasst ist.

Vielleicht wirst du in den Workouts auf Bewegungen stoßen, die du noch nicht beherrschst. In »Mary« zum Beispiel kommen Handstand-Push-ups, One-Legged Squats (Pistols) und Pull-ups vor. Du kannst sie ebenfalls skalieren, indem du einen Blick auf die Übungen wirfst, die am Anfang des Kapitels vorgestellt werden, beispielsweise die Ring Rows, die du vor den Pull-ups gemeistert haben solltest.

Es ist eine Kunst für sich, ein Workout an sein Leistungsniveau anzupassen, deshalb wird dir das am Anfang vielleicht schwerfallen. Das ist völlig normal. Mit den Workouts im Anhang kannst du mehr üben. Es werden dort keine konkreten Gewichte genannt, sondern allgemeine Empfehlungen wie »leicht« oder »mittelschwer« gemacht, deshalb eignen sie sich hervorragend, um mit verschiedenen Trainingslasten zu experimentieren.

Dieses Buch enthält außerdem einige persönliche Erlebnisse und Lektionen, die ich gelernt habe. Ich hoffe, du kannst mit einigen von ihnen etwas anfangen.

1

Kraft

In meinen ersten fünf Jahren als Gewichtheber konzentrierte sich mein Training in jeder Hinsicht auf die Technik, also die korrekte Bewegungsausführung. Meine Startposition, die erste Zugphase vom Boden, die Bahnkurve der aufsteigenden Hantel – alles musste perfekt sein, und ich hasste diese Präzision. Ich fing mit dem Gewichtheben an, weil ich Muskeln aufbauen wollte, meine Technik war mir dabei ziemlich egal. Aber jetzt, beinahe ein Jahrzehnt nachdem ich diesen Sport an den Nagel gehängt habe, erkenne ich, wie wichtig dieses Fundament ist.

Wenn ich ein Workout sehe, weiß ich genau, wie ich meine Technik anpassen muss. Wenn das Hantelgewicht leicht und die Wiederholungszahl hoch ist, kann ich meine Bewegung verkürzen und die gesamte Ausführung beschleunigen. Wenn die Hantel schwer ist oder ich mich erholen muss, kann ich auf langsame, effiziente Einzelwiederholungen schalten. Und egal, ob ich frisch oder schon am Ende eines Workouts bin, ich muss mir keine Sorgen darüber machen, die Bewegungsstandards nicht zu erfüllen – die berüchtigte »ungültige Wiederholung«.

Technik allein reichte aber nicht aus, um mich ganz nach oben zu bringen. Als ich an den Olympia-Stützpunkt ging, war ich dort mit Abstand der schwächste Athlet, was schließlich dazu führte, dass ich mir den Rücken an zwei Stellen brach. Ab diesem Zeitpunkt und in meiner gesamten CrossFit-Karriere musste ich mich der Kraft widmen – und manchmal blieb alles andere deswegen auf der Strecke. Es ist ein langer, sich ständig wiederholender Prozess, aber wenn man die beste Version seiner selbst werden will, braucht man Kraft und Technik.

Ich bin hier, um dir beides beizubringen.

Grundlagen

WORKOUT: *The Clean Starting Position*

15 Wiederholungen
Ziehe ein PVC-Rohr vom Boden in den Hang

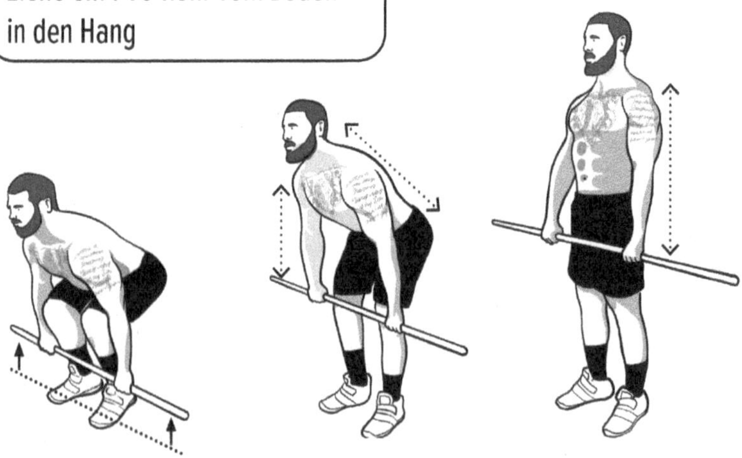

Das PVC-Rohr befindet sich über meinen Fußballen.

Die Brust ist über das PVC-Rohr gebeugt, mein Rücken ist gerade, meine Knie sind leicht gebeugt.

In der oberen Endposition sind meine Arme senkrecht zum Boden und die Schultern leicht vor dem Rohr.

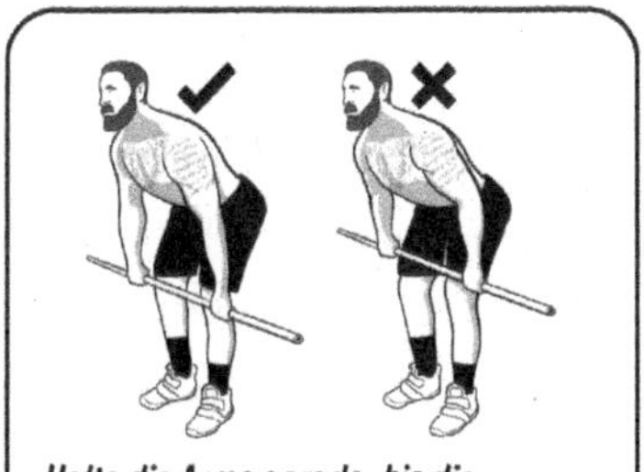

Halte die Arme gerade, bis die Hantelstange in der Leistenbeuge ist.

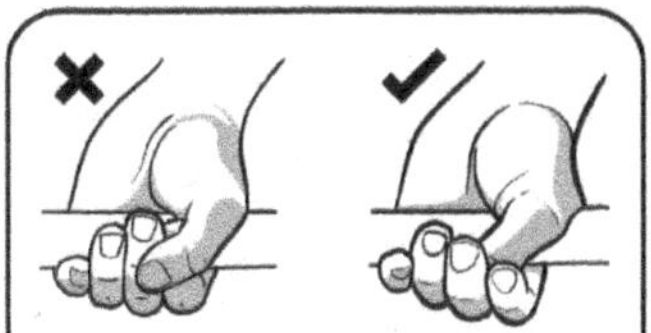

Normaler Griff *Daumenklemme*

Meine Karriere als Gewichtheber begann per Zufall. In der Mittelstufe waren mein bester Freund und ich im Football-Team, und einige Tage in der Woche durften wir mit den Jungs aus der Oberstufe Hanteln stemmen. Wir hatten kein festes Trainingsprogramm, sondern machten jedes Mal Bench Presses und Bizeps-Curls bis zum Muskelversagen. In jenem Alter wächst der Körper so schnell, dass man keine gute Technik braucht, um stärker zu werden. In fast jedem Workout erzielte ich neue persönliche Bestmarken.

In einer dieser Trainingseinheiten sah ein Football-Coach meine Begeisterung und empfahl meinem Vater, der ebenso wie meine Mutter an den Olympischen Spielen teilgenommen hatte, mich in einem Gewichtheber-Klub anzumelden. Damals hatte ich keine Ahnung, wie die Bewegungen eigentlich aussehen sollten, und ich wusste nicht einmal, dass ich bereits einen »Clean and Jerk« machte. Ich fand es einfach cool, die Hantel vom Boden und über meinen Kopf zu heben.

Als mein Vater und ich den Gewichtheber-Klub in Essex, Vermont, betraten, war das überhaupt nicht das, was ich erwartet hatte. Zunächst einmal sah niemand dort aus wie die Typen, denen ich am Muscle Beach beim Eisenpumpen zugesehen hatte. Sie wirkten gar nicht wie durchtrainierte Modellathleten, und viele von ihnen stemmten nicht einmal

Hanteln. Sie hielten vielmehr ein PVC-Rohr in ihren Händen und taten nichts anderes, als die Hüften zu beugen, den Rumpf nach vorn zu lehnen und sich anschließend aufzurichten. Hüften beugen und aufrichten. Ich sah nicht einmal eine Ablage mit Kurzhanteln, sondern nur einen schmalen Raum mit kahlen Wänden, abgehängten Decken und zwölf Plattformen aus unbehandeltem Sperrholz.

Ich hatte erwartet, so zu trainieren wie im Football – ohne Aufsicht, ohne Technik, mit einer möglichst schweren Hantel, die ich einfach fallen lassen konnte, wenn sie mir zu schwer wurde. Doch Coach Polakowski sagte mir, ich solle einen Besenstiel nehmen.

In den nächsten Wochen arbeitete ich ausschließlich an den Startpositionen für die beiden Disziplinen des olympischen Zweikampfs, die sich geringfügig voneinander unterscheiden: Beim Snatch (Reißen) muss man die Hantel in einer Bewegung über den Kopf bringen, während man beim Clean and Jerk (Umsetzen und Stoßen) die Hantel zuerst vom Boden auf die Schultern bringt und dann über den Kopf hebt.

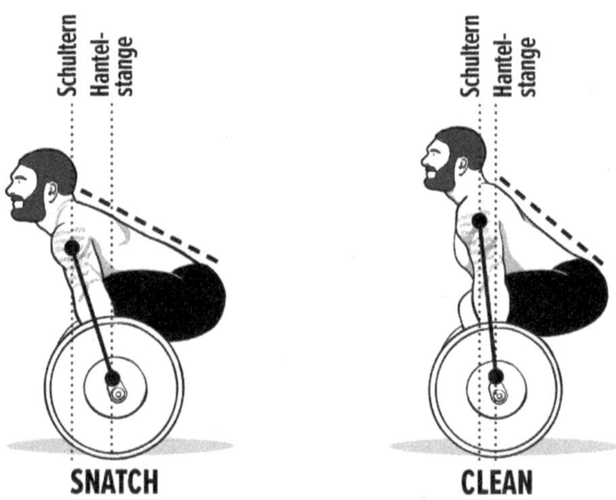

ÜBUNG

1. Der Shrug
2. Der High Pull
3. Der Muscle Snatch
4. Der Power Snatch
5. Der Squat Snatch

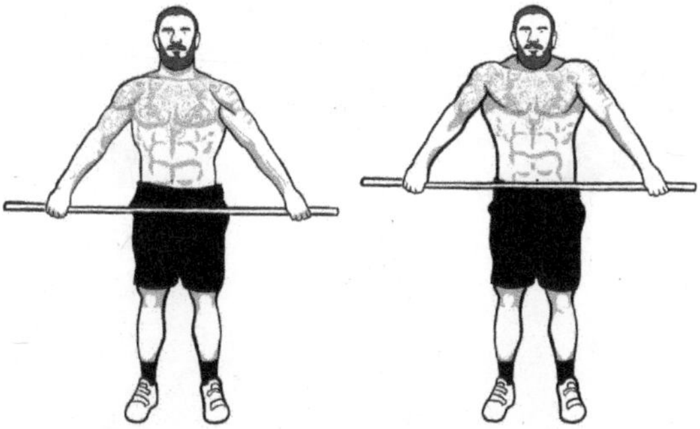

1. Der Shrug

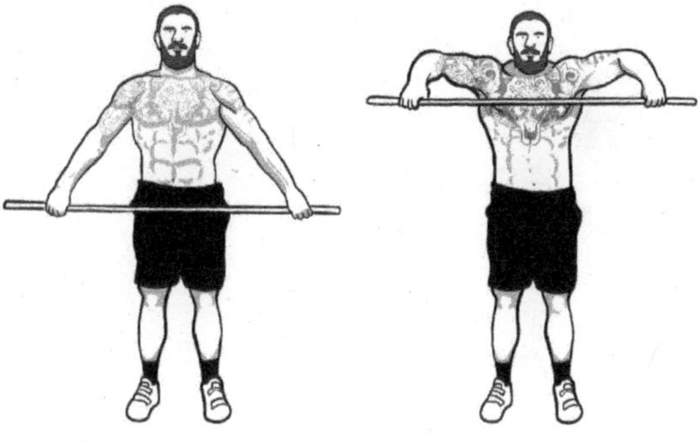

2. Der High Pull

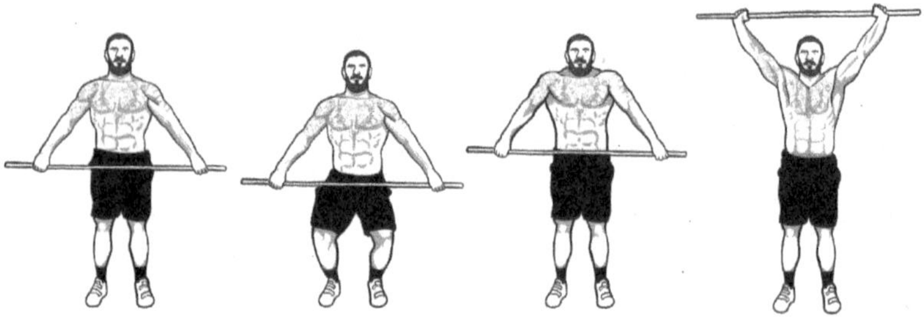

3. Der Muscle Snatch

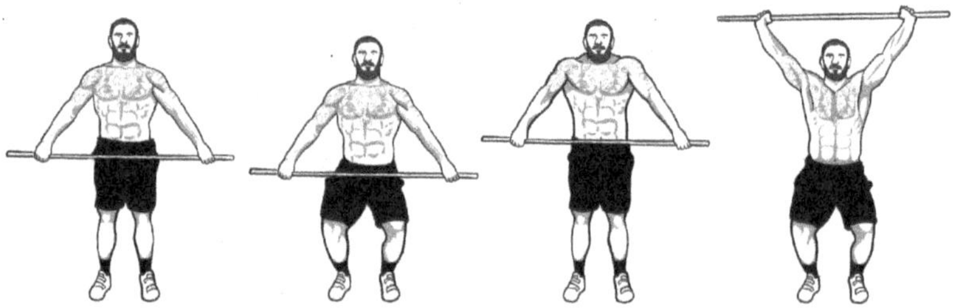

4. Der Power Snatch

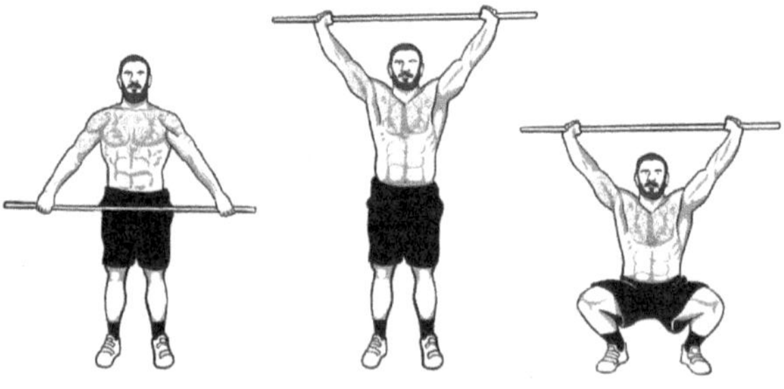

5. Der Squat Snatch

Ich arbeitete wochenlang an meiner Startposition, bevor Coach Pol mir erlaubte, zur nächsten Bewegungsphase überzugehen und den Stock vom

Boden auf Kniehöhe zu ziehen. Es war zähe, monotone Arbeit, die ich hasste. Ich fragte mich: »Wie soll mich ein Besenstiel stärker machen?«

Das einzige ermutigende Zeichen war, dass ich die Fehler, auf die mich Polakowski aufmerksam machte, normalerweise auf Anhieb erkannte und korrigieren konnte. Als ich später am College Ingenieurswissenschaften studierte, war ich ziemlich versiert darin, Bewegungsmechanik zu verstehen. Wenn mir Coach Pol also seine Tipps gab, machten sie für mich intuitiv Sinn.

Dieses Körperbewusstsein ist einer der größten Vorteile, die man im Gewichtheben haben kann, aber ich wollte einfach in jeder Trainingseinheit einen neuen PR erzielen, vor allem als ich erkannte, wie stark die anderen Gewichtheber waren. Zum Glück bewahrte mich Coach Pol davor, mir schlechte Gewohnheiten anzueignen, die sich später kaum noch beheben lassen, wie beispielsweise die Schultern zu früh zu heben oder mit den Armen zu ziehen, bevor die Beine vollständig gestreckt sind.

Im Lauf der Monate tauschte ich den Besenstiel gegen ein PVC-Rohr ein, dann machte ich mit leichten Stäben weiter, die zwei beziehungsweise drei Kilogramm wogen, bis ich schließlich die 15 Kilogramm schwere Hantelstange benutzen durfte. Damals gab es noch keine Bumper Plates aus Vollgummi, die leicht genug waren, deshalb musste ich Polakowskis Spezialset benutzen, das er aus unbehandeltem Sperrholz selbst gebaut hatte. Weil das Loch für die Stange nicht kreisrund war, kippten die Hantelscheiben immer auf eine Seite wie ein sturmumwehter Baum.

Zum Glück verkaufen Hersteller wie Rogue mittlerweile Hantelstangen und Bumper Plates für das Training von Jugendlichen, die heute sogar früher anfangen als ich damals, deshalb ist man nicht mehr auf Eigenkreationen angewiesen. Aber wenn du Kinder hast, die noch nicht im Teenageralter sind und die den Snatch oder Clean and Jerk lernen wollen, musst du darauf achten, dass sie nur unter fachkundiger Aufsicht trainieren. Sonst riskieren sie die Art von Verletzung, die meine sportliche Laufbahn beinahe beendet hätte.

Olympisches Gewichtheben

ÜBUNG: *Power Snatch*

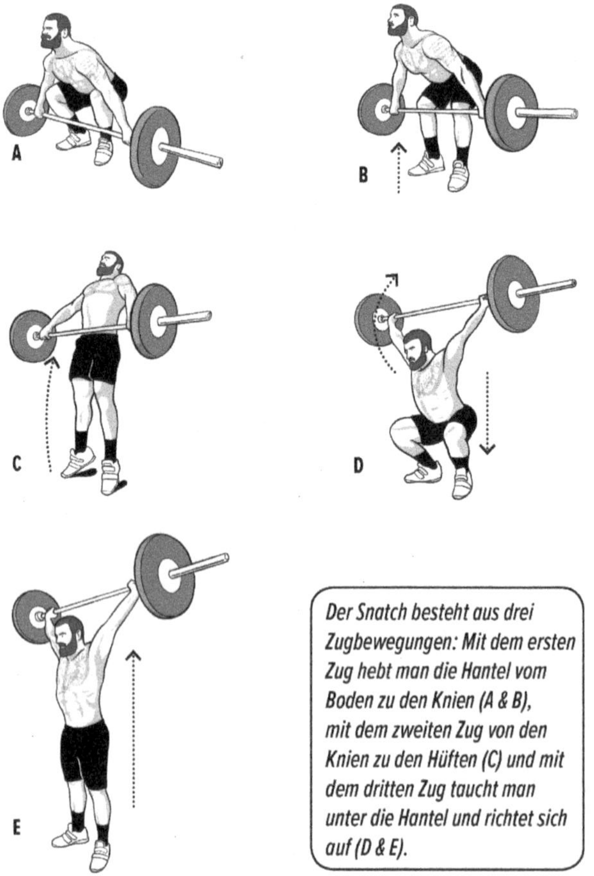

Der Snatch besteht aus drei Zugbewegungen: Mit dem ersten Zug hebt man die Hantel vom Boden zu den Knien (A & B), mit dem zweiten Zug von den Knien zu den Hüften (C) und mit dem dritten Zug taucht man unter die Hantel und richtet sich auf (D & E).

ÜBUNG: *Hang Power Snatch*

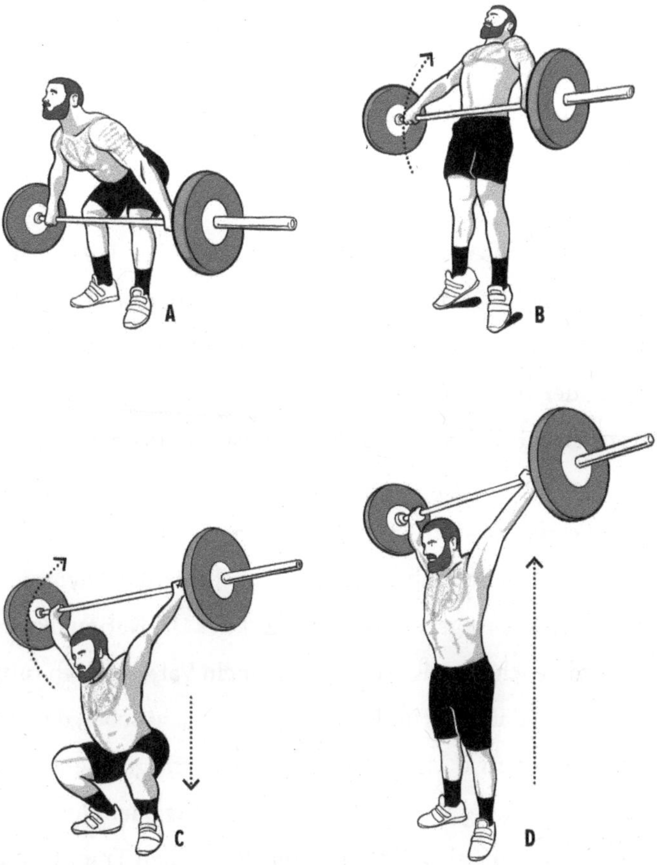

Etwa zur selben Zeit, als ich mit dem Gewichtheben anfing, spielte ich auch Football. Obwohl ich kein Hüne war, konnte ich schnell Muskelmasse ansetzen und immer noch relativ schnell sprinten, aber es gab ein großes Hindernis, das für mich unüberwindbar war: mein Gehörschaden.

Alle anderen Jugendlichen, die entweder selbst Football spielten oder das Spiel als Zuschauer verfolgten, verstanden den Rhythmus. Ich nicht.

Außerdem bekam ich im Huddle fast nie mit, welcher Spielzug anstand. Manchmal konnte ich den Quarterback fragen, bevor er den Ball warf, aber normalerweise wusste ich nicht, was gleich geschah. Als ich in die Highschool kam, sagten mir die Trainer, dass ich mich einfach in die Defensive Line einreihen und die gegnerischen Spieler umrennen sollte. Das tat ich auch, aber es ist schwer, sich als Teil des Teams zu fühlen, wenn man weiß, dass es Dinge gibt, die man nicht mitbekommt.

Zum Glück war das nie ein Problem mit Coach Pol. Wenn ich in einem Wettkampf bei einem Versuch scheiterte, erklärte er anschließend geduldig die Gründe, und ich wurde in meiner Gewichtsklasse einer der besten Gewichtheber der USA.

Weil es offensichtlich war, dass ich in diesem Sport eine Zukunft hatte, war meine nächste Entscheidung einfach. Als Gewichtheber gibt es nur eine Veranstaltung, an der man teilnehmen will, nämlich an den Olympischen Spielen, und deshalb bewarb ich mich für das Olympic Training Center in Colorado Springs, dem Stützpunkt des US-Nationalkaders.

2008 beendete ich die Highschool, und mein Vater und ich fuhren nach Westen. Ich war 18 Jahre alt und der jüngste Gewichtheber, der eingeladen worden war, mit Team USA zu trainieren, das sich gerade auf die Olympischen Spiele in Peking vorbereitete. Sponsorengelder flossen ins OTC, und ich war überrascht, als ich zum ersten Mal in den Trainingsraum ging und dort erfuhr, dass ich mich von dem dort bereitgestellten Gatorade bedienen durfte. »Wie, das kostet nichts?«, fragte ich. »Ja«, lautete die Antwort, »nimm gleich zwei.« Ich schnappte mir die ganze Packung, und einige Wochen später nahm ich mir etwas anderes.

Abgesehen von meinem Gehörschaden kam ich auch mit einer Sehschwäche auf die Welt. Das war mir am Anfang gar nicht bewusst. Ich dachte einfach, dass es normal war, wenn die Blätter auf den Bäumen unscharf waren oder ich die Schrift des Lehrers auf der Tafel nur dann erkennen konnte, wenn ich in der ersten Reihe saß. Ich bekam immer Ärger, weil ich auf das Blatt meines Sitznachbarn starrte, aber ich hatte einfach keine Ahnung, was der Lehrer gerade schrieb. Schließlich bekam ich eine Brille, und als ich feststellte, dass die Kontaktlinsen am OTC gratis waren, griff ich gleich schachtelweise zu. Ich trug sie so lange wie möglich – auch wenn ich ohne Schwimmbrille schwamm – und mein Vorrat hielt ganze sechs Jahre.

ÜBUNG: *Snatch Balance*

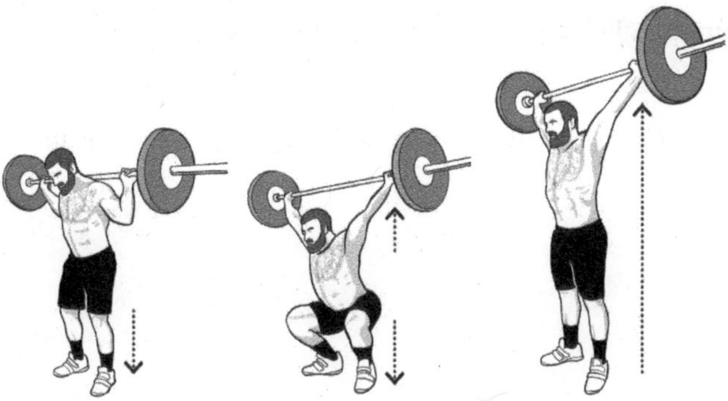

Die Snatch Balance ist eine hervorragende Übung zur Verbesserung der dritten Zugphase. Nimm hierfür einen schulterbreiten Stand ein und lege die Hantel auf deinem Trapezius ab (A). Halte deinen Rumpf aufrecht und beuge die Knie wie für einen Push Press. Während du mit einem kleinen Satz in die Hocke springst, tauchst du möglichst schnell unter die Hantel und streckst gleichzeitig die Ellbogen, um die Hantel über den Kopf zu bringen (B). Stabilisiere die Hantel falls nötig und richte dich dann auf (C).

Obwohl die Vorteile super waren, war das Trainingsvolumen höher, als ich erwartet hatte. Im Warm-up sprangen wir viel, um unsere schnell zuckenden Muskelfasern zu aktivieren, und dann machten wir etwa 24 Snatches. Für mich waren das zwei Sätze mit jeweils drei Wiederholungen und einem Hantelgewicht von 52 Kilogramm, zwei Sätze mit jeweils drei Wiederholungen und einem Hantelgewicht von 61 Kilogramm, zwei Wiederholungen mit 70, 84, 93 und 102 Kilogramm, und danach eine Handvoll Einzelwiederholungen. In jeder dritten Trainingseinheit übten wir unseren Clean and Jerk, und das Wiederholungsschema blieb dabei praktisch gleich.

Das ähnelte meinem Training damals in Vermont, nur dass wir es jetzt zweimal täglich absolvierten. Wenn man die zusätzlichen Einheiten, Mobilisierungsarbeit und Stretching hinzurechnete, konnte sich das Training schnell auf sechs Stunden täglich summieren, sechs Tage in der Woche.

WORKOUT: *Snatch Complex*

1:15 Minute pro Satz, 7 Sätze
1 Power Snatch @ 77 %
1 Hang Power Snatch @ 77 %
2 Snatch Balance @ 77 %

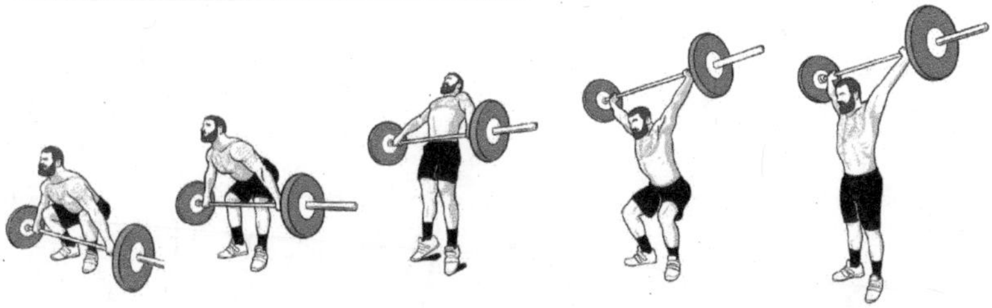

Power Snatch

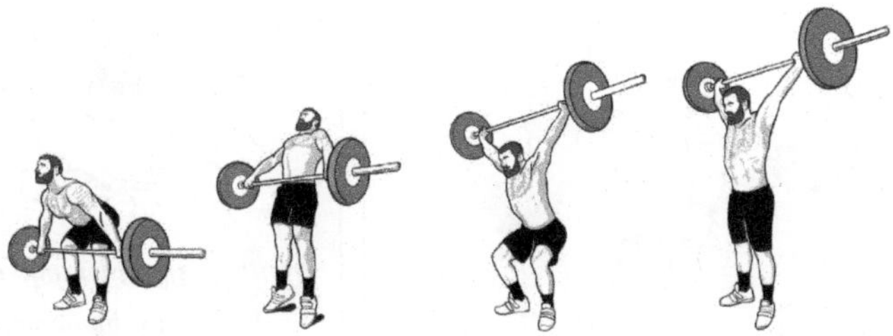

Hang Power Snatch

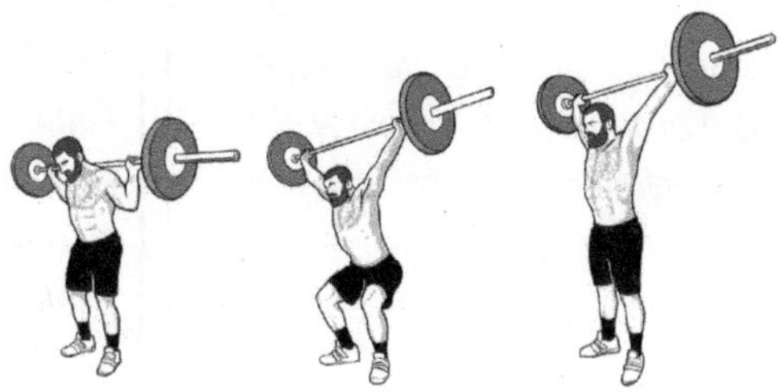

Snatch Balance

WORKOUT: *Power Snatch*

1 × 3 @ 80%
2 × 3 @ 85%
1 × 2 @ 80%
3 × 2 @ 75 %

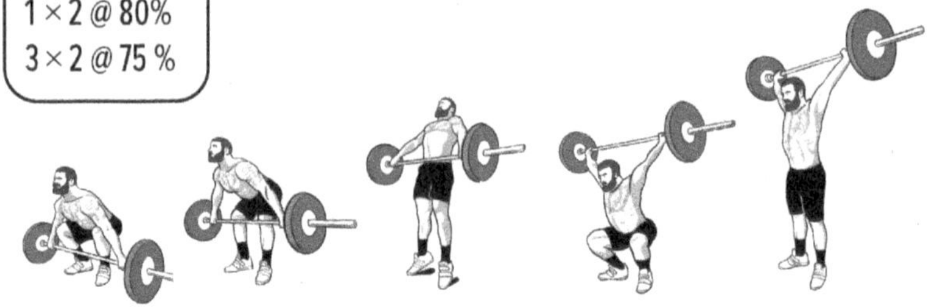

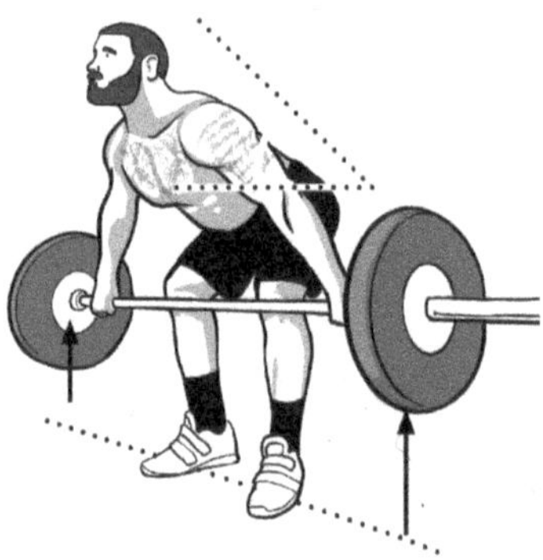

Wenn man die Hantel vom Boden zieht, muss man darauf achten, nur mit den Beinen zu arbeiten, den Rumpfwinkel nicht zu verändern und den Schwerpunkt nicht auf die Zehen zu verlagern.

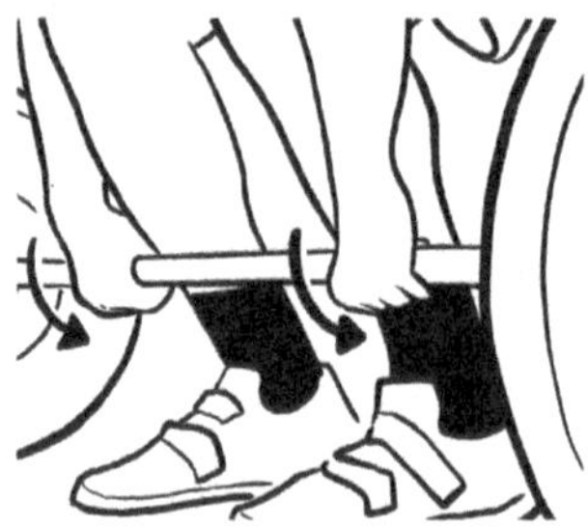

Damit die Hantelstange möglichst dicht an den Schienbeinen bleibt, muss man die Fingerknöchel nach unten drehen, die Hantelstange unter Anspannung des Latissimus an den Körper heranziehen und mit der explosiven Aufwärtsbewegung warten, bis die Hantelstange die Leistenbeuge erreicht hat.

Das Ziel des gesamten Trainingsvolumens war es, die Bewegungsabläufe zu automatisieren. Das kann Jahre dauern. Wenn man alle Wiederholungen einrechnet, die ich in meiner CrossFit-Karriere gemacht habe, habe ich in meinem Leben vermutlich 60 000 Snatches und etwa halb so viele Clean and Jerks gemacht – ein Pensum, das sich enorm bezahlt gemacht hat. Wenn ich an die Langhantel trete, gehe ich keine mentale Checkliste des Bewegungsablaufs mehr durch. Ich denke nicht mehr darüber nach, meine Fingerknöchel in eine bestimmte Position zu bringen oder in der zweiten Zugphase explosiv aufwärts zu beschleunigen. So sicher sollte man sich bei der Übung fühlen.

Um sicherzustellen, dass die Technik immer gleich ist, empfehle ich die Entwicklung einer festen Routine vor jedem Versuch. Ich beginne damit, dass ich immer zuerst meinen linken und dann meinen rechten Fuß unter die Hantelstange stelle, bevor ich sie zuerst mit der rechten und dann mit der linken Hand greife. Manche Athleten bevorzugen einen statischen Start, sie sind also vor der Einleitung der Bewegung völlig reglos. Ich bevorzuge eine dynamische Variante, und wenn ich mein Gesäß zurückschiebe, beuge und strecke ich meine Beine – schnelle Pumpbewegungen mit den Hüften, die mir helfen, die Dehnung meiner Muskeln zu spüren. Dann zähle ich in Gedanken: 3, 2, 1, los. Im Idealfall läuft dann alles auf Autopilot.

Nach acht Monaten am OTC wurde mir gesagt, dass ich nur dann in Colorado Springs bleiben durfte, wenn ich zwei PR aufstellte und mich für die Junioren-Nationalmannschaft qualifizierte. Die Gewichte, die ich heben sollte, waren deutlich höher als mein damaliger Leistungsstand, und der Aufbau dieser Art von Kraft kostet Zeit.

Deswegen bin ich so überrascht, wie manche CrossFit-Athleten trainieren. Sie erzielen in jedem Workout 90 bis 95 Prozent ihres Maximums. So wird man nicht besser. Vor allem im olympischen Gewichtheben liegt der Sweet Spot im Bereich zwischen 70 und 80 Prozent, bei Snatches vielleicht etwas mehr, aber normalerweise bleibt man unter 85 Prozent.

WORKOUT: *Back Squat*

6 × 2 @ 80%

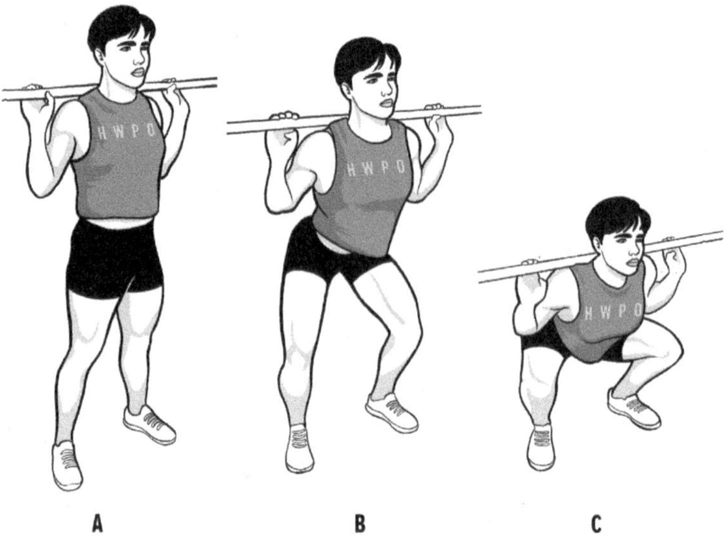

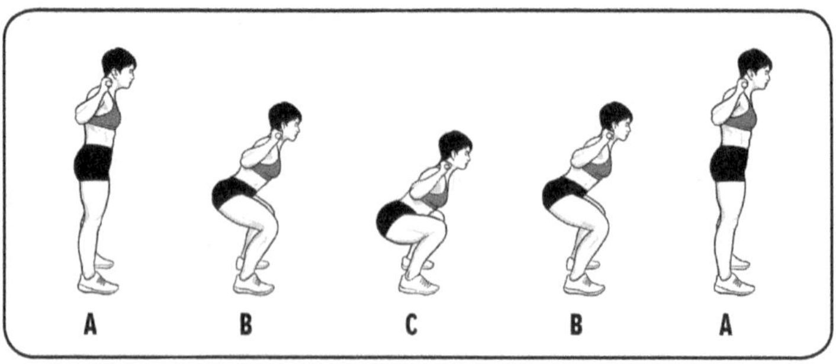

Man muss auch sein Kraftfundament aufbauen. Als ich am OTC eintraf, betrug mein PR für den Clean and Jerk etwa 150 Kilogramm, und mein Deadlift war vergleichbar. Beim Deadlift kann man mit Abstand das schwerste Gewicht heben, aber wir übten diese Bewegung nie im Rahmen unseres Trainings, nicht einmal im OTC. Vor der Qualifikation für die Junioren-Weltmeisterschaft verbrachte ich deshalb mehr Zeit als je zuvor mit dieser Art von reiner Kraftarbeit, die für mein Zentralnervensystem eine hohe Belastung darstellte.

Ich qualifizierte mich für die Junioren-Nationalmannschaft, und etwa einen Monat vor unserer Teilnahme an der Weltmeisterschaft übte ich schwere Clean Pulls mit 170 Kilogramm. Sie waren praktisch mein One-Rep Max für den Deadlift, nur dass ich in der oberen Endposition zusätzlich beschleunigen und mich auf die Zehen stellen musste, um die Hantel möglichst weit nach oben zu bringen.

Die Belastung war für meinen Rücken zu groß, und ich hörte ein lautes Knacken auf der linken Seite. Ich hatte mir gerade den linken »Flügel« beziehungsweise Querfortsatz meines L5-Wirbels gebrochen, doch das sollte ich erst einige Monate später erfahren. Damals wusste ich nur, dass etwas ganz und gar nicht in Ordnung war, aber mein Coach sagte mir, dass es zu spät war, um Ersatz für mich aufzutreiben, weshalb ich Schmerzmittel wie Minzdrops schluckte und weitertrainierte.

Kurz vor unserem Abflug befand ich mich in der unteren Endposition eines schweren Squats, als ich ein zweites Knacken hörte. Ich hatte mir gerade den rechten Querfortsatz gebrochen.

Ich trat trotzdem in Rumänien an – bekleckerte mich dort aber nicht gerade mit Ruhm. Neben meinem Wirbelbruch hatte ich auch eine Rachenentzündung, und ich hatte schon Schwierigkeiten, mein Startgewicht zu heben. Die Veranstaltung war ein Debakel, und rückblickend hatte ich Glück, dass ich sie ohne weitere Verletzungen überstand. Als ich schließlich einen Wirbelsäulenspezialisten fand, sagte mir Dr. Bray, dass mein L5 jederzeit nach vorn hätte rutschen können, wodurch sich die gesamte

Wirbelsäulenstatik verändert hätte. In diesem Fall hätte er mit dem darüberliegenden Wirbel fusioniert werden müssen, wodurch sich die Beweglichkeit meines Rückens eingeschränkt hätte und meine Karriere als Leistungssportler vermutlich beendet gewesen wäre.

WORKOUT: *Clean and Jerk*

5 Runden
1 Squat Clean + 2 Split Jerks
3 @ 77 %
1 @ 80 %
1 @ 75 %

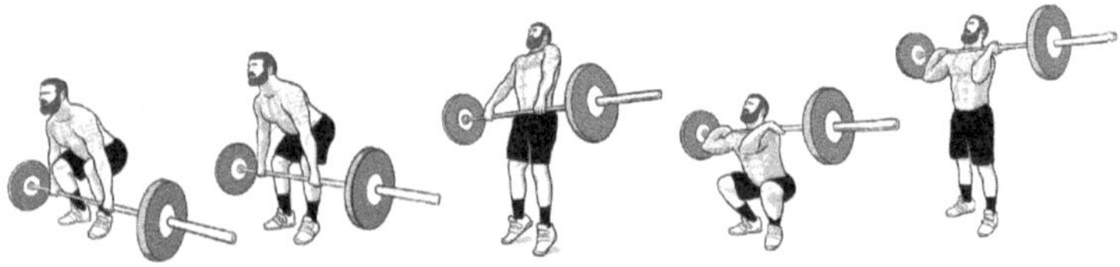

Squat Clean

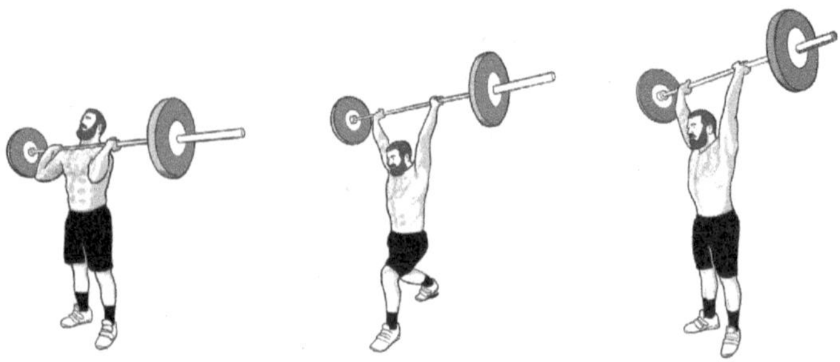

Split Jerks

Alle Wirbelsäulenspezialisten, mit denen ich am OTC zu tun hatte – in Denver, Boulder und Colorado Springs – rieten mir zur Fusion. Einer sagte, dass meine Laufbahn als Schwerathlet zu Ende war und ich Glück hätte, wenn ich jemals wieder schmerzfrei joggen könnte. Es war purer Zufall, dass Dr. Bray das OTC genau dann besuchte, als ich in die Winterferien aufbrechen wollte, und mir von einer neuartigen Operationsmethode erzählte.

Weil er sie nur vornehmen konnte, während sich die Knochen des Patienten im Wachstum befanden, würde sie mit großer Wahrscheinlichkeit bei einem 17-Jährigen funktionieren, bei einem 23-Jährigen jedoch nicht. Ich befand mich dem Alter nach genau in der Mitte, deshalb lagen meine Chancen bei 50 Prozent. Ich entschied mich für die Operation, die einige Wochen später stattfand. Zwei Tage vor Weihnachten bohrte er Löcher in meine Wirbelsäule und setzte bei dem Eingriff, der so präzise war, dass praktisch keine Narbe zurückblieb, eine kleine Platte ein. Der Genesungsprozess war trotzdem langwierig und langsam, aber ich lernte zwei wichtige Lektionen.

Die erste Lektion war, dass man sich in jeder Sportart durch Schmerzen kämpfen muss, aber es gibt einen Punkt, an dem man auf seinen Körper hören und einen Gang herunterschalten muss, weil man sonst Gefahr läuft, den Sport komplett aufgeben zu müssen. Wenn sich meine Mutter nicht eingeschaltet und auf eine Röntgenaufnahme meines Rückens bestanden hätte, hätte ich vermutlich noch eine ganze Weile weitertrainiert, bevor ich Dr. Bray aufgesucht hätte.

Die zweite Lektion war, dass niemand deine Ziele so ernst nehmen wird wie du. Ich bin davon überzeugt, dass die anderen Wirbelsäulenspezialisten das taten, was sie für das Beste hielten, aber Fakt ist, dass es nicht um ihren Rücken ging, sondern um meinen. Ganz gleich, was dir dein

Coach, deine Teamkollegen oder dein Arzt raten: Vergiss nicht, dass deine Gesundheit letztlich immer deine Verantwortung ist, nicht ihre.

CrossFit-spezifische Kraft: Die Basics

WORKOUT: *Fran*

21 – 15 – 9
Thrusters (M 43 kg, W 29 kg)
Pull-ups
Meine Zeit: circa 3:00 Minuten

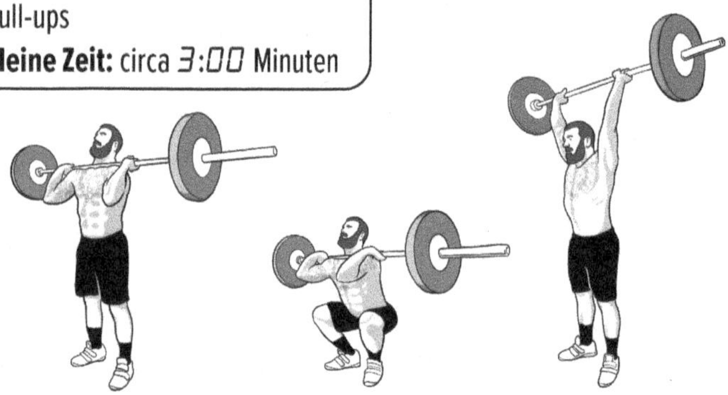

Thrusters

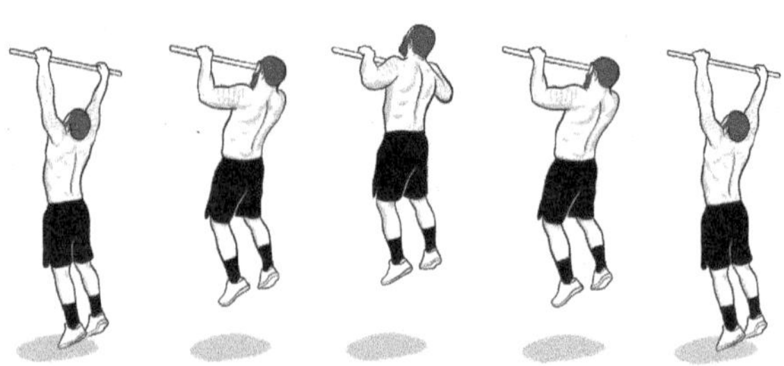

Pull-Ups

ÜBUNG: *Thruster*

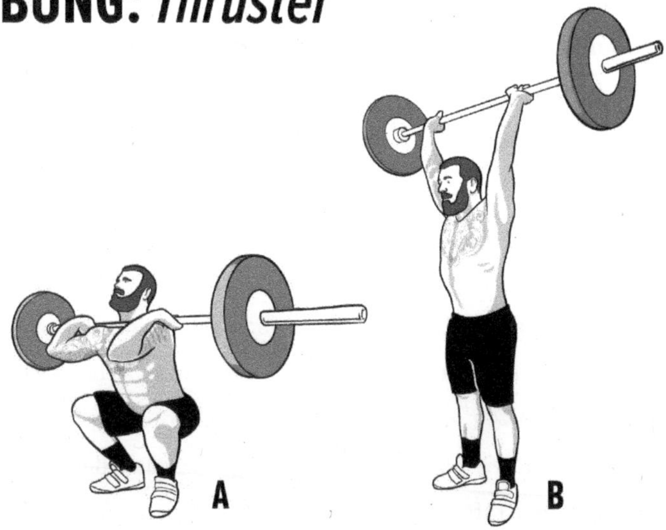

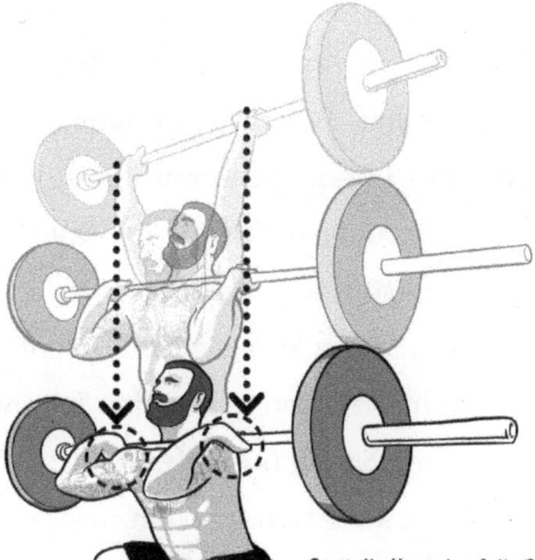

MEIN TIPP

Statt die Hantel auf die Schultern fallen zu lassen, ziehe ich sie aktiv nach unten, wenn ich in die Hocke gehe. Beim Aufrichten stoße ich mich so kraftvoll mit den Beinen ab, dass die Hantel schon über meinem Kopf ist, wenn meine Beine gestreckt sind.

Zum Glück erholte ich mich vollständig von der Rückenoperation und wechselte an das Olympic Education Center der Northern Michigan University auf der Oberen Michigan-Halbinsel. Vor der Verletzung war mir bereits klar, dass ich aufs College gehen oder einen Universitätsabschluss machen wollte, was aber nicht möglich war, wenn ich am OTC blieb und einen Kurs pro Semester belegte. In Marquette nahm Bildung einen höheren Stellenwert ein, und der Coach war bereit, mir einen Platz im Team zu geben, während ich meinen Rücken auskurierte. Dort verbrachte ich die nächsten beiden Jahre.

Als ich an der NMU eintraf, war mir durchaus bewusst, dass es für mich sehr unwahrscheinlich war, in die Nationalmannschaft zu kommen und an den Olympischen Spielen teilzunehmen. Vor allem nach der Rücken-OP fehlte mir einfach die Kraft und ich hatte nicht genügend Zeit, um vor der Qualifikation zu trainieren. Trotzdem machte ich weiter, hauptsächlich deshalb, weil ich nicht wusste, was ich sonst tun sollte. Außerdem konnte ich studieren, zumindest bis 2011, als Team USA ankündigte, dass unsere Fördermittel gekürzt werden würden. Zu jenem Zeitpunkt beschloss ich, mein Studium an der University of Vermont fortzusetzen, weil mir dort wegen meiner Mutter – die dort unterrichtete – die Studiengebühren erlassen wurden. Aber es wurden so wenige meiner Leistungsnachweise angerechnet, dass ich im Grunde auf den Status eines Studenten im zweiten Studienjahr zurückfiel, obwohl ich in den letzten drei Jahren Seminare besucht hatte. Das war ein schwerer Schlag für mich.

Nachdem meine Olympia-Träume geplatzt waren, zog ich nicht nur wieder zu meinen Eltern, alle meine alten Freunde hatten entweder einen Job oder beendeten gerade das College. Ich hatte das Gefühl, als hätte ich viele Jahre verloren. Nachdem ich meine gesamte Jugend mit Leistungssport verbracht hatte, saß ich jetzt außerdem viel mehr als zuvor. Deshalb suchte ich mir ein Fitnessstudio in der Nähe, Champlain Valley CrossFit.

Der Besitzer, Jade Jenny, erlaubte mir, etwas abseits vom allgemeinen Geschehen meine Gewichtheber-Übungen zu machen. Ich hatte kein Interesse an CrossFit, deshalb versuchte ich, sehr früh oder sehr spät zu kommen, damit ich niemandem im Weg war.

WORKOUT: *Heavy Grace*

So schnell wie möglich
30 Clean and Jerks
(M 102 kg, W 52 kg)
Meine Zeit: 1:18 Minuten

Bei »Grace« verwendet man normalerweise ein Gewicht, mit dem man das Workout in vier bis acht Minuten absolvieren kann beziehungsweise schneller, wenn man ein Games-Athlet ist.
Für »Heavy Grace« sollte man das Hantelgewicht um 33 bis 66 Prozent erhöhen.

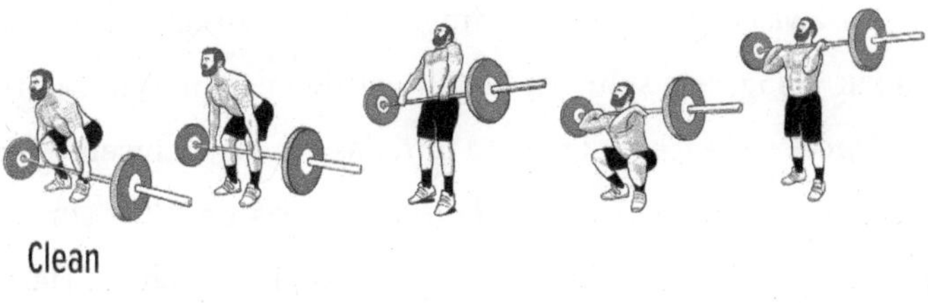

Clean

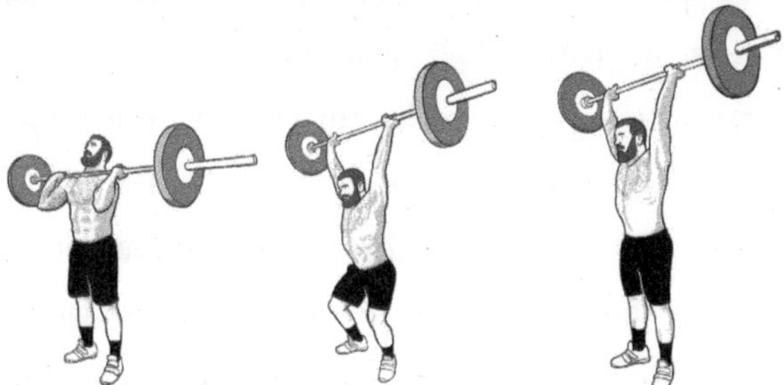

Jerk

Eines Tages ging es aber nicht anders, und was ich sah, erschütterte mich. Gewichtheben ist ein sehr kontrollierter Sport. Wenn jemand ein schweres Gewicht stemmt, ist es im ganzen Raum totenstill, und niemand bewegt sich. Aber an jenem Tag schien der Kurs im CrossFit-Studio das reinste Chaos zu sein. Die Musik war genauso laut wie die Hanteln, die krachend zu Boden fielen, und alle sprangen über die umherliegenden Hanteln der anderen Kursteilnehmer, um möglichst schnell ihre Klimmzüge zu machen.

Das war eigentlich die perfekte Einführung, die Einstellung, die man für CrossFit braucht. Wenn du in Wettbewerben gut abschneiden willst, musst du lernen, das ganze Chaos auszublenden, das dich umgibt, selbst wenn ein Dutzend anderer Athleten neben dir auf der Trainingsfläche stehen. Das war einer der größten Unterschiede zwischen dem OTC und CrossFit. Der zweite war, dass ich die korrekte Atmung lernen musste.

Gewichtheber machen nie Cardio-Training. Uns wird vielmehr dazu geraten, uns zwischen den Sätzen einige Minuten zu setzen, deshalb unterschätzte ich völlig, wie sehr ich leiden würde, als ein Typ im Studio vorschlug, »Grace« zu machen. Er sagte mir, dass es die »schwere« Version sei, aber das ließ mich völlig kalt. Ich konnte bereits im Alter von 13 Jahren 102 Kilogramm umsetzen und stoßen, deshalb belud ich die Hantelstange und rechnete damit, eine Wiederholung nach der anderen abzuspulen. Wie lange konnte das schon dauern? 90 Sekunden?

Dieses Workout lehrte mich nicht nur Demut, sondern auch die vielleicht wichtigste Lektion, wenn es um Kraft in CrossFit geht: Ein Anstieg der Herzfrequenz auf 200 Schläge pro Minute bedeutet praktisch gar nichts. Jeder, der »Grace« aus eigener Erfahrung kennt, weiß, dass es mir nicht gelang, eine Wiederholung nach der anderen zu machen. Nach sechs Minuten brannte meine Lunge wie Feuer, und ich musste eine der letzten

Wiederholungen abbrechen und neu ansetzen – etwas, das mir seit meiner Teenagerzeit nicht mehr passiert war. Ich war völlig erledigt, aber fasziniert. Etwas, das ich für einfach gehalten hatte, hatte mich dermaßen zerlegt? Das wollte ich nicht auf mir sitzen lassen.

Ab diesem Zeitpunkt fing ich an, mich für CrossFit zu interessieren. Ich besuchte zwar nur eine Handvoll Kurse pro Woche, doch ich machte Fortschritte, wenn auch nur kleine, und fing außerdem an, einige lokale Wettbewerbe zu gewinnen. Das war für mich eine große Sache. Obwohl das Preisgeld nicht sehr hoch war, war ich ein typischer mittelloser Student. Ich fuhr ein altes Auto, hatte keinen Job und musste meine Eltern um Geld bitten, wenn ich essen gehen wollte.

Mit olympischem Gewichtheben verdient man praktisch kein Geld. Die Sportler flogen aus Russland ein und versuchten, beim Arnold Sports Festival in Columbus 5 000 Dollar zu verdienen; als Jade mir also sagte, dass ich im Champlain Valley's Winter Throwdown 500 Dollar gewinnen konnte, wurde ich hellhörig. Aber ich hatte nicht einmal die Startgebühr von 50 Dollar.

Jade sagte mir, dass er die Gebühr für mich übernehmen würde, wenn ich ihm versprach, bei einem Sieg richtige CrossFit-Schuhe zu kaufen. Ich gewann, kaufte die Schuhe, und ab jenem Zeitpunkt suchte ich gezielt nach Wettbewerben, an denen ich teilnehmen konnte. Es gab Zeiten, in denen ich am Freitagmorgen nach Minnesota flog und Sonntagnacht in den letzten Flieger stieg, um vom Flughafen direkt an die Universität zu fahren und das erste Seminar zu besuchen. Dieser Lebensstil war erschöpfend, aber es gefiel mir, mit Workouts Taschengeld zu verdienen. Ich bin auch heute noch sehr dankbar dafür, dass ich die Gelegenheit hatte, mir meinen Lebensunterhalt mit dem zu verdienen, was mir Spaß machte, und alles fing in jenem Jahr mit meinem ersten CrossFit Open an.

WORKOUT: *13.1*

AMRAP in 17:00
40 Burpees
30 Snatches (M 34 kg, W 20 kg)
30 Burpees
30 Snatches (M 61 kg, W 34 kg)
20 Burpees
30 Snatches (M 75 kg, W 45 kg)
10 Burpees
Max Snatches (M 95 kg, W 55 kg)
Meine Zeit: Zeitlimit überschritten, Defizit von 3 Burpees

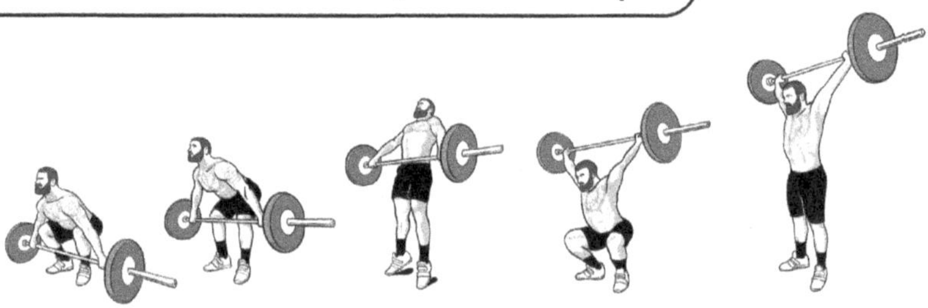

Snatch

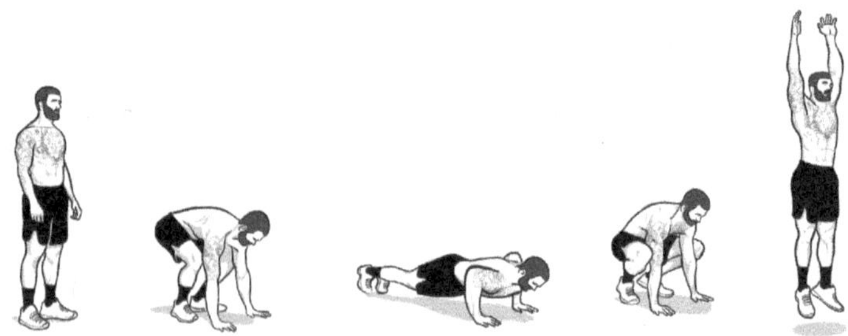

Burpees

Jade kannte mich gut genug, um zu ahnen, dass ich mich nicht selbst anmelden würde. Damals wusste ich nicht einmal, was das Open war, und ich wusste schon gar nicht, dass es sich dabei um den größten Fitnesswettbewerb der Welt handelte; praktisch alle CrossFit-Studios weltweit – um die 15 000 an der Zahl – nehmen daran teil und machen die Workouts, sobald sie jede Woche angekündigt werden.

Zum Glück erkannte Jade mein Potenzial und meldete mich an. Er wusste, dass er mich in dieser Zeit durchgehend betreuen, meine Wiederholungen mitzählen und mich anschreien musste, wenn ich mich zu lange ausruhte, aber damals wusste ich seinen Einsatz noch nicht zu schätzen. Ich ignorierte die Workouts, die er für mich vorbereitet hatte, und tat in der Vorbereitung für das Open alles, worauf ich gerade Lust hatte. Zum Glück hielt er zu mir.

Seit jener Saison – 2013 – hat sich die Struktur für wettkampforientiertes CrossFit praktisch jedes Jahr verändert, aber die Grundlagen sind gleich geblieben. Wenn man im Open gut abschneidet, kommt man weiter. Heute sind es die besten 10 Prozent, die sich für die nächste Runde qualifizieren, aber vor 2021 musste man zu den besten 0,01 Prozent gehören. So erreichten 2013 gerade einmal 40 Männer und Frauen aus jeder Region die nächste Runde (von insgesamt etwa 100 000 Athleten), und nur drei von ihnen traten dann in den Games an.

Das war mir alles unbekannt, als Jade ankündigte, dass ich in den kommenden fünf Wochen jeden Freitag ein Open-Workout absolvieren würde. Mir war auch nicht klar, dass diese Workouts besonders anstrengend sind, aber ich sollte das schnell lernen, ebenso auch die Lektion über Demut, als ich »Heavy Grace« machte.

Auf dem Papier sah das erste Workout, »13.1« wie ein Sonntagsspaziergang aus: Snatches, die zwar immer schwerer wurden, aber die 75-Kilogramm-Marke nicht überschritten, etwa 40 Kilogramm weniger als mein One-Rep Max. Deshalb hörte ich nur mit einem Ohr zu, als Jade mir erklärte, wie ich das Workout in Blöcke aufteilen sollte. *Ja, klar,* dachte ich. *Ich werde die Burpees herunterreißen und so viele Snatches mit 75 Kilogramm machen wie möglich.* Wenn mir das gelang, so Jade, würde ich vermutlich einen Weltrekord aufstellen.

Das Workout begann mit 40 Burpees, mehr Wiederholungen, als ich jemals gemacht hatte, und da erkannte ich, dass ich in der Bredouille war. Ich bekam meine Atmung nicht in den Griff, selbst als ich mit den leichtesten Snatches anfing, und als ich den zweiten Satz mit 61 Kilogramm abschloss, hatte ich nur noch eine Minute für zehn Burpees übrig.

Heute brauche ich für einen Burpee drei Sekunden oder zwei, wenn es das Ende des Workouts ist und ich den Hammer fallen lassen kann, ohne mir Sorgen über meine Regeneration machen zu müssen. Aber an jenem Tag war das nicht möglich. Ich konnte einfach nicht mehr, ich lag am Boden, und Jade konnte noch so sehr brüllen, er brachte mich damit auch nicht auf die Füße. Ich brauchte die vollen 60 Sekunden für sieben Burpees und hatte keine Zeit, um auch nur einen Snatch mit 75 Kilogramm zu versuchen.

Das ist ein weiterer Aspekt von CrossFit, den viele Athleten zu vergessen scheinen: Ein One-Rep Max macht zwar Spaß, in einem Workout kommt es aber praktisch nie vor. Natürlich bestätigen Ausnahmen die Regel, aber selbst in den Games ist eine Speed Ladder viel wahrscheinlicher, bei der man eine Übung nach der anderen machen muss. Wenn man in diesem Sport also erfolgreich sein will, darf man nicht so trainieren wie am OTC. Achte darauf, dass du deine schwersten Gewichte auch in erschöpftem Zustand noch stemmen kannst.

CrossFit-spezifische Kraft: Die Games

Während des Opens 2013 zog ich an Tausenden von Athleten vorbei und qualifizierte mich für die Regionals, die letzte Runde vor den CrossFit Games. Sie fand damals in Boston statt, und wieder war Jade mein Coach. Weil er wusste, dass ich immer noch keine Kondition besaß, sagte er mir, dass ich im ersten Event, »Jackie«, beim Rudern auf ein moderates Tempo achten sollte. Ich hielt mich an seinen Rat, was dazu führte, dass ich mitansehen musste, wie so ziemlich jeder andere Teilnehmer vor mir vom Rudergerät stieg, an die Langhantel trat und mit den Thrusters anfing. Ich hasste es, das Schlusslicht zu bilden, hoffte aber, dass ich mit der Hantel besser umgehen konnte als alle anderen.

Zum vielleicht ersten Mal in meiner CrossFit-Karriere bis zu jenem Zeitpunkt lag ich mit meiner Einschätzung richtig. Obwohl 20 Kilogramm für jeden Athleten auf der Wettkampffläche an jenem Tag ein leichtes Gewicht waren, bewegte ich mich doppelt so schnell. Statt die Hantel nach jedem Stoßen auf meine Schultern fallen zu lassen, zog ich sie aktiv nach unten, wenn ich in die Hocke ging. Ich richtete mich so explosiv auf, dass die Hantel schon über meinem Kopf war, wenn sich meine Beine streckten. Jedes Defizit, das ich beim Rudern hatte, glich ich mit den Thrusters aus, was mir die Bedeutung eines korrekten Barbell-Cyclings überdeutlich vor Augen führte.

Es gibt eine erstaunlich große Anzahl von Techniken, die man bei Langhantelübungen anwenden kann. Das Workout »Isabel« (30 Snatches) lässt sich zum Beispiel am schnellsten absolvieren, wenn man eine Wiederholung nach der anderen macht (»unbroken«, also am Stück), ohne die Knie zu beugen und unter die Hantel zu tauchen. Diese Variante wird als »Muscle Snatch« bezeichnet, weil man die Hantel mit den Schultern über den Kopf ziehen muss. Um noch schneller zu sein, findet kein kurzes

Abstoppen auf Hüfthöhe statt (definitiv nicht das, was mir Coach Pol beigebracht hat). Vielmehr streift die Hantel die Oberschenkel nur kurz auf dem Weg nach oben und unten. Das ist nur machbar, wenn das Gewicht extrem leicht ist – etwa 45 Prozent des One-Rep Max.

WORKOUT: *Jackie*

AMRAP in 17:00
1000 m Rudern
50 Thrusters (M 20 kg, W 15 kg)
30 Pull-ups
Meine Zeit: 5:26

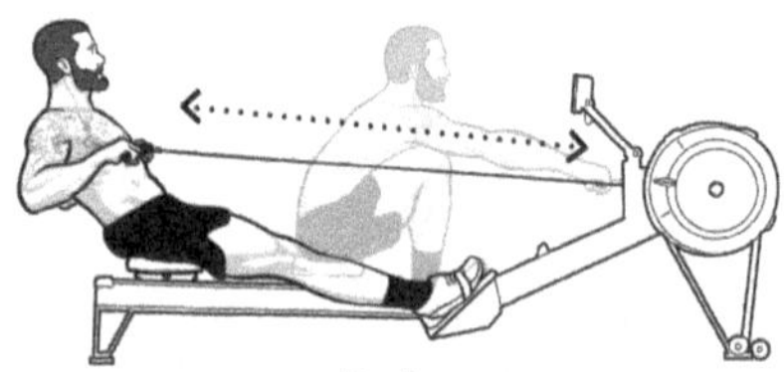

Rudern

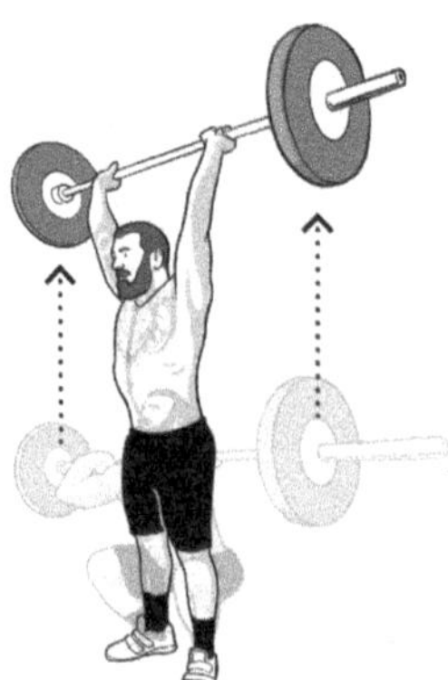

Thrusters

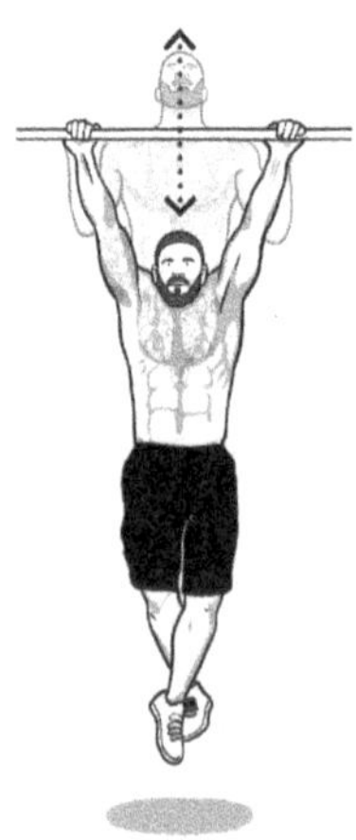

Pull-ups

WORKOUT: *Isabel*

AMRAP
30 Snatches (M 61 kg, W 43 kg)

A

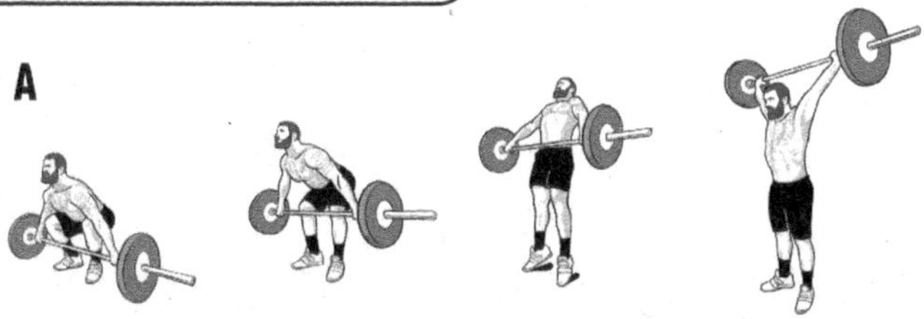

***A.** Am schnellsten geht »Isabel«, wenn man nicht in die Hocke geht und unter die Hantel taucht.*

B

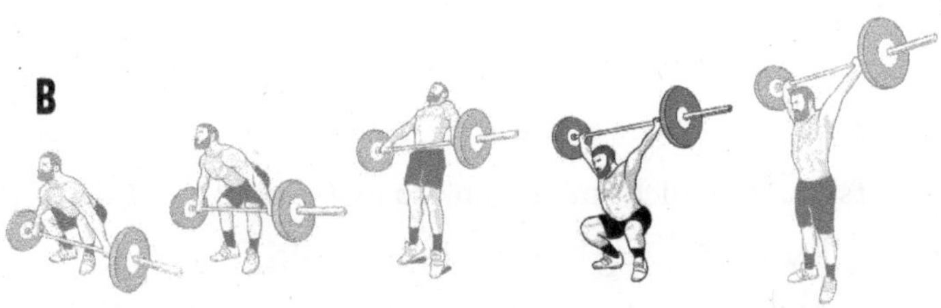

***B.** Am langsamsten geht »Isabel«, wenn man Einzelwiederholungen macht und bei jedem Snatch in die Hocke geht, sich aufrichtet, die Hantel fallen lässt, die Hantelstange neu greift und wieder von vorn anfängt.*

Weil man sich dabei viel mehr bewegen muss, ist das unter dem Gesichtspunkt der aeroben Ausdauer erschöpfend, allerdings kann man auf diese Weise ein schweres Gewicht reißen.

Zwischen diesen beiden Optionen gibt es eine Menge Spielraum. Man kann das Workout in Sätze mit jeweils fünf Power Snatches aufteilen. Man kann 15 Muscle Snatches mit Hüftkontakt machen und dann auf Einzelwiederholungen schalten. Welche Methode für dich am besten ist, wirst du nur herausfinden, wenn du alle Varianten ausprobierst, passe also das Hantelgewicht für »Isabel« an und finde heraus, womit du zurechtkommst. Wenn in einem Workout Snatches vorkommen, stehen dir dann alle Optionen zur Verfügung. Wichtig ist vor allem: Versuche, sowohl die Geschwindigkeit als auch die Energiebereitstellung zu optimieren, die schnellste Methode muss nicht unbedingt die beste sein.

Ein effizientes und konsequentes Barbell-Cycling ist so wichtig, dass ich mein gesamtes Trainingsprogramm daran ausrichte. Wenn mein Workout eine Weile geht und ich merke, dass meine Kraft nachlässt, gönne ich mir längere Pausen oder mache kürzere Sätze, aber ich muss in jeder Runde meinen Bewegungsrhythmus beschleunigen. Damit habe ich das Wissen und das Selbstbewusstsein, dass ich selbst am Ende eines 30-minütigen Workouts genügend Kondition habe und nicht pausieren oder neues Chalk auftragen muss. Vielleicht fange ich einen Snatch tiefer als sonst, weil meine Hüftstreckung nicht mehr ganz so explosiv ist, aber die Technik an sich und das Barbell-Cycling bleiben absolut gleich.

Vergiss nicht, dass das Cycling nicht nur für Langhantelübungen eine Rolle spielt. Bei den Games 2019 wusste ich, dass das zweite Event schnell sein würde. Wenn es nur 800 Meter sind, können alle Spitzenleute in einem ähnlichen Tempo rudern, und die meisten können ohne große Schwierigkeiten einen Handstand-Walk absolvieren, deshalb war ich mir ziemlich sicher, dass das Workout mit den Kettlebell Jerks entschieden werden würde. Weil 66 Wiederholungen viel sind, konnte selbst eine halbe Sekunde pro Wiederholung über Sieg oder Niederlage entscheiden.

Statt in der oberen Endposition des Jerks zu pausieren, um dem Kampfrichter den korrekten Abschluss der Wiederholung anzuzeigen, beschloss ich, Gas zu geben. Während also alle meine Konkurrenten in die Knie gingen und darauf achteten, ihren Rumpf möglichst aufrecht zu halten, wie das bei einem Jerk auch normalerweise sein sollte, lehnte ich mich vor und zurück und machte eher so etwas wie einen Kettlebell Press. Das war riskant – viele meiner Wiederholungen wurden für ungültig erklärt –, aber ich war mit dieser Strategie trotzdem schneller als alle, die über den vollen Bewegungsumfang gingen.

Barbell-Cycling ist sehr wichtig, hat aber auch seine Grenzen. Wenn du ein CrossFit-Athlet auf höchstem Niveau werden willst, wirst du vermutlich dein anderes Training reduzieren müssen, um dich ausschließlich auf deine Kraft zu konzentrieren. Das tat ich nach den Games 2016, als ich die Kraftdreikampf-Legende Chad Wesley Smith kontaktierte, Inhaber und Gründer von Juggernaut Training Systems, und ihn um Hilfe für meinen Deadlift bat.

Im Hinblick auf meine Technik konnte sich Smith denken, was mein Problem war. Er hat schon mehr als 200 Seminare abgehalten und eine Menge CrossFit-Athleten gesehen, deshalb weiß er, dass die erste Zugphase in unserem Deadlift fast immer wie der Anfang eines Cleans aussieht. Diese beiden Übungen sehen zwar ähnlich aus, aber beim Deadlift sind die Hüften stärker gebeugt, deshalb ist die Hüftposition höher. Beim Clean sind die Hüften tiefer, während die Brust höher sein sollte.

Die gute Nachricht war, dass die Muskeln, die ich für den Deadlift brauchte, bereits stark waren. Ich musste ihnen nur beibringen, sich auf die richtige Weise zu bewegen. Weil ich wusste, dass lange Sätze mit mittlerem Hantelgewicht wahrscheinlicher waren als ein One-Rep Max, konzentrierten wir uns auf Erstere, indem ich maximal schwere Wiederholungen mit einer Hantel machte, die auf 15 Zentimeter hohen Blöcken stand, wodurch die Übung leichter wurde. In den nächsten beiden Wochen sank die Höhe der Blöcke auf zehn beziehungsweise fünf Zentimeter, bis die Hantel schließlich auf dem Boden landete. Ich musste jedes Mal dieselbe Wiederholungszahl absolvieren, und ich machte dieses Programm über einen Zeitraum von fünf Monaten.

Die Ergebnisse waren beachtlich. Ich hatte nicht nur ein höheres One-Rep Max und eine bessere Kondition für Deadlifts, mein Rumpf war auch viel stärker, was große Vorteile mit sich brachte. Wenn ich früher in der unteren Endposition eines Cleans stecken blieb, machte ich einfach nur Squats, Squats, Squats. Aber meine Beine waren gar nicht das Problem gewesen, sondern mein Rumpf, und alle meine Langhantelübungen – Front Squats, Back Squats, Snatches – fühlten sich nach dem Training mit Smith leichter an. Wenn du dir einen stärkeren Rumpf erarbeiten willst, solltest du einen Blick auf die Bauchmuskelübungen am Ende dieses Abschnitts werfen.

WORKOUT: *Power Ladder*

One-Rep Max Clean

Adrenalin ist eine Wahnsinnsdroge. Als im achten Event der Games 2019 ein One-Rep Max für den Clean angekündigt wurde, war ich nicht begeistert. Ich belegte nicht nur den zweiten Platz in der Gesamtwertung, sondern der Erstplatzierte, Noah Ohlsen, hatte gerade drei große Punktgewinne erzielt, und ich wusste, dass am nächsten Morgen Schwimmen anstand – eine Disziplin, die zu seinen Stärken zählte. Ich musste gut abschneiden und durfte keine Punkte mehr verschenken, aber in der Saison war mein schwerster Clean um die 156 Kilogramm gewesen, was bedeutete, dass ich nicht über die vierte Runde dieser Ladder hinauskäme.

Ich schaffte die ersten vier Gewichtsvorgaben und erwartete, dass die meisten anderen Teilnehmer langsam nachließen. Aber alle hielten durch – bis wir bei 165 Kilogramm angekommen waren. Dann bekam Noah in der unteren Endposition des Cleans Schwierigkeiten und konnte sich nicht mehr mit der Hantel aufrichten. Weil er mit einem anderen Athleten gleichauf war, musste er in den Tie-Break gehen: Wer die fünf Wiederholungen mit 134 Kilogramm schneller absolvierte als sein Konkurrent, würde in dem Event den fünften Platz belegen.

WORKOUT: *Deadlifts*

3 Minuten pro Satz, fünf Sätze
5 @ 65 %
3 @ 75 %
1 @ 82 %

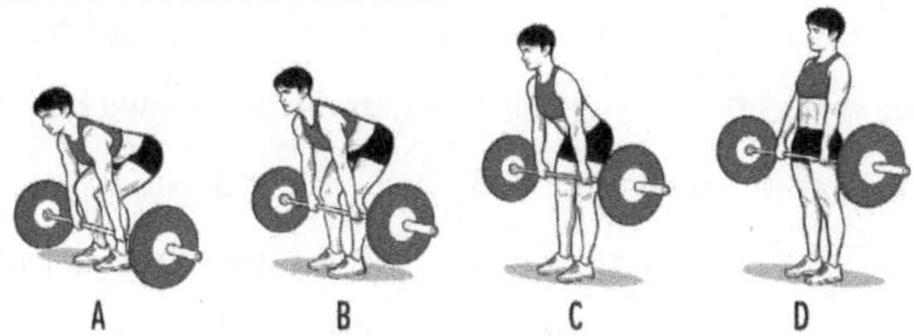

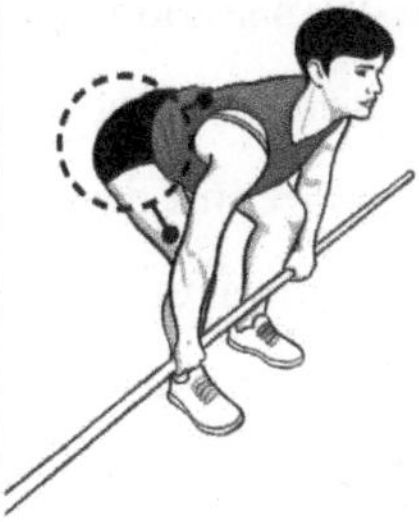

MEIN TIPP

Beim Deadlift sind die Hüften stärker gebeugt als beim Clean oder Snatch. Starte also mit einer höheren Hüftposition und nehme die Bewegung mehr im Gesäß, der Oberschenkelrückseite und dem unteren Rücken wahr.

Ohlsen gewann mit einem Vorsprung von einer Dreihundertstelsekunde. Es gab also selbst bei einem Sieg in diesem Event nicht viele Punkte aufzuholen, aber ich konnte wenigstens versuchen, mich an den ersten Platz heranzutasten.

Ich schaffte 168 und 170 Kilogramm, und am Schluss waren nur noch ich und Scott Panchik übrig. Wenn wir beide das nächste Gewicht schafften, würde ich verlieren. Ich hatte schon gesehen, wie Panchik aus dem Hang einen Power Clean mit 152 Kilogramm schaffte, deshalb wusste ich, dass ich im Tie-Break keine Chance hatte. Ich dachte auch nicht, dass ich 172 Kilogramm heben könnte, aber ich befand mich in meiner Lieblingsposition: mit dem Rücken zur Wand. Ich hatte nichts zu verlieren.

Scott scheiterte bei seinem Versuch mit 172 Kilogramm, und ich stand so unter Strom, dass ich das Gefühl hatte, dass ich die Hantel notfalls auch hätte reißen können. Bevor mein Name aufgerufen wurde, strömte die Energie nur so durch mich hindurch – ich stellte meinen Gewichthebergürtel ein, rieb mir die Hände, lockerte meinen Nacken, ballte die Fäuste – und trat dann auf die Plattform. Alles war genau so, wie es im olympischen Gewichtheben nicht ist: Blitzlichtgewitter und Jubel von den Zuschauerrängen. Mein Ablauf blieb trotzdem gleich. Erst der linke Fuß unter die Hantel, dann der rechte. Rechte Hand, linke Hand, einmal die Hüften energisch beugen und der Countdown von 3, 2, 1. »Wenn dieser Versuch gelingt, gewinnt er das Event«, sagte ein Kommentator, als ich in die Hocke ging. Und dann stand ich auf.

Diese Erinnerung zählt zu meinen absoluten Lieblingsmomenten meiner CrossFit-Karriere, und ohne fremde Hilfe wäre mir dieser Triumph versagt geblieben. Wenn wir in der Lage gewesen wären, unser eigenes Hantelgewicht auszusuchen, hätte ich niemals 172 Kilogramm gewählt. Ich hätte 154, 159 oder vielleicht 165 Kilogramm gesagt – und wäre überrascht gewesen, mich damit aufzurichten.

Wenn du also das Gefühl hast, dich zu übernehmen, solltest du es als Gelegenheit sehen, ein Statement abzugeben, selbst wenn es außer dir niemand sonst mitbekommt. Du stehst mit dem Rücken zur Wand. Du hast nichts zu verlieren.

Motivation und Strategie

TAGEBUCHEINTRAG – Was sind deine »schlechten« Motivatoren, die du deiner Meinung nach nicht haben »solltest«, die du nicht laut zugeben würdest, weil sie dir peinlich sind?

Ich fing nicht mit CrossFit an, weil ich dachte, dass ich fünfmaliger Champion werden würde. Das sollte erst später kommen. An jenem ersten Tag ging ich nur deshalb ins Studio, weil ich mich allein fühlte, mich langweilte, aus der Form war und mir gerne wieder einige gute Angewohnheiten aneignen wollte. Und ich fing nur deshalb damit an, an Wettbewerben teilzunehmen, weil Jade für meine Startgebühr aufkam und mir das Versprechen abrang, bei einem Sieg richtige Trainingsschuhe zu kaufen. Und daran ist auch nichts auszusetzen.

Manchmal müssen die Gründe nicht perfekt sein, um in die Gänge zu kommen, dann kann man sein tieferes »Warum« ergründen. Mein Wunsch, als 23-jähriger Student etwas Taschengeld zu verdienen, wurde schließlich zu meiner Mission, mir, Sammy und unseren künftigen Kindern finanzielle Sicherheit zu bieten, auch nach meiner aktiven Sportlerlaufbahn. So wie der Aufbau deines Kraftfundaments kostet es Zeit und Energie, eine resiliente Motivationsquelle zu entwickeln.

Fangen wir also ganz am Anfang an: Welcher Gedanke kommt dir zuerst in den Sinn, wenn ich dich frage, warum du dieses Buch liest? Steht vielleicht ein Klassentreffen an, für das du in Form kommen willst? Oder willst du mehr Liegestütze schaffen als dein Kollege, der immer damit angibt, wie oft er trainieren geht? Schreibe deine Gründe auf. So wie du deinen Snatch nicht verbessern kannst, wenn du deine schlechte Technik ignorierst, kannst du deine Einstellung nicht verbessern, wenn du nicht ehrlich zu dir selbst bist.

Die richtige Ernährung, um Kraft zu entwickeln

Wird mich das einem Sieg in den CrossFit Games näherbringen? Diese Frage stellte ich mir ab 2016 jeden Tag, und wenn es um meine Ernährung ging, musste ich sie oft mit Nein beantworten. Deswegen bin ich Sammy so dankbar dafür, dass sie diese Verantwortung übernahm, ebenso auch die Lebensmitteleinkäufe und sogar den Abwasch. Vor allem am Anfang meiner Karriere brauchte ich in dieser Hinsicht wirklich Unterstützung.

Als ich mit CrossFit anfing, hatte ich massive Gewichtsschwankungen; in meiner schlanksten Phase wog ich um die 77 Kilogramm, mein Gewicht konnte aber auf etwas über 90 Kilogramm steigen, wenn ich versuchte, möglichst viel Muskelmasse zuzulegen. Beides hatte seine Vorteile. Bewegungen aus dem Geräteturnen sind einfacher, wenn man weniger wiegt, und normalerweise kann man schwerere Hanteln heben, wenn man mehr Masse hat. Sollte also Kraft deine Priorität sein, brauchst du viel Protein: Wenn du CrossFit als Hobby betreibst, reichen 1,4 Gramm pro Kilogramm Körpergewicht, und wenn du es dir zum Ziel gesetzt hast, an Wettkämpfen teilzunehmen, solltest du vermutlich um die 2 Gramm pro Kilogramm Körpergewicht anpeilen.

In meinem Fall war es nicht einfach, einen Weg zu finden, mir die Menge an Protein zuzuführen, die ich brauchte, zusätzlich zu den sieben bis acht Stunden Training täglich, dem Prehab und all den anderen Sessions. Deshalb musste mir das Essen schmecken. Nachfolgend sind einige meiner Lieblingsrezepte, die Sammy für mich gekocht hat. Sie sind kein vollständiger Mahlzeitenplan, sollen dir aber eine Vorstellung davon geben, was ich esse, wenn ich Muskelmasse aufbauen will – was ironisch ist, wenn man bedenkt, dass ich als Jugendlicher nur deshalb mit dem Training anfing, weil ich abnehmen wollte.

Grilled Onion Crunch Burger

450 g Rinderhack

1 TL Worcestershire-Sauce

1 EL Umami-Würzmischung

1 Zwiebel, in Scheiben geschnitten

55 g Chili-Cheddar

2 Burger-Brötchen

2 TL Aioli

1–2 TL Chili Onion Crunch (Chiliöl)

Süßkartoffel-Pommes als Beilage (optional)

1. Das Rinderhack mit Worcestershire-Sauce und Umami-Würzmischung in eine mittelgroße Schüssel geben und gut miteinander vermengen.
2. Das gewürzte Hackfleisch zu vier Burger-Pattys formen und 30 Minuten ruhen lassen, damit sich die Aromen entfalten.
3. Den Grill auf mittlere Temperatur schalten. Die Zwiebeln und Burger 5–10 Minuten grillen, und die Burger nach der Hälfte der Zeit wenden, bis der gewünschte Gargrad erreicht ist.
4. In den letzten 1–2 Minuten Garzeit den Cheddar auf die Burger legen und schmelzen lassen.
5. Die Burger-Brötchen in den letzten 1–2 Minuten Garzeit in den Toaster geben und rösten.
6. Die Brötchenhälften mit Aioli und Chiliöl bestreichen und mit Zwiebelscheiben und pro Brötchen mit je einem Cheeseburger-Patty belegen.
7. Nach Belieben mit Süßkartoffel-Pommes servieren.

Ich war ein pummeliges Kind, und als wir eines Tages auf dem Pausenhof Fußball spielten, kickte ich den Ball ins Aus. »Hol den Ball, Fettarsch«, rief mir jemand zu, und ich brach in Tränen aus. Als ich an jenem Tag von der Schule nach Hause kam, beschloss ich, etwas dagegen zu unternehmen. Ich fing an zu trainieren – und zu hungern. Ich wusste nichts über Fitness und noch weniger über gesunde Ernährung, aber ich hatte gehört, dass man nur 30 Gramm Fett am Tag essen soll. Das war's, nichts über das Alter, Geschlecht oder die körperliche Aktivität, nichts über Kalorien oder den Unterschied von gesättigten und ungesättigten Fettsäuren. Nur 30 Gramm am Tag, und von dem Augenblick an, als ich am Morgen die Augen aufschlug, ging ich in Gedanken ständig durch, wie viel Fett ich an jenem Tag noch essen durfte.

Cozy Pot Roast

1,5–2 kg Rindergulasch

1 EL Salz, plus etwas mehr zum Abschmecken

1 EL getrocknete Petersilie

1 TL getrockneter Dill

½ TL Knoblauchpulver

½ TL Zwiebelpulver

½ TL schwarzer Pfeffer

1 EL Olivenöl

720 ml Rinderbrühe

350 ml Pilzcremesuppe (Dose)

450 g kleine Kartoffeln, halbiert

1 Zwiebel, geviertelt

450 g Karotten, in Scheiben geschnitten

frische Petersilie zum Garnieren

knusprige Brotscheiben als Beilage (optional)

1. Das Rindfleisch salzen. Die anderen Gewürze (Petersilie, Dill, Knoblauchpulver, Zwiebelpulver und Pfeffer) in eine kleine Schüssel geben und verrühren. Die Gewürze zum Rindfleisch geben und alles gut miteinander vermengen.
2. Den Schnellkochtopf auf Anbraten/Sautieren stellen und das Olivenöl hineingeben. Sobald das Öl glänzt, das Fleisch in zwei Portionen in den Topf geben und von allen Seiten 3–5 Minuten anbraten.
3. Sobald die Fleischwürfel gebräunt sind, Rinderbrühe hinzugeben und den Schnellkochtopf auf »hoch« stellen. 20 Minuten

garen. Wenn die Zeit abgelaufen ist, den Druck ablassen.

4. Die Pilzcremesuppe, Kartoffeln, Zwiebeln und Karotten in den Topf geben.
5. Den Schnellkochtopf auf »hoch« schalten und 3 Minuten garen. Wenn die Zeit abgelaufen ist, den Druck ablassen.
6. Bei Bedarf abschmecken und nachsalzen. Mit frischer Petersilie garnieren und mit knusprigem Brot zum Dippen servieren.

Zuerst fing ich an, Hühnerbrustfilets, Blattspinat und Thunfisch in Wasser aus der Dose zu essen, aber dann begriff ich, dass die kalorienärmste Ernährung eine Nulldiät war. Und so kam es, dass ich so lange nichts aß, bis ich nicht mehr klar denken konnte. Wenn ich kurz davor war, das Bewusstsein zu verlieren, war ich meist zu Hause, aber eines Tages hielt ich ein Referat in der Schule, kippte um und schlug mir beim Sturz das Kinn auf. Meine Mutter sagte mir, dass das an meinem niedrigen Blutzucker lag, woraus ich aber die falschen Konsequenzen zog. Statt ausreichend zu essen, um gesund zu sein, warf ich mir immer ein paar Skittles ein, sobald mir schwindlig wurde.

Traeger Grills Smoked Brisket

1 ganzes Brisket (5–6 kg), von Fett und Sehnen gesäubert (siehe Anmerkung)

2 EL Salz

2 EL frisch gemahlener Pfeffer

2 EL Knoblauchpulver

BBQ-Sauce deiner Wahl (optional)

1. Den Traeger Grill auf 110 °C vorheizen.
2. Das Brisket großzügig mit Salz, Pfeffer und Knoblauchpulver würzen, auf den Grillrost legen und den Deckel schließen. Räuchern, bis die Fleischinnentemperatur 74 °C beträgt (nach ungefähr 5–7 Stunden).
3. Ein großes Stück Metzgerpapier (oder dicke Alufolie) ausrollen. Das Brisket in die Mitte geben und die Kante aufrollen, um ein auslaufsicheres Päckchen zu bilden, und mit der Naht nach unten in den Smoker geben; das Fleisch sorgt mit seinem Gewicht dafür, dass nichts ausläuft.
4. Bei 110 °C weiterräuchern, bis eine Fleischinnentemperatur von 95 °C erreicht wird (nach ungefähr 3–5 Stunden).
5. Das Brisket aus dem Smoker nehmen, auf ein großes Schneidebrett legen und 30–60 Minuten ruhen lassen.
6. Das Fleisch gegen die Faser schneiden. Pur oder mit deiner Lieblings-Barbecue-Sauce servieren.

Anmerkung: Wenn du ein kleineres Stück Fleisch verwendest, kannst du einfach die Gewürzmenge reduzieren. Die Kochzeit wird sich ein wenig verändern, aber es sollte im Durchschnitt 11–13 Stunden dauern, bis die Endtemperatur erreicht wird – selbst wenn du mit einem vergleichsweise leichten Brisket arbeitest, das nur anderthalb Kilogramm wiegt.

Ich denke nicht, dass Coach Pol wusste, wie sehr ich meine Ernährung einschränkte, aber er dachte auf jeden Fall, dass es albern war, wenn wir als Gewichtheber auf unser Gewicht achteten. Er vertrat die Auffassung, dass wir noch im Wachstum waren und deshalb ordentlich essen sollten, und in meinem vorletzten Highschool-Jahr riet er mir dazu, in die nächsthöhere Gewichtsklasse aufzusteigen. Aber ich wusste, dass ich im Ranking fallen würde, wenn ich von der Mittelgewichts- in die Halbschwergewichtsklasse wechselte, und ich wollte keinen auch noch so kleinen Rückschritt riskieren, selbst wenn ich dadurch einen großen Sprung nach vorn machen konnte.

Als ich schließlich beschloss, in die nächsthöhere Gewichtsklasse aufzusteigen, tat ich dies mit meiner üblichen Kompromisslosigkeit. Zu den Mahlzeiten aß ich so viele Spareribs, wie ich konnte, und als Snack verdrückte ich ein Costco-Muffin (das etwa 700 Kalorien hat), steckte es in die Mikrowelle und bestrich es anschließend üppig mit Butter. Vor dem Zubettgehen aß ich jeden Abend ein ganzes Glas Erdnussbutter, und ich konnte immer noch das Fett in meinen Poren spüren, wenn ich am nächsten Morgen aufwachte. Dieser Mahlzeitenplan »funktionierte« so gut, dass ich gleich zwei Gewichtsklassen aufstieg, aber dieser Ansatz war weder gesund noch langfristig umsetzbar.

Lamm mit Pistazienkruste

2 Lammkarrees

Salz

2 EL pikanter brauner Senf

30 g Cracker oder Semmelbrösel (ich benutze eine Cracker-Sorte, die »mit allem« gewürzt ist)

25 g leicht gesalzene, geschälte Pistazienkerne

1. Den Backofen auf 230 °C vorheizen.
2. Die Lammkarrees mit Küchenpapier trocken tupfen. Mit Salz abschmecken. Mit braunem Senf bestreichen.
3. Die Cracker und Pistazien in einem Mixer fein mahlen. Die Karrees mit den Bröseln panieren, überschüssige Brösel abschütteln und mit den Knochen nach unten auf ein mit Backpapier ausgelegtes Backblech legen.
4. 10 Minuten backen. Die Temperatur auf 150 °C herunterschalten und weitere 15–20 Minuten backen, bis eine Fleischinnentemperatur von 52 °C erreicht ist.
5. Die Karrees aus dem Ofen nehmen und vor dem Aufschneiden 10 Minuten ruhen lassen. In Koteletts schneiden und servieren.

Als ich mit CrossFit anfing, waren meine Essgewohnheiten keinen Deut besser. Ich studierte noch in den ersten beiden Jahren und kaufte meine Mahlzeiten immer an dem Verkaufsstand, der der Bibliothek am nächsten war, was fast immer ein Imbisswagen mit chinesischem Fast Food war. Oder ich nahm zwei Liter Milch mit, wenn ich lernen wollte, und trank sie über den Abend verteilt. In beiden Fällen fühlte ich mich anschließend miserabel.

Selbst als ich anfing, mein Training ernster zu nehmen, hatte ich weder die Disziplin noch die kulinarische Finesse, um mich konsequent gesund zu ernähren. An manchen Tagen bemerkte ich erst um 14 Uhr, dass ich den ganzen Tag noch nichts gegessen hatte, weshalb ich dann das Fitnessstudio verließ und so viel in mich hineinstopfte, dass ich in der nächsten Stunde nicht trainieren konnte. Dann ging ich nach Hause, machte ein Fertiggericht in der Mikrowelle warm und verschlang anschließend einen Becher Eiscreme. Normalerweise war mein Tagesbedarf dann immer noch nicht gedeckt, weshalb ich um ein Uhr nachts noch einmal etwas essen musste.

Peanut Butter Pie

Teigboden

25 Oreos

4 EL Butter, flüssig

Füllung

230 g Frischkäse, auf Zimmertemperatur erwärmt

225 g cremige Erdnussbutter

90 g Puderzucker

230 g Sprühsahne

230 g Peanut Butter Cups, gehackt

1. Den Backofen auf 175 °C vorheizen.
2. Den Teig vorbereiten. Die Kekse in eine Küchenmaschine geben und mit der Pulsfunktion fein mahlen. Die flüssige Butter dazugeben.
3. Die Keksbrösel auf den Boden einer Tarteform drücken. Den Teig 5–7 Minuten backen. Vollständig auskühlen lassen.
4. Die Füllung vorbereiten. Frischkäse und Erdnussbutter in einem Standmixer verrühren, bis eine glatte Masse entsteht. Den Puderzucker hinzugeben und leicht unterheben. Zum Schluss die Sprühsahne hinzugeben und ebenfalls leicht unterheben.
5. Die Masse auf den vollständig ausgekühlten Teigboden geben und 1–2 Stunden im Kühlschrank fest werden lassen.
6. Mit gehackten Peanut Butter Cups bestreuen. Servieren.

Ich wünschte, ich könnte behaupten, dass ich schließlich die kulinarischen Fähigkeiten entwickelte, die ich brauchte, um mich mit genügend Energie für mein Training zu versorgen, aber so war es nicht. Ich benutzte regelmäßig einen Lieferservice, bis Sammy einzog und sich um meine Mahlzeiten kümmerte. Sie kann zwar nicht persönlich für dich kochen, aber du solltest auf jeden Fall ihre Rezepte in diesem Buch ausprobieren und dich auf der Website »Feeding the Frasers« auf dem neuesten Stand halten (FeedingTheFrasers.com); dort findest du alle Rezepte, die sie für mich zubereitet. Ich weiß, dass es schwer ist seine Ernährung in den Griff zu bekommen, aber man kann auf jeden Fall bessere Entscheidungen treffen, als jeden Abend ein Glas Erdnussbutter in sich hineinzuschaufeln.

1. STRICT PRESS

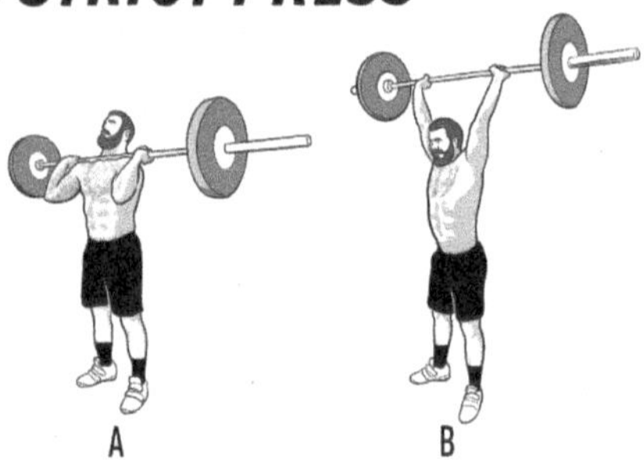

2. PUSH PRESS

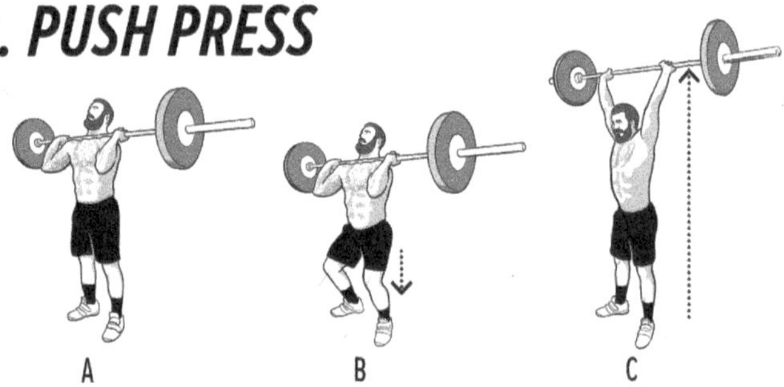

3. PUSH JERK

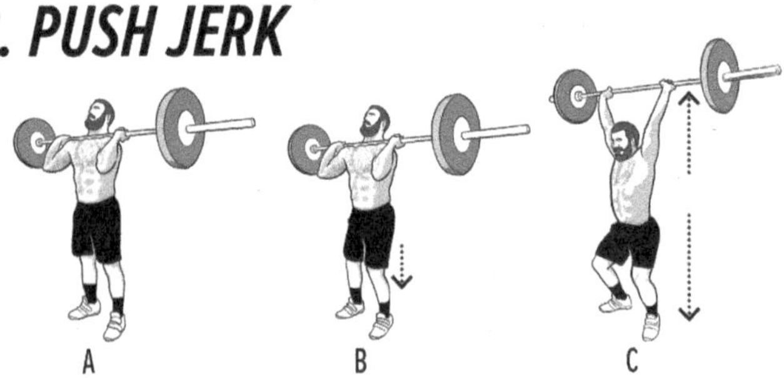

Um deine Schulterkraft zu verbessern

Push Press (@ 77 %)
1 × 4
4 × 5

Shoulder Press
2 Sätze mit 10 @ 65 %
2 Sätze mit 6 @ 70 %
1 Satz mit 4 @ 75 %

Shoulder Press
7 @ 68 %
4 × 5@ 72–75 %

Push Press
4 × 4 @ 77–80 %

Split Jerk
3 @ 80 %
2 @ 85 %
2 × 2 @ 80 %

Seated Shoulder Press
10 Minuten, um 5 Wiederholungen abzuschließen
4 × 4 @ 85 %

WORKOUT: *Deadstop Bench Presses*

5 Sätze
4 Deadstop Bench Presses

A

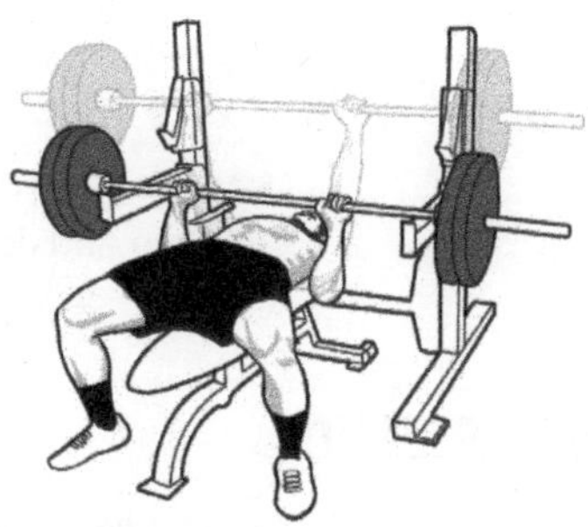

B

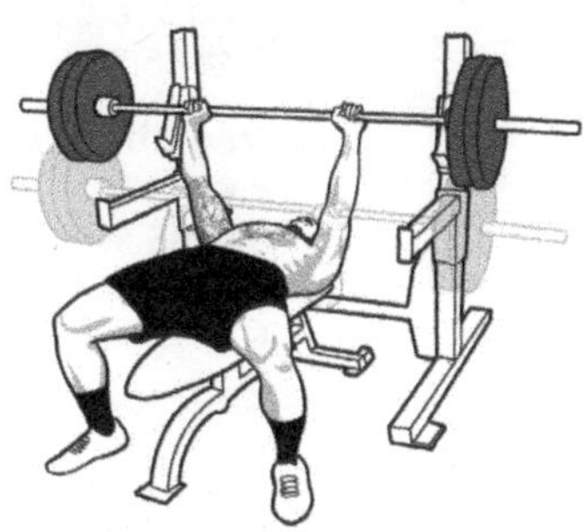

3 Sätze
30 Sekunden: Plank
30 Sekunden: Mountain Climbers
30 Sekunden: Extended Plank
30 Sekunden: Max V-ups
Pause: 90 Sekunden

EMOM für 10 Minuten
35 Sekunden: Plank mit Dumbbell Side Pull
20 Sekunden: L-Sit Hold Rings

Um dein Gewichtheben zu verbessern

Hang Power Snatch
5 × 3 @ 75 %

Snatch Balance
3 @ 80 %
2 @ 90 %
2 @ 85 %
2 × 3 @ 80 %

Power Snatch
3 @ 80 %
2 @ 85 %
1 @ 90 %
2 @ 85 %
3 × 2 @ 80 %

Squat Snatch
1 × 3 @ 75 %
2 × 3 @ 80 %
2 × 1 @ 82 %
1 × 3 @ 75 %

Snatch Balance
2 @ 80–85 %

Clean and Jerk
7 @ 60 %
Pause: 3 Minuten
1 @ 75 %
1 @ 80 %
1 @ 85 %
2 × 1 @ 75 %

Clean and Jerk
1 @ 85 %
2 × 2 @ 80 %
1 × 2 @ 75 %

EMOM für 10 Minuten
1 Clean and Jerk @ 85 %

Um deinen Deadlift zu verbessern

Deadlift
8 @ 45 %
6 @ 55 %
6 @ 65 %
3 × 6 @ 70–72 %

Deadlift
8 @ 45 %
6 @ 55 %
5 @ 65 %
5 @ 75 %
3 × 5 @ 80 %
5 @ 75 %
1 Satz, bis die Technik nachlässt, @ 65 %

Deadlift
8 @ 45 %
6 @ 55 %
6 @ 65 %
5 @ 70 %
2 × 5 @ 75 %

Deadlift im Abstand von 3 Minuten
1 × 7 @ 72 %
1 × 6 @ 75 %
3 × 5 @ 77 %

Deadlift
1 × 5 @ 75 %
1 × 4 @ 77 %
1 × 3 @ 80 %
3 × 3 @ 82–87 %

Deadlift
1 × 5 @ 80 %
4 × 4 @ 82–87 %

5 Minuten in der oberen Deadlift-Position akkumulieren (M 61 kg, W 43 kg)

Hex Bar Deadlift
4 × 4 @ 67 %

Um deinen Squat zu verbessern

Back Squat
3 × 7 @ 80 %

Back Squat
6 × 2 @ 85 %

Overhead Squat
4 × 4 Tempo @ 70 %

Back Squat
6 × 6 @ 80 %

Overhead Squat
1 × 4 @ 77 %
1 × 4 @ 80 %
1 × 3 @ 85 %
1 × 1 @ 90 %
1 × 1 @ 95 %

Back Squat
3 × 3 @ 95 %

Front Squat
1 × 1 @ 80 %
3 × 8 @ 70 %

Overhead Squat
4 × 3 @ 84–87 %

3 RM Back Squat
3 × 7 @ 80 %

Overhead Squat
90 Sekunden pro Satz, 6 Sätze
Sätze 1–2: 3 @ 80 %
Sätze 3–4: 3 @ 85 %
Sätze 5–6: 3 @ 75 %

2

Ausdauer

In der heißen Phase vor den Regionals 2013 war mir durchaus bewusst, dass mein Motor nicht besonders leistungsstark war. Ich hatte einfach nur nicht die Motivation, etwas daran zu ändern. Statt alle Workouts zu machen, die Jade für mich aussuchte, pickte ich einfach nur die Rosinen heraus und machte die Übungen, die ich bereits gut konnte, oder ich machte Deadlifts mit der hübschen jungen Frau, die mich gefragt hatte, ob ich mit ihr trainieren wolle. Meine Kraft hatte mich zu den Regionals geführt, und ich rechnete sowieso nicht damit, mich für die Games zu qualifizieren. Warum also nicht so trainieren, wie ich es wollte?

Ich fühlte mich nach »Jackie« besonders zuversichtlich, dem ersten Workout der Regionals, bei dem ich als Letzter vom Rudergerät stieg, bevor ich mit den Thrusters an meiner Konkurrenz vorbeizog. Ich nahm an, dass sich dieses Muster im weiteren Wettkampfverlauf wiederholen würde – dass ich bei den Ausdauerdisziplinen zurückfiel und anschließend meine Kraft nutzte, um mein Defizit zu kompensieren. Das sollte doch kein Problem sein, oder?

Meine Rechnung ging nicht auf. Ich besaß keine aerobe Kapazität, deshalb geriet ich immer in die Bredouille, wie »leicht« das Gewicht auch war. »Okay«, sagte ich mir. »Das macht nichts. Setz dich und nimm dir eine Minute Zeit, bis deine Lunge nicht mehr brennt, und leg dann los.« Mit dieser Strategie belegte ich in einem Event den 18. Platz und kroch praktisch von der Wettkampffläche.

Nichts zeigt dir deutlicher, dass du es dir mit deinem Training zu leicht machst, als am Ende eines Workouts den letzten Platz zu belegen, vor allem wenn es aus Bewegungen besteht, die normalerweise leicht genug für dein Warm-up sind. Und das war an jenem Wochenende nicht das letzte Mal, dass mir meine Grenzen aufgezeigt wurden. Obwohl ich bei den Regionals einige überragende Leistungen erzielte – unter anderem drei Overhead Squats mit 143 Kilogramm – zerlegte es mich, sobald meine Kondition gefragt war.

Auf der Rückfahrt nach Vermont war die Lektion klar: Wenn ich auch nur daran denken wollte, meine Kraft zu nutzen, musste ich meine Grundlagenausdauer entwickeln. Ich tat das, indem ich mich intensiv mit drei Bewegungen befasste – Rudern, Laufen und Schwimmen –, und das war der Zeitpunkt, als ich anfing, mich in CrossFit zu verlieben: als ich erkannte, dass ich die Fähigkeit besaß, eine Schwäche zu identifizieren, mein Training entsprechend anzupassen und das Defizit zu beheben. Das veränderte die Art und Weise, wie ich meine Wettbewerbe bestritt, und ich werde dir zeigen, wie dir dasselbe gelingt.

Grundlagen

Vor den Regionals 2013 hatte ich angefangen, im Champlain Valley zu trainieren, aber ich wehrte mich dagegen, ein »echtes« CrossFit-Workout zu probieren. Ich machte hin und wieder kraftorientierte Workouts wie »Heavy Grace«, aber nichts, das auch nur ansatzweise Cardio-Elemente enthielt. Ich hatte einen Sport ausgeübt, bei dem man sich minutenlang nach jedem Satz ausruht, warum würde ich also laufen, rudern oder auf ein Fahrrad steigen wollen, noch dazu zwischen den anderen Bewegungen?

Das klang ziemlich anstrengend, und als man mich schließlich zu einem METCON (Metabolic Conditioning) überredete, das aus Kettlebell Swings und Laufen bestand, war es genauso schlimm, wie ich befürchtet hatte.

Ich konnte die Swings so schnell absolvieren wie es nur menschenmöglich war. Ich wusste vom Gewichtheben, wie man den Rumpf nach vorn neigt und die Kettlebell nach hinten durchschwingt, bevor man sich aufrichtet und die Hüften kraftvoll nach vorn durchstreckt, um das Gewicht über den Kopf zu bringen. Ich beendete diese Sätze weit vor allen anderen – die mich dann aber beim Laufen einholten. Es sah sogar so aus, als würden sich manche von ihnen erholen, als sie an mir vorbeitrabten. Wie war das möglich?

Am Anfang konnte ich das kaum nachvollziehen. Zeit war für meinen Erfolg nie ausschlaggebend gewesen. Ja, man musste beim olympischen Gewichtheben seinen Versuch innerhalb von 60 Sekunden abschließen, aber ich konnte meine Hüften 20-mal beugen und strecken und hatte dann immer noch genügend Zeit. Ein Workout so schnell wie möglich zu beenden, war mit einer völlig neuen Spalte auf der Scorecard vergleichbar – als müsste man bei einem Wettbewerb im olympischen Zweikampf nach dem Reißen und Stoßen noch eine Tanzchoreografie vorführen. Ich lernte mit der Zeit, wie das ging, aber es dauerte eine ganze Weile.

TECHNIK DES KETTLEBELL-SWINGS

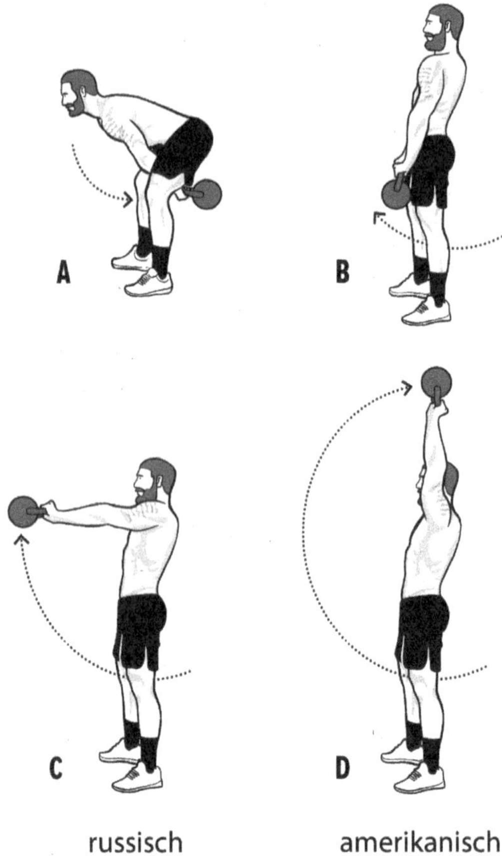

Rudern: Grundtechniken

Es fing alles mit dem Rudern an, der wahrscheinlich geläufigsten Ausdauerdisziplin in unserem Sport. Nicht jede Box hat eine Armada von Air Bikes oder Ski-Ergometern, aber normalerweise gibt es eine Reihe von Concept2-Rudergeräten, und damit begann meine Reise in die Welt des Konditionstrainings. Nach den Regionals 2013 konzentrierte ich mich darauf, ein Jahr lang täglich 5000 Meter zu rudern, meinen Motor zu entwickeln und die korrekte Technik zu lernen, die tatsächlich viele Ähnlichkeiten mit dem Snatch aufweist.

ÜBUNG: *Rudervarianten*

A

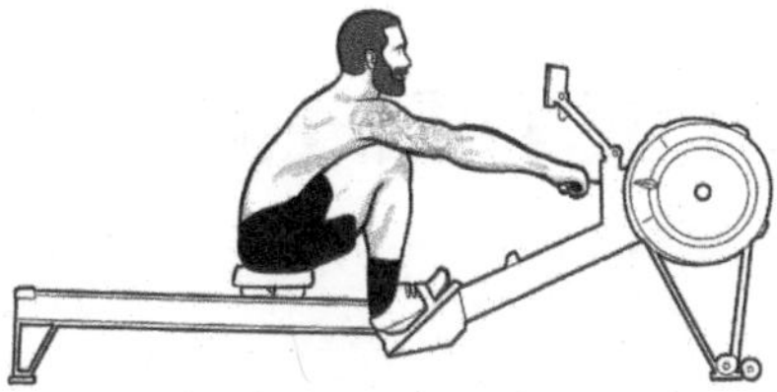

B

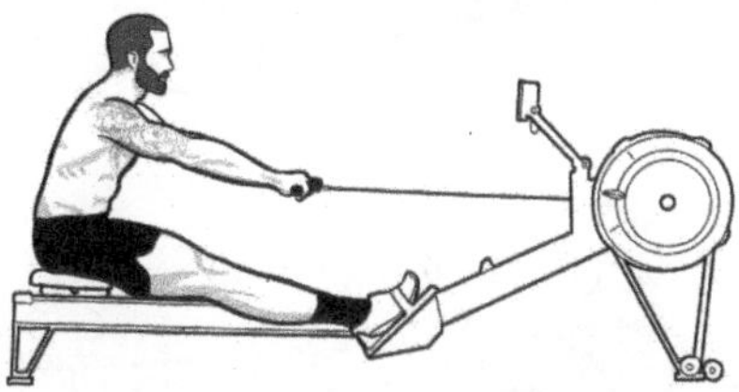

C

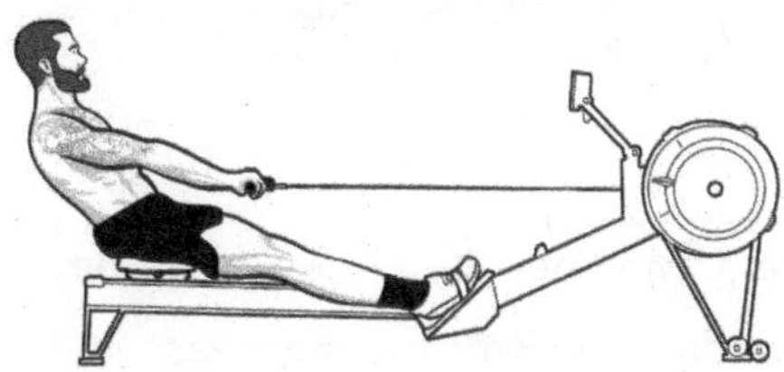

D

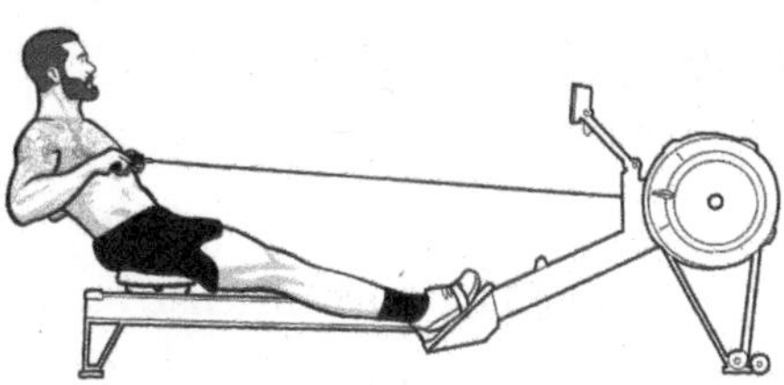

Man fängt an, sich mit den Beinen wegzudrücken, und wenn sie gerade und gestreckt sind, öffnet man seine Hüften. Anschließend setzt man die Bewegung fort und zieht mit den Armen. So wie beim olympischen Gewichtheben muss man eine Bewegungsphase abschließen, bevor man die nächste einleiten kann. Obwohl ich mit diesem Konzept vertraut war, musste ich die Bewegung immer noch in ihre Bestandteile zerlegen und üben.

NUR MIT DEN ARMEN

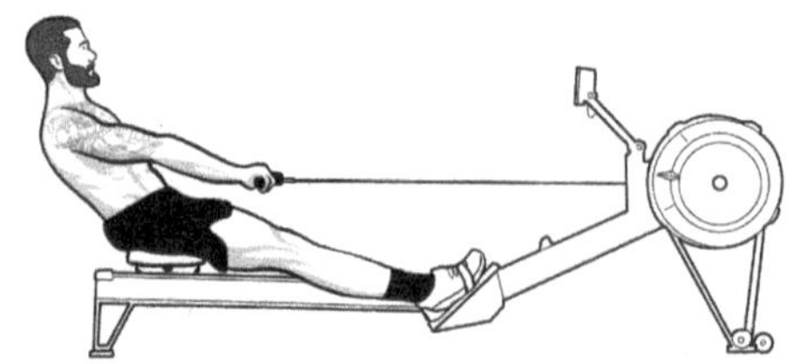

C

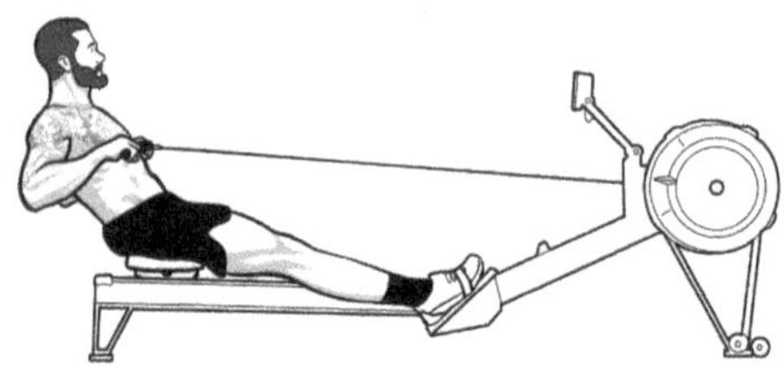

D

Fangen wir mit dem Ende des Ruderschlags an: dem Armzug. In dieser ersten Übung hältst du deine Knie leicht gebeugt und setzt deine Rückenmuskeln ein, um den Griff in deinen Körper hineinzuziehen. Deine Arme sollten am Anfang gerade sein, und am Ende sollten deine Schulterblätter zusammengeschoben sein.

In der nächsten Übung hältst du die Arme gerade und lehnst dich mit dem Rumpf nach vorn, bevor du ihn zurückziehst. Sobald du dich nach hinten lehnst – du solltest spüren, wie sich deine Bauchmuskeln anspannen –, beginnt der Armzug, mit dem du dich in der vorigen Übung vertraut gemacht hast.

MIT DEN ARMEN UND DEM KÖRPER

B

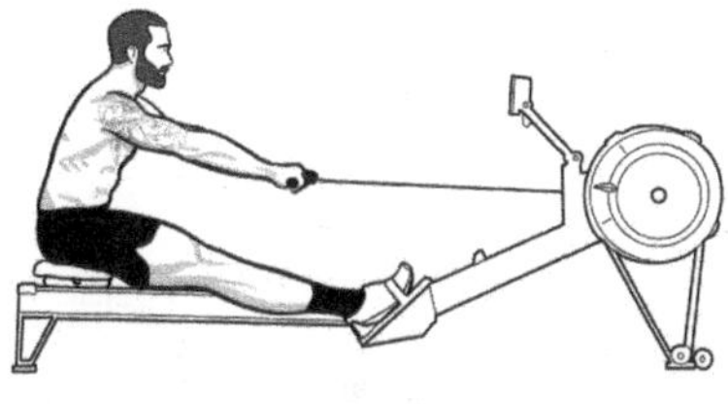

C

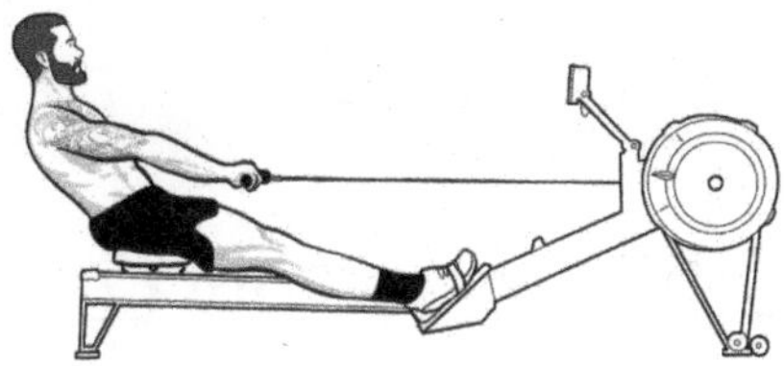

D

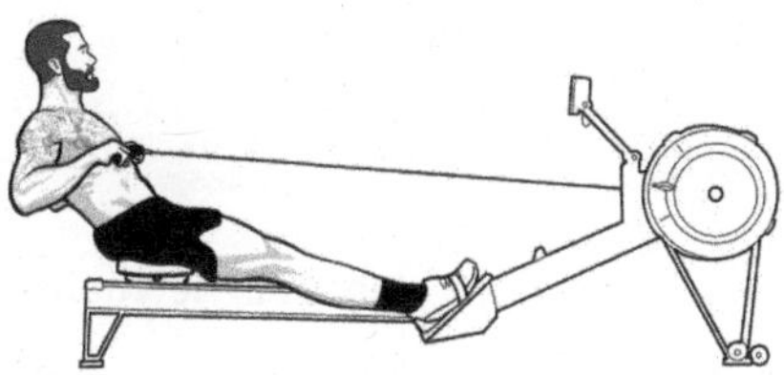

Jetzt bist du bereit für den wichtigsten Schritt: dem Beinstoß. Für diese letzte Übung musst du deinen Rumpf ruhig halten und die Arme entspannen, bevor du dich mit den Fersen vom Rudergerät wegdrückst. So erzeugst du einen Großteil deiner Kraft, und du solltest jedes Quäntchen Energie in deinen Beinen nutzen, bevor du dich zurücklehnst und den Armzug einleitest. Das klingt einfach, aber ich habe Hunderte von Stunden gebraucht, um diesen Bewegungsablauf zu perfektionieren.

NUR MIT DEN BEINEN

A

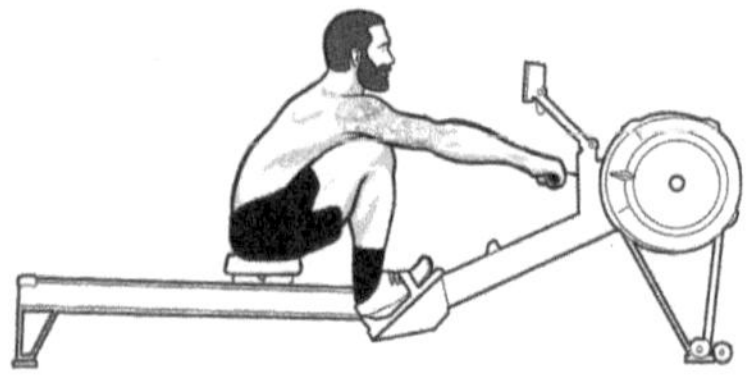

B

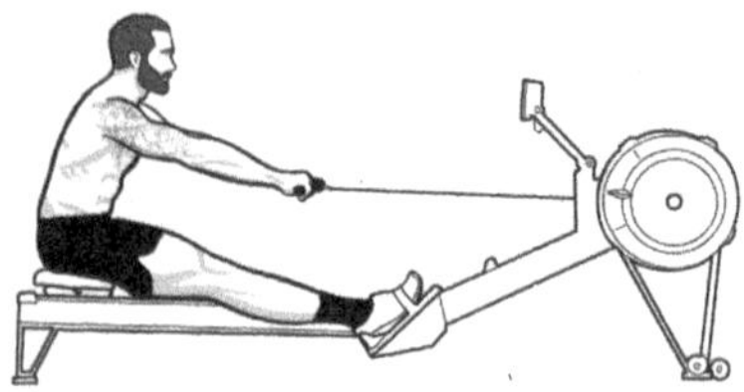

WORKOUT: *Fraser Row Camp (Lite)*

Rudere zwei Wochen täglich 2000 Meter

In dem Jahr, als ich jeden Tag ruderte, lebte ich bei meinen Eltern im Untergeschoss, einem kleinen, niedrigen und fensterlosen 1-Zimmer-Apartment. Ich fühlte mich dort sehr wohl. Vor allem nachdem ich mich für die Games qualifiziert hatte und mein Trainingspensum hochfahren musste, musste ich mir keine Sorgen über Mietzahlungen, meine Post oder Streit mit den Vermietern machen, wenn die Langhantel wieder einmal auf den Boden des gerade einmal 16 Quadratmeter großen Kraftraums krachte, den ich mir eingerichtet hatte.

Am Anfang war es schwer, Ruderintervalle an dem Ort zu absolvieren, der im Grunde mein Wohnzimmer war. Aber ich lernte langsam, von Freizeit auf Training zu schalten, und jener kleine, dunkle Raum wurde der Ort, an dem ich mit Vorfreude meiner Qual entgegensah, selbst im Juni, als es 38 Grad Celsius heiß war und ich nur einen kleinen Tischventilator hatte, der für Luftbewegung sorgte.

Ich bin kein Unmensch, deshalb schlage ich vor, dass du lediglich zwei Wochen lang täglich 2000 Meter ruderst, und ich empfehle dir, dasselbe zu tun, was ich damals tat, damit es jeden Tag abwechslungsreich bleibt: vier Sätze mit jeweils 500 Metern am ersten Tag, dann Sprintintervalle mit jeweils 100 Metern am nächsten Tag. Außerdem kannst du mit der Einstellung der Luftklappe experimentieren (den du über den Hebel an der Windradverkleidung vorn am Rudergerät einstellen kannst). Je höher die Zahl beziehungsweise die Luftzufuhr, umso schwerer wird jeder Schlag und umso weiter gehst du mit jedem Zug.

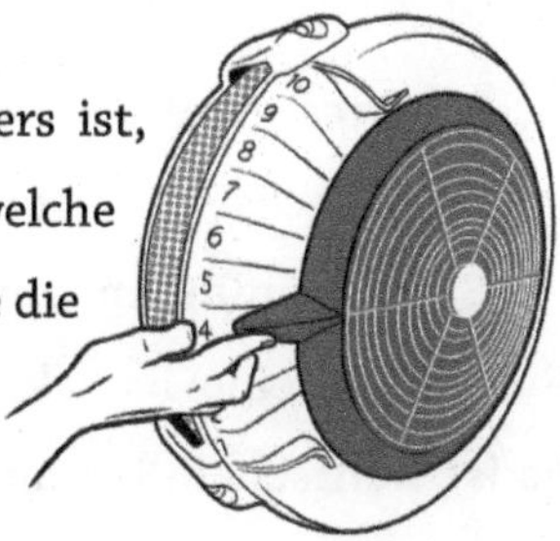

Weil jede Person (und jedes Workout) anders ist, gibt es keine richtige Antwort auf die Frage, welche Einstellung du verwenden solltest, aber ich habe die höchsten, die niedrigsten und alle dazwischenliegenden Einstellungen probiert, um zu wissen, wie sie sich anfühlen.

Sobald du die Luftklappe beherrschst, kannst du mit fortgeschritteneren Techniken weitermachen.

WORKOUT: *Tabata Rowing*

8 Sätze
00:20 Rudern
00:10 Erholung

Jetzt ist es an der Zeit, mit anderen Variablen wie den Fußplatten zu experimentieren. Grundsätzlich sollte der Riemen um die breiteste Stelle des Fußes gespannt werden.

Wenn du ständig auf das Rudergerät steigst beziehungsweise es verlässt, solltest du die Riemen vielleicht offen lassen, um nicht so viel Zeit mit dem Wechsel zu verbringen (den du ebenfalls üben solltest).

Es gibt außerdem einen kleinen Trick, wie du bei einem Concept2-Rudergerät eine Extrakalorie aus dem ersten Zug herausholen kann. Es ist wahrscheinlich nicht der Kniff, von dem du schon gehört hast, bei dem du möglichst schnell mit einem Viertelzug, einem halben Zug und einem Dreiviertelzug anfängst. Es ist effektiver, den Griff aus der Halterung zu nehmen und sich ganz an das vordere Ende des Rudergeräts zu bringen. Dann stößt man sich explosiv mit dem größten und längsten Zug ab, zu dem man fähig ist und den man idealerweise bis ans Kinn bringt. Dann streckt man die Arme, ohne den Rumpf zu bewegen, und führt einen weiteren kleinen Zug aus. Zur Wiederholung: Du machst zuerst den größten, ausladendsten Zug, zu dem du fähig

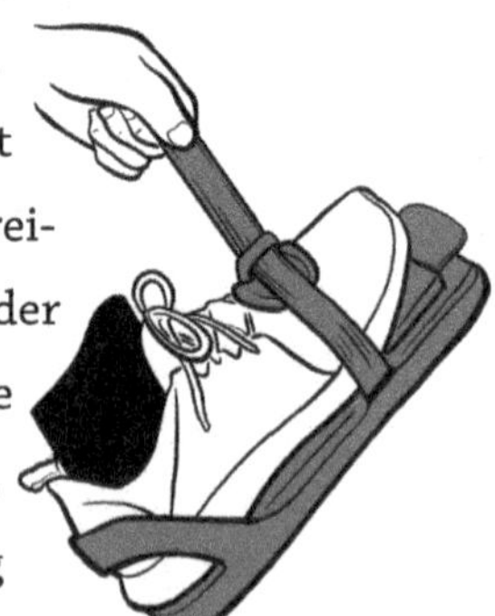

bist, und lässt einen weiteren mit einer Länge von etwa 30 Zentimetern folgen.

Das Wissen um die Ausrüstung, die du verwendest, ist für den Erfolg entscheidend, und diese beiden Ruderschläge sollten dir etwa zwei Kalorien einbringen. Das ist ein enormer Vorteil, wenn du eine kurze Einheit wie ein Tabata machst. Der Aufwand lohnt sich vermutlich nicht, wenn du beispielsweise einen Marathon ruderst.

Eine kurze Erläuterung der CrossFit Games, die völlig anders sind als jede andere Sportveranstaltung, die es auf der Welt gibt: Zunächst einmal weiß man nicht, welche Disziplinen auf dem Programm stehen werden, deshalb muss man den Veranstaltungsort, das Terrain und vergangene Workouts als Anhaltspunkte verwenden, um Rückschlüsse auf die möglicherweise bevorstehenden Events zu ziehen.

Es gibt immer eine große Anzahl »reiner« CrossFit-Workouts – einige Runden mit zwei oder drei Bewegungen, die insgesamt zwischen 7 und 20 Minuten dauern sollten. Außerdem muss man immer einen Lauf, eine Schwimmeinheit und eine Kraftdisziplin wie ein One-Rep Max oder eine Ladder absolvieren, bei der man progressiv schwerere Gewichte heben muss. Und es gibt immer mindestens ein Workout mit »Namen«, klassische Benchmarks, die in CrossFit-Kreisen bestens bekannt sind und die meisten Zuschauer aus eigener Erfahrung kennen. Und dann gibt es Jahre, in denen völlig neue Ausrüstungsobjekte vorgestellt werden, wie das Pig und das Pegboard 2015.

Abgesehen von diesen allgemeinen Richtlinien tappt man in Bezug auf die circa 15 Workouts, aus denen die Games bestehen, völlig im Dunkeln. Manchmal erfahren wir die Details für ein Event am Vorabend. Manchmal bleiben uns nur einige Minuten. 2018 mussten wir ein Workout namens

»Chaos« machen, das völlig unbekannt war, wir kannten nicht einmal das Wiederholungsschema oder die nächste Bewegung im Workout. Mir blieb nichts anderes übrig, als die anderen Teilnehmer, die vor mir an der Reihe waren, zu beobachten oder darauf zu warten, dass mein Wettkampfrichter seine Hand hob, was bedeutete, dass ich noch fünf Wiederholungen machen musste, um die Übung abzuschließen und mit der nächsten weiterzumachen. Ich konnte diesem Event nichts abgewinnen. Ich fand, dass es in diesem Workout weniger um Fitness ging und mehr um die korrekte Einschätzung des Zeitrahmens, aber das gehört zum Spiel. Man nimmt es hin und macht weiter.

Alle Events, aus denen die Games jedes Jahr bestehen, werden im Vorfeld von Athleten getestet, die kurz vor der Qualifizierung standen, diese aber nicht schafften. Viele Workouts sind so beschaffen, dass sie kaum – oder vielleicht auch gar nicht – abgeschlossen werden können. So kann es sehr schwierig sein, ein gutes Tempo zu finden, vor allem wenn man ein Workout absolviert, das man nicht kennt, mit Adrenalin vollgepumpt ist und neben neun seiner größten Konkurrenten steht. Obwohl jeder Profi-Athlet sagen wird, dass sein Sport nicht nur eine körperliche, sondern auch eine mentale Komponente hat, gilt das für CrossFit ganz besonders.

Ein weiterer großer Unterschied zwischen uns und anderen Sportarten ist die Punktewertung. Man muss nicht jedes Event gewinnen. 2016, als ich zum ersten Mal CrossFit-Champion wurde, gewann ich nur eines von insgesamt 15 Events. Ein Allrounder mit durchgehend guten Leistungen ist einem Spezialisten stets überlegen, weshalb ich immer sage, dass ich meine Schwächen trainiere. Denn sie bestimmen deine Platzierung in den Games, nicht deine Stärken.

WORKOUT: *Half-Marathon Row*

21,097 km Rudern

Rückblickend bin ich sehr dankbar dafür, dass ich mich 2013 nicht für die Games qualifizierte. Wenn ich nach Kalifornien gefahren wäre und man mir gesagt hätte, dass gleich am ersten Tag ein Ruderhalbmarathon auf dem Programm steht, wäre ich gleich wieder gegangen. Ich wusste, dass ich auf keinen Fall gewinnen würde, wie sollte ich da die Motivation aufbringen, mich 90 Minuten auf einem Rudergerät abzurackern?

Als 2018 ein Rudermarathon angekündigt wurde, war ich körperlich und geistig besser darauf vorbereitet, aber ich unterschätzte trotzdem meinen Flüssigkeitsbedarf für die Distanz von 42,195 Kilometern. Ich hatte acht Liter Wasser dabei und nahm an, dass ich für dieses Event zwei Liter brauchen würde. Nach 25 Kilometern hatte ich alles aufgebraucht. Und dann fing ich wirklich an zu schwitzen.

Sie sagten uns während des Athleten-Briefings, dass wir nicht auf dem Rudergerät pinkeln durften, und dass Organisationsteam war davon überzeugt, dass ich gegen diese Regel verstoßen hatte. Bei den meisten Athleten hatte sich links und rechts neben dem Rudergerät eine kleine Pfütze gebildet, weil der Schweiß von den Ellbogen auf den Boden tropfte, während ich in einer kreisrunden Lache mit einem Durchmesser von knapp einem Meter saß. Zufälligerweise befand ich mich neben einem Bündel mit Ruderkabeln, die ans Stromnetz angeschlossen waren, und ich erfuhr später, dass ein Notfall-Meeting abgehalten werden musste, um zu klären, was geschehen sollte, falls meine Schweißlache einen Kurzschluss verursachte.

Während ich ruderte, machte ich mir über den Strom aber keine Gedanken. Ich machte mir Sorgen über einen Hitzschlag oder Muskelkrämpfe, die einen Wettkampfabbruch zur Folge hätten, vor allem nachdem ich völlig unterschätzt hatte, wie lange ein Marathon tatsächlich dauerte. Ich hatte noch 17 Kilometer vor mir und dachte, dass ich mich bereits auf der Zielgeraden befand, als ich begriff, dass noch etwa ein Drittel der Strecke vor mir lag. Um weniger zu schwitzen, drosselte ich mein Tempo von 1:50 auf 2:00 Minuten, was bedeutete, dass ich immer noch eine Stunde vor mir hatte. Meine Kehle war staubtrocken. Mein Hintern tat mir weh. Meine Schweißlache wurde immer größer.

Der Mat von 2013 hätte nach einer halben Stunde aufgegeben, aber ich blieb beharrlich und landete mit einer Endzeit von 2 Stunden und 48 Minuten auf Platz 11. Das war meine schlechteste Leistung in den Games in jenem Jahr, aber sie kostete mich am meisten Mühe, und anschließend konnte ich Rudern von meiner Liste der Schwächen streichen. Es war zwar keineswegs eine Stärke, aber es gab noch andere Ausdauerdisziplinen, an denen ich zu arbeiten hatte.

CrossFit-spezifische Ausdauer: Die Basics

WORKOUT: *Zone 2 Test*

90 Minuten Radfahren
in Zone 2 (85–89 % deiner
Laktatschwelle)

Der Aufbau deines aeroben Fundaments kommt dir vielleicht gar nicht wie Arbeit vor. 2017 ging ich an das Sports Medicine and Performance Center der University of Colorado, um mehr über die Physiologie hinter meinen Workouts zu erfahren. Als Teil der Evaluation wurde meine Laktatschwelle gemessen, indem man mich auf einem Laufband rennen ließ, das alle drei Minuten schneller wurde. Bis zur 39. Minute fühlte ich mich großartig und dachte, dass ich noch stundenlang so weitermachen könne – aber als das Tempo ein weiteres Mal anstieg, wusste ich beinahe sofort, dass ich es nicht bis zum nächsten Intervall schaffen würde, und so war es dann auch.

Um mir zu erklären, warum ich konditionell so abrupt nachließ, zeigte man mir meine Laktatleistungskurve, die in der 39. Minute in die Höhe schoss, als die Laktatbildung den Laktatabbau überstieg. Zu jenem Zeitpunkt unternahm mein Körper alles, um mich abzuschalten, und das Fazit war offensichtlich: Unternimm alles, was in deiner Macht steht, um deine Laktatschwelle zu erhöhen, indem du mehr Zeit in einem moderaten Intensitätsbereich verbringst, der sogenannten Zone 2.

Mein Training änderte sich von Grund auf. Bis zu jenem Zeitpunkt saß ich höchstens einmal in der Saison für 90 Minuten auf einem Indoor Bike, hauptsächlich aus reinem Pflichtbewusstsein. Nach diesem Test trainierte ich ungefähr dreimal wöchentlich bei moderater Intensität in der Zone 2.

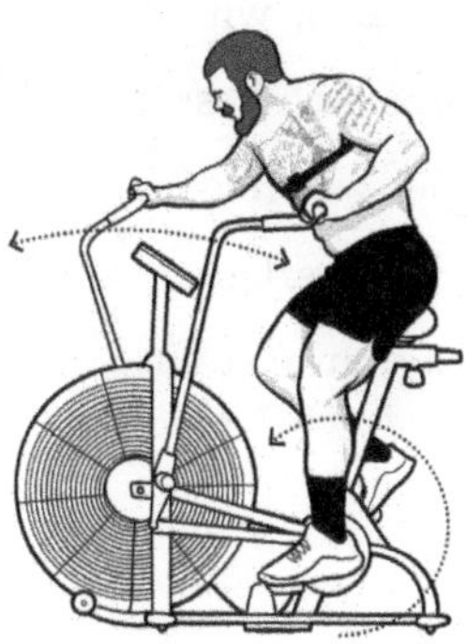

Deine Herzfrequenz für das Zone-2-Training wird sich von meiner unterscheiden. Um deinen Wert zu ermitteln, musst du zuerst deine funktionelle Schwellenleistung (kurz FTP für *functional threshold power*) kennen, die größte Anstrengung, die du eine Stunde lang aufrechterhalten kannst, gemessen in Watt auf einem Indoor Bike. Laut meinem Ausdauertrainer Chris Hinshaw muss man aber keine ganze Stunde in die Pedale treten. 20 Minuten reichen aus, solange du in dieser Zeit eine gleichbleibend hohe Intensität aufrechterhalten kannst. Am Ende wirst du zwei Werte haben: eine Wattzahl und eine Herzfrequenz. 95 Prozent davon sind deine FTP. Die optimale Zone 2 liegt zwischen 55 und 75 Prozent der Wattzahl und 70 bis 83 Prozent der Herzfrequenz.

Sagen wir, dass du nach 20 Minuten auf dem Fahrrad im Durchschnitt eine Leistung von 284 Watt und eine Herzfrequenz von 166 Schlägen pro Minute erreicht hast. Wenn du 95 Prozent davon nimmst, beträgt deine geschätzte FTP 270 Watt und deine Schwellenherzfrequenz 158. Deshalb sollte dein optimaler Trainingsbereich für die Zone 2 bei 149 bis 203 Watt (55 bis 75 Prozent) liegen und deine Herzfrequenz bei 111 bis 131 Schlägen pro Minute (70 bis 83 Prozent). Das ist vermutlich mehr, als du erwartet hast, aber die Optimierung deiner Fitness ist nicht so einfach, wie sie auf den ersten Blick erscheint.

Nur weil ein Workout wirklich, wirklich schwer ist, heißt das noch lange nicht, dass es dich automatisch besser macht. Aber wenn du die Zeit investierst, um deine Ausdauer zu steigern, wird sie schließlich zu einer Stärke werden, auf die du dich verlassen kannst, ganz gleich, welches Workout letztlich auf dem Programm steht.

WORKOUT: *Run, Swim, Run*

2,5 km Laufen
500 m Schwimmen
2,5 km Laufen

Bevor wir auf die korrekte Lauftechnik eingehen, möchte ich zuerst betonen, wie wichtig es ist, sich auf seine Kondition verlassen zu können.

Bei den Games 2017 führte Ricky Garard in der ersten Etappe dieses Events. Ich wusste damals nicht, dass er leistungssteigernde Präparate nahm, für die er später belangt und suspendiert wurde, aber ich wusste, dass er ein überragender Läufer und ein schlechter Schwimmer war. Wenn er nach einem durchschnittlichen Lauftempo von 3:26 Minuten pro Kilometer ins Wasser ging, würde er vollständig erholt sein, und die Schwimmstrecke war so kurz, dass ich meinen Rückstand nicht würde aufholen können, bevor er mich im zweiten Lauf abhängte. Aber wenn es mir gelang, ihn im ersten Lauf zu einem Tempo zu drängen, das näher an der 3:19-Marke lag, würde er vielleicht beim Schwimmen in Panik geraten. Es würde uns beiden hundsmiserabel gehen, aber ich war zuversichtlich, dass ich mich schneller regenerieren würde als er.

Während des ersten Laufs arbeitete ich mich in der Gruppe nach vorn und fing an, mich an Garards Fersen zu heften. »Komm schon, Mann«, sagte ich mir. »Laufen wir schneller. Na also. Wir können die gesamte Gruppe hinter uns lassen.« Ich lief eine Weile in seinem Windschatten und überholte ihn, als ich den Eindruck hatte, dass er langsamer wurde. Doch er zog jedes Mal das Tempo an, um zu mir aufzuschließen.

Es war eine riskante Strategie, die sich aber bezahlt machte. Er hatte sich zu stark verausgabt, konnte sich nicht mehr erholen und beendete das Event als Zwölfter.

Ich brach keine Rekorde – ich wurde Siebter –, aber hier war ich nun, der ich einige Jahre zuvor noch keine fünf Burpees am Stück machen konnte, und rannte auf das Wasser zu im vollen Wissen, dass ich schon am Anfang des Schwimmens nach Luft ringen würde. Und ich tat das, ohne zu zögern. Ich zog meine Schuhe aus und meine Schwimmbrille an, und sprang in den See, ohne langsamer zu werden. Deswegen ist Ausdauer so wichtig. Sie erlaubt dir, den Flow des Workouts zu kontrollieren und cool zu bleiben, wenn etwas Unvorhergesehenes passiert.

Wenn du also nichts anderes tun willst, als deine Grundlagenausdauer aufzubauen, sind Laufen und Rudern tolle Methoden, die völlig ausreichen. Aber wenn du danach strebst, der beste Athlet zu sein, zu dem du fähig bist, wirst du im Training Dinge tun müssen, die andere nicht tun.

CrossFit-spezifische Ausdauer: Tipps für wettkampforientierte Athleten

WORKOUT: *The Beach*

230 m Schwimmen

Vielleicht wunderst du dich, warum ich hier auf das Schwimmen eingehe. Schließlich gibt es bei den Games nie mehr als ein Schwimm-Event, warum sollte man sich also auf eine Disziplin konzentrieren, die so selten ist? Vorsicht. Es gibt einen großen Unterschied zwischen geringer Wahrscheinlichkeit und geringer Häufigkeit. Ja, es gibt nur *ein* Schwimm-Event, aber das gibt es *jedes Mal*. Wir wissen, dass es kommen wird, und wenn du eine Zukunft als wettkampforientierter CrossFit-Athlet haben willst, gibt es keine Ausrede für schlechte oder gar keine Vorbereitung. Das ist ein Fehler, den ich drei Jahre in Folge beging.

Ein See ist nicht das Meer. Ich hoffe, dass dir das einleuchtet, aber es dauerte eine ganze Weile, bis bei mir der Groschen fiel, deswegen sage ich es noch einmal. Nur weil du keine Angst hast, in einem Badesee zu ertrinken, den du seit deiner Kindheit und Jugend kennst, bedeutet das noch lange nicht, dass du nicht in Panik gerätst, wenn du dich in die Brandung stürzt, um knapp 500 Meter im offenen Meer vor der Küste Kaliforniens zu schwimmen. Und an einem Tag im Juli 2014, im ersten Event am ersten Tag meiner ersten CrossFit Games, geriet ich fast sofort in Panik.

Bis zu jenem Zeitpunkt dachte ich, dass ich den Code geknackt und begriffen hatte, wie man sich als wettkampforientierter CrossFit-Athlet verhält. Als ich einige Monate zuvor die Regionals gewonnen und von 45 Männern im Durchschnitt in jedem Event den »zweieinhalbsten« Platz belegt hatte, dachte ich, dass meine Vorbereitung ausreichte, um gut in den Games abzuschneiden, wenn nicht gar den Sieg einzufahren. Heute sehe ich, dass meine damaligen Trainingslücken so groß waren wie der Lake Champlain, und auf meiner kurzen Prioritätenliste war Schwimmen nicht einmal ein vager Gedanke.

Ich hatte nie versucht, im Rahmen eines längeren Workouts zu schwimmen, doch als ich nach einem Sprint über den Strand ins Wasser sprang, konnte ich nicht atmen. Nein, es war mehr als das. Ich konnte mich nicht einmal dazu bringen, mein Gesicht ins Wasser zu tauchen und die Freistil-Technik anzuwenden. Stattdessen kraulte ich die ganze Zeit und belegte den 17. Platz mit einer Zeit von 36:31, etwa sieben Minuten langsamer als der Sieger des Events.

Ich wünschte, ich könnte dir sagen, dass ich mich in der folgenden Saison im Training um diese Schwäche gekümmert hätte, aber du weißt ja bereits, dass das nicht der Fall war.

WORKOUT: *Pier Paddle*

450 m Schwimmen
(möglichst im offenen Wasser)

Ich war in der Lage, 2014 in der Gesamtwertung der Games den zweiten Platz zu belegen, obwohl ich mir mit meinem Training nicht besonders viel Mühe gemacht hatte (und in den Monaten direkt vor dem Wettbewerb den ganzen Sommer mit einem Praktikum beschäftigt gewesen war). Dieser große Erfolg war aufregend. Ich plante immer noch, mein Studium an der UVM abzuschließen und als Ingenieur zu arbeiten, und hier war dieses verrückte Erlebnis, von dem ich meinen Kollegen erzählen konnte. Und als der Champion von 2014 seine aktive Laufbahn beendete, war ich noch motivierter. Wer war der nächste Anwärter, wenn er im nächsten Jahr nicht mehr antrat? Das musste doch ich sein.

An jenem ersten Tag des Wettbewerbs 2015 konnte ich zumindest behaupten, dass ich Schwimmen geübt hatte, aber nicht im offenen Wasser, und definitiv ohne einen kohärenten Plan. Stattdessen pflegte ich 50 Meter im Becken zu schwimmen, so lange zu pausieren, bis ich beinahe wieder meinen Ruhepuls erlangt hatte, und dann weitere 50 Meter zu schwimmen. Ich dachte, dass das so richtig war, und doch fiel ich wieder während des Rennens auf das Kraulen zurück und belegte damit nur den zwölften Platz.

2016 war es dasselbe Spiel – nur schlimmer. Meine aerobe Ausdauer war besser, und ich fühlte mich schließlich sicher genug, um mein Gesicht ins Wasser zu tauchen und richtige Armschläge zu machen, deshalb belegte ich einen besseren Platz. Aber das war mehr dem Glück geschuldet als meiner guten Vorbereitung.

Ich suchte erst einige Wochen vor den Games das Becken auf, und dann schwamm ich nie mehr als 200 Meter. Außerdem übte ich nicht das Wenden, deshalb mogelte ich im Grunde, indem ich die Wand griff und zwei Atemzüge machte, bevor ich die Richtung wechselte. Trotzdem war ich überrascht, als ich in jenem Jahr ins Meer ging, weil sich das Schwimmen völlig anders anfühlte als im Becken. Ich machte einige halbherzige Armschläge, aber sobald ich die Bojen aus dem Blick verlor, hob ich meinen Kopf, atmete mehrmals tief durch und schwamm dann weiter.

Aber ich hatte die Nase voll. Nach jahrelangem inkonsequentem Training beschloss ich schließlich, das Schwimmen genauso ernst zu nehmen wie jede andere Disziplin, und das fing mit einer weiteren Lektion in Sachen Demut an.

WORKOUT: *Kick Work*

Nur Beinschläge

300 Beinschläge, lange Flossen, 1 Minute Pause
2 × 100 Beinschläge, ohne Flossen, 1 Minute Pause
300 Beinschläge, lange Flossen, 1 Minute Pause
4 × 50 Beinschläge, ohne Flossen, 45 Sekunden Pause
300 Beinschläge, lange Flossen, 1 Minute Pause
8 × 25 Beinschläge, ohne Flossen, 30 Sekunden Pause
300 Beinschläge, lange Flossen, 30 Sekunden Pause

Am Sports Medicine and Performance Center, demselben Ort, an dem meine Laktatschwelle ermittelt wurde, steckte man mich in ein Schwimmbecken, in dem vorn, an den Seiten und auf dem Boden Kameras montiert waren. Bevor ich anfing, zeigte man mir ein Video, wie die Technik idealerweise aussehen sollte: Die Hüften sollten an der Wasseroberfläche sein und der Körper eine horizontale Linie bilden. Nachdem ich eine Minute lang geschwommen war, zeigte man mir ein Video, wie es nicht aussehen sollte: mit Hüften, die so tief im Wasser waren, dass die Zehen den Boden des Beckens in etwa einem Meter Tiefe berührten.

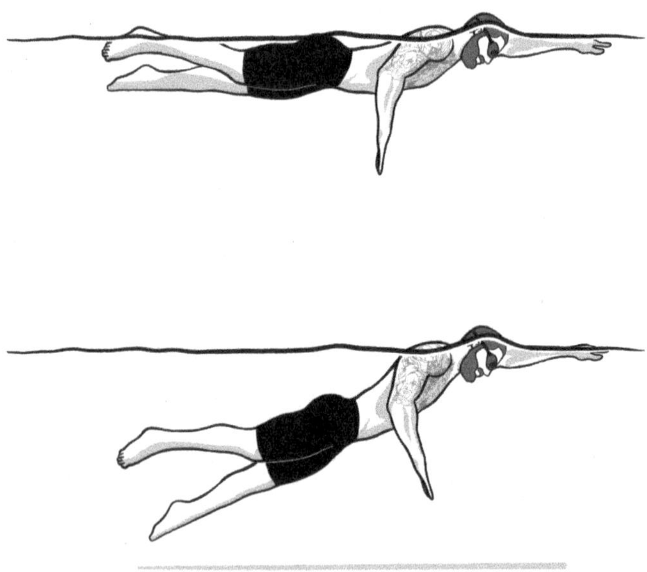

WORKOUT: *Learn to Kick*

10 Sätze
25 m Freistil-Beinschlag mit einem Bein
Wassertreten am Platz mit senkrechtem Körper

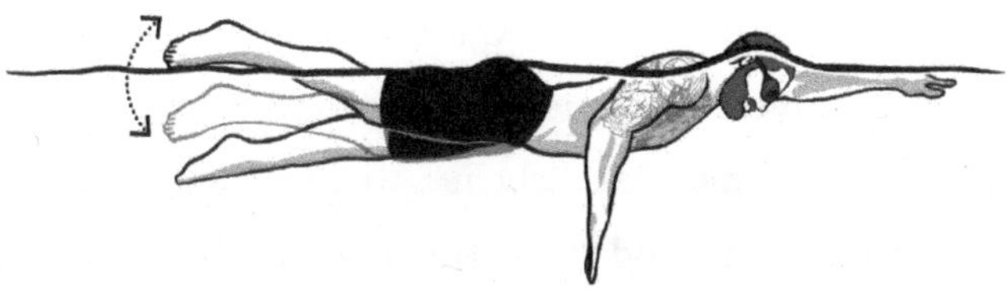

Freistil-Beinschlag mit einem Bein

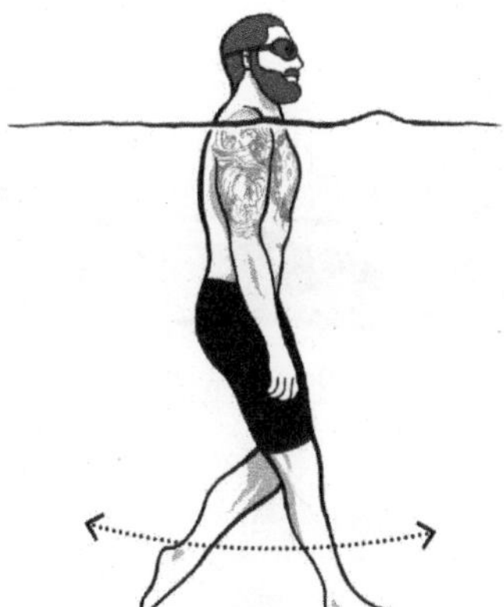

Wassertreten am Platz mit senkrechtem Körper

Ich beobachtete das zweite Video mehrere Sekunden lang, und dann dämmerte es mir – das war gar kein Lehrvideo. Das war ich mit 30 Sekunden

Verzögerung. Ich dachte wirklich, dass mein ganzer Körper auf der Oberfläche trieb, und war entsetzt, dass ich mit meiner Körperwahrnehmung so völlig danebenlag.

Wenn ich lernen wollte, wie man auf der Wasseroberfläche blieb, musste ich alles andere in den Griff bekommen, was an meiner Technik nicht passte. Und es passte vieles nicht.

Die erste Baustelle, die es zu beheben galt? Mein Beinschlag. Um die Beine zu bewegen, hatte ich meine Knie und nicht die Hüften gebeugt, was den Widerstand vergrößerte, mich langsam machte und dazu führte, dass ich sank. Außerdem atmete ich nicht aus, wenn mein Gesicht unter Wasser war – ich versuchte, aus- und einzuatmen, wenn ich aufstieg, um Luft zu holen –, was dazu führte, dass sich mein Rumpf noch steiler aufstellte als mein Unterkörper. Wie ein Metallpflug schleppte ich mich durchs Wasser.

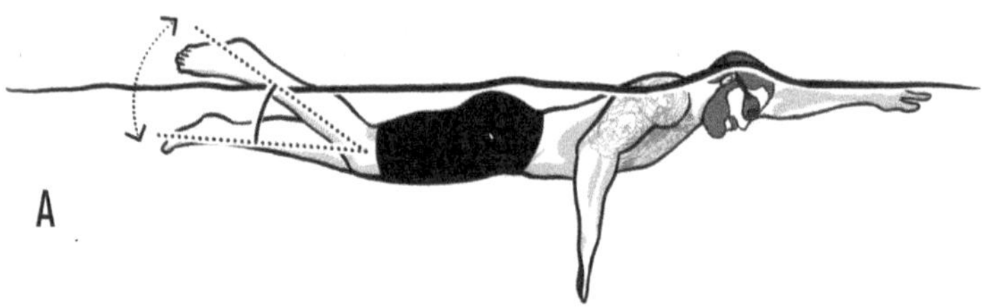

A

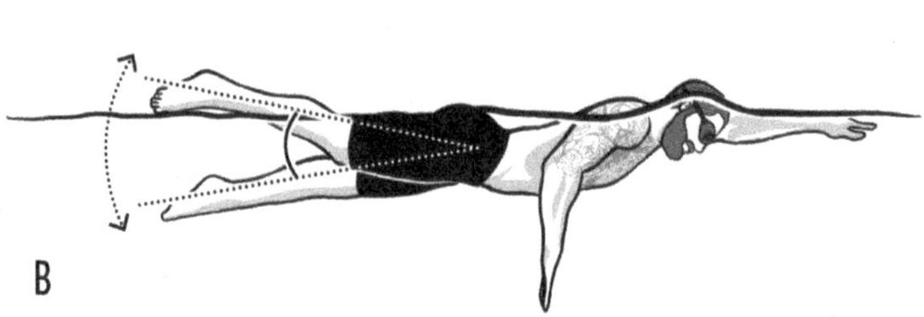

B

Schließlich behob ich diese Probleme und kümmerte mich um meine nächste Baustelle: meinen Armschlag. Damals dachte ich, dass man beim Schwimmen möglichst stromlinienförmig sein sollte. Deshalb hob ich den Arm steil über meinen Kopf und zog ihn dann unter den Körper, damit ich schmaler als meine Schultern war. Du kannst dir sicher denken, dass das keine gute Idee war.

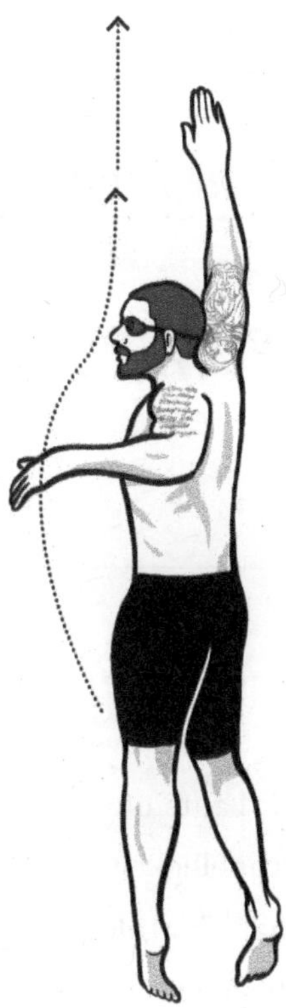

Man sollte darauf achten, dass die Arme etwas weiter als hüftbreit auseinander sind, aber es dauerte Monate, bis ich diese Korrektur vornahm. Wenn mich Coach Polakowski früher beim Gewichtheben auf einen Fehler aufmerksam machte, konnte ich ihn fast immer spüren und beheben. Aber das Wasser hatte etwas an sich, das mich völlig durcheinanderbrachte.

Wie damals beim Rudern teilte ich die Bewegung in Phasen auf und konzentrierte mich auf jede kleine Komponente. Ich verwendete Hand-Paddel, damit ich ein besseres Gefühl dafür entwickelte, das Wasser zu greifen. Ich klemmte Pull-Buoys zwischen meine Füße, damit ich über den Beinschlag nicht nachdenken musste. Und ich tat etwas, das ich zuvor für unmöglich gehalten hatte: Ich trainierte meine Atemmuskeln.

CrossFit-spezifische Ausdauer: Die Games

WORKOUT: *POWERbreathe Protocol*

30 Atemzüge täglich
Fünf Wochen lang

Chris Hinshaw war mir ein Begriff, lange bevor ich ihn persönlich kennenlernte. Nachdem ich bei den Sprint-Events in den Games 2015 fertiggemacht wurde, versuchte ich, Laufeinheiten zu erstellen, und ein Freund sagte mir, was er für seine Schnelligkeit und Ausdauer tat. Das alles kam von Hinshaw, der zehn Ironman-Triathlons absolviert und 40 Games-Athleten betreut hatte, die es aufs Podium geschafft hatten.

Seine Programmsteuerung war genial, und ich wusste, dass ich ihn persönlich kennenlernen wollte, deshalb meldete ich mich für eines seiner Seminare über aerobe Ausdauer an. Anschließend trat ich an ihn heran und zog einen Stapel seiner Workouts heraus, die ich in meine Gesäßtasche gestopft hatte. Ich wusste nicht, wie er reagieren würde, aber wie es für Hinshaw typisch ist, hatte er eine Million Vorschläge, was ich besser machen konnte, und seither arbeiten wir zusammen.

Es steht außer Frage, dass sich Hinshaw mit der Materie auskennt, aber ich glaubte ihm immer noch nicht, als er mir sagte, dass ich falsch atmete. Mein Motor war zu jenem Zeitpunkt ziemlich gut in Schuss, deshalb musste meine Lungenkapazität doch ganz passabel sein, oder? Wieder lag ich falsch. Ich erkannte meinen Irrtum, als wir eines Tages ein Workout im Schwimmbecken machten und ich das Gefühl hatte, durch den Wasserdruck auf meiner Brust zu ersticken. Ich konnte nur dann atmen, wenn ich meinen Rumpf ganz aus dem Wasser hob.

Es stellt sich heraus, dass mein Zwerchfell und meine Interkostal- beziehungsweise Zwischenrippenmuskeln, die die Lungenflügel zusammenziehen, zu schwach ausgeprägt waren, um bei hoher Intensität effizient zu arbeiten, deshalb hatte ich das Gefühl zu ertrinken. Um dieses Defizit auszugleichen, zogen sie das Blut aus meinen Armen und Beinen, wodurch es noch schwerer wurde, die Schwimmsätze abzuschließen. Hinshaw sagte zwar nie »Ich hab's dir gleich gesagt«, aber er hatte es mir gleich gesagt.

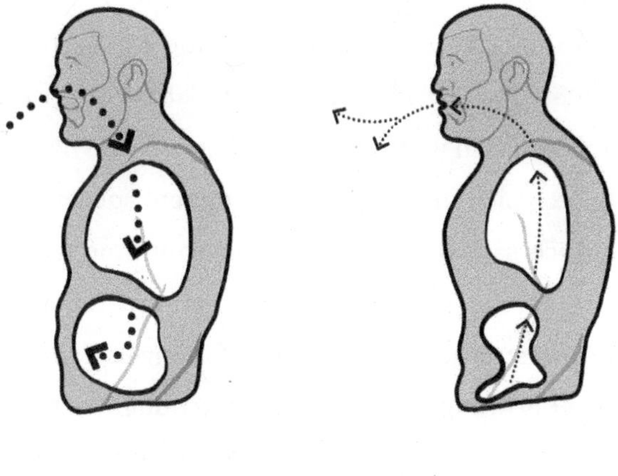

Ich befolgte seinen Ratschlag und fing ich mit dem POWERbreathe-Protokoll an. Ich atmete schnell, tief und kraftvoll ein und dann langsam und sachte aus. Ich tat das jeden Abend 30 Atemzüge lang und stellte fest, dass mein Motor nach etwa fünf Wochen leistungsfähiger war. Gleichzeitig arbeiteten wir an der Beibehaltung desselben Atemrhythmus, auch wenn ich müde war. Wenn das Gehirn einschätzen kann, wann es den nächsten Sauerstoffschub bekommt, entspannt sich der ganze Körper, und man wendet weniger Energie auf.

WORKOUT: *Stroke, Buoy, Stroke*

1,5 km Schwimmen

Nachdem ich meine Schwimmtechnik und mein Atemmuster verbessert hatte, musste ich üben, üben, üben, und ich schwamm in der Saison 2020 mehr als in meiner gesamten vorigen CrossFit-Karriere. Wir waren das ganze Jahr über zweimal, manchmal auch dreimal in der Woche im Wasser.

Ich hatte besonderes Glück, mit Tia-Clair Toomey-Orr zu trainieren, fünffache Siegerin der CrossFit Games und eine der besten Schwimmerinnen in diesem Sport, aber ich hatte in der Nacht vor unseren Sessions immer Schlafprobleme. Ich war nervös, und wenn ich am nächsten Morgen an den See fuhr, zog sich mein Magen zusammen, sobald wir die Brücke überquerten und ich sah, wie Shane, ihr Ehemann und unser Coach, die Bojen für den Tag bereits vorbereitet hatte. Wenn wir ins Wasser gingen, wirkte die Schwimmstrecke plötzlich deutlich länger als noch vom Auto aus, eine nicht sehr ermutigende optische Täuschung.

Wir fügten den Schwimm-Workouts in den ersten Monaten der Saison 2020 keine weiteren Bewegungen hinzu, und jene Tage waren beinahe unerträglich langweilig. Weil wir in einem See waren, gab es keine Bahnen und Bodenmarkierungen, an denen man sich orientieren konnte, deshalb änderte sich die Aussicht nie, vor allem nicht in der halben Stunde, die wir brauchten, um die Meile zu schwimmen. Blick ins braune Wasser, Schlag, Schlag, Kopf aus dem Wasser und Blick auf die Boje. Dann wieder braunes Wasser, Schlag, Schlag.

Aber all die harte Arbeit machte sich bezahlt. Schwimmen gehört zu den Events, in denen mich Noah Ohlsen in den Games 2019 geschlagen hatte, und ich hätte deswegen den gesamten Wettbewerb verlieren können, wenn es in jenem Jahr eine andere Teilnehmerzusammensetzung gegeben hätte. Aber 2020 schlug ich ihn und belegte im Pool-Event den zweiten Platz, was eine gute Lektion ist, wenn du den Wunsch hast, ein Spitzenathlet zu werden: Trainiere alles. Und sobald du körperlich vorbereitet bist, kannst du dich auf den mentalen Aspekt der Ausdauer konzentrieren.

Motivation und Strategie

TAGEBUCHEINTRAG – Welches Unbehagen fürchtest du am meisten? Ist es die lange, langsame Qual eines von 35-minütigen Chippers? Ist es das Brennen in der Lunge bei einem All-Out-Sprint? Beim Barbell-Cycling? Bei Sprintintervallen? Bei Air Squats, die du schneller machen könntest, aber wie die Hölle brennen? Identifiziere die Art von Workout oder Bewegung, die du am meisten fürchtest, und begründe deine Antwort.

Es ist einfach, sich Ausdauer als ein Marathonrudern oder Freiwasserschwimmen im Meer vorzustellen, aber ausdauernd zu sein, bedeutet für mich eigentlich nur eins – einen kurzen Schmerz zu ertragen, um lebenslange Freiheit zu erlangen. Das konnte ich mit meiner CrossFit-Karriere erreichen, aber in der Saison 2014 und 2015 hatte ich noch eine andere Einstellung. Obwohl ich dachte, dass ich das Potenzial hatte, der Beste in meinem Sport zu sein, hatte ich Angst.

In jenen beiden Jahren erzählte ich jedem, dass ich jeden Abend einen großen Becher Ben & Jerry's Eiscreme verdrückte. Damals redete ich mir ein, dass das meine Belohnung für einen harten Trainingstag war, aber rückblickend erkenne ich, dass das nur eine Ausrede war. Wenn ich die Games nicht gewann, konnte ich immer noch sagen, dass meine Essgewohnheiten für die Niederlage verantwortlich gewesen waren. Oder die Events unfair gewesen waren. Oder mir sowieso nicht viel an CrossFit lag. Nichts von alledem entsprach der Wahrheit, aber wie gesagt, ich hatte Angst, alles auf eine Karte zu setzen.

Als ich 2015 verlor, stellte sich mir also die Frage, ob ich es gut sein lassen und CrossFit an den Nagel hängen wollte, so wie damals das olympische Gewichtheben, oder ob ich ohne Netz und doppelten Boden aufs Ganze gehen wollte. Ich entschied mich für Letzteres – was ich dir aber nicht empfehlen werde, zumindest nicht im Augenblick.

Bevor wir uns mit der Frage beschäftigen, ob du die CrossFit Games gewinnen willst, möchte ich, dass du ganz von vorn anfängst und über körperlichen Schmerz nachdenkst. Wo wird es in einem Workout für dich am heikelsten? Wann ist für dich der Drang aufzugeben am stärksten? Sobald du die größten Hürden in deinem Training identifizieren kannst, kannst du anfangen, dich mit ihnen auseinanderzusetzen.

WORKOUT: *Seven Minutes in Heaven*

AMRAP
7:00 Burpees

Es klingt ein wenig abgedroschen, aber es gibt einen Unterschied zwischen Schmerz und Unbehagen, und ich habe beides zur Genüge erlebt. Schmerz ist, wenn der Querfortsatz eines Wirbels in deiner Wirbelsäule bricht, und wenn zwischen dir und einem Bandscheibenvorfall mit lebenslang eingeschränkter Mobilität nur eine gescheiterte Wiederholung mit der Langhantel steht. Schmerz ist dein Körper, der dir sagt, dass etwas ganz und gar nicht in Ordnung ist. Es gab Zeiten, in denen ich mich durch den Schmerz quälte, beispielsweise wie damals, als ich während der Games einen Seitenbandriss hatte, aber in den allermeisten Fällen ist das, was du spürst, »nur« Unbehagen. Das bedeutet nicht, dass es weniger wehtut, aber zumindest weißt du, dass es nach dem Workout aufhört (oder vielleicht fünf oder zehn Minuten später).

Schmerz ist gefährlich. Unbehagen macht dich besser. Natürlich gehört noch mehr dazu, aber du wirst in diesem Sport nicht besser, wenn du ihm aus dem Weg gehst. Ich muss dich also enttäuschen: CrossFit wird nie einfach werden. Du lernst nur, besser mit dem Unbehagen umzugehen, weshalb ich dieses siebenminütige Burpee-Workout so mag. Weil man bei Burpees kein Zusatzgewicht verwendet, hält sich die körperliche Belastung in Grenzen, und du wirst vermutlich Unbehagen, aber keinen Schmerz spüren. Trotzdem wird dein ganzer Körper glühen, und das macht dieses Workout zu einem guten Ausgangspunkt, wenn du in der Lage sein willst, den Schmerz für einen Moment zu ertragen, um lebenslange Freiheit zu erlangen.

WORKOUT: *A Lactic Acid Machine*

8 Runden
Air Bike Tabata
00:20 Belastung
00:10 Erholung

Das Air Bike eignet sich ebenfalls, um sich an Unbehagen zu gewöhnen, und Hinshaw erklärte mir das wie folgt: Dieses Gerät ist dafür konstruiert, Erschöpfung hervorzurufen. Deine Beine erzeugen Laktat, und deine Arme erzeugen Laktat, und dieses Laktat überlastet die Muskeln und gelangt schließlich ins Blut, das es im gesamten Körper verteilt. Vor allem bei einem Tabata kannst du das Laktat unmöglich in den zehn Sekunden Erholung abbauen, deswegen akkumuliert es sich immer mehr.

Wenn du dieses Workout richtig machst, musst du vorsichtig sein, wenn du vom Bike steigst, weil es sein kann, dass du auf dem Boden zusammenbrichst. Auch wenn es dir widerstrebt, solltest du anschließend versuchen, dir die Beine zu vertreten, um deine Durchblutung anzuregen.

Du wirst mit größter Wahrscheinlichkeit nie wieder auf ein Air Bike steigen wollen, aber du musst diesem Drang aus zwei Gründen widerstehen. Erstens: Du kannst es benutzen, um die Kapazität deiner Beine aufzubauen, indem du nur die Beine trainierst, ohne das zusätzliche Laktat aus den Armen. Und umgekehrt. Zweitens kannst du damit ein besserer Läufer werden. Ich laufe zwischen 175 und 180 Schritte pro Minute, was 90 Umdrehungen pro Minute auf dem Bike entspricht. Sobald ich angefangen habe, bei 90 Umdrehungen pro Minute zu trainieren, übertrug sich meine Arbeit mit dem Bike auf die Laufbahn – obwohl ich dort trotzdem noch alles geben musste.

WORKOUT: *The Mile Finisher*

1 × 600-Meter-Sprint
2 × 400-Meter-Sprint
2 × 200-Meter-Sprint
2 × 100-Meter-Sprint
1 Meile auf Zeit (1,6 km)

Das war eines der brutalsten und überraschendsten Workouts, die ich jemals mit Hinshaw gemacht habe.

Es fing mit 2000 Metern an, die in Sprintintervalle aufgeteilt wurden. Hinshaw ist niemals sonderlich großzügig mit seinen Pausen, deshalb röchelte und keuchte ich am Schluss. Dann sagte er mir, dass ich drei Kilometer laufen müsse, allerdings gab es dabei einen Haken: Die letzte Meile des 3000-Meter-Laufs musste unter 5:20 Minuten sein.

»Ausgeschlossen«, sagte ich ihm. Er schwieg. »Kann ich mich vor dem 3000-Meter-Lauf ausruhen?« Nein. »Kann ich mich vor der letzten Meile ausruhen?« Wieder nein. Wenn ich mitten in einem Ausdauer-Event wäre, sagte er mir, würde ich wissen müssen, dass ich zu dem fähig bin, worüber wir schon geredet, aber niemals in die Praxis umgesetzt hatten: Das Gummiband zwischen mir und meinem Konkurrenten zu zerreißen.

Das würde in etwa folgendermaßen aussehen (zumindest theoretisch): Ein anderer Läufer und ich führen die Gruppe an, und jeder von uns peilt die 100 Punkte an, die ein Sieg in diesem Event mit sich bringt. Wie hänge ich ihn also ab? Nun, wenn ich die Distanz zu ihm vergrößere, wenn auch nur für einige Sekunden, würde ihm der Abstand gewaltig vorkommen. Er würde die Entscheidung treffen, dass es besser für ihn wäre, die restliche Gruppe anzuführen und seinen zweiten Platz zu sichern, als den Versuch zu unternehmen, mich einzuholen. Sobald sich dieser Sinneswandel vollzog, er also aufhörte, mich zu verfolgen und vielmehr darauf bedacht war, nicht vom Rest des Feldes eingeholt zu werden, würde das mentale Gummiband zwischen uns reißen und das Rennen mir gehören, wie ich schon bald herausfinden würde.

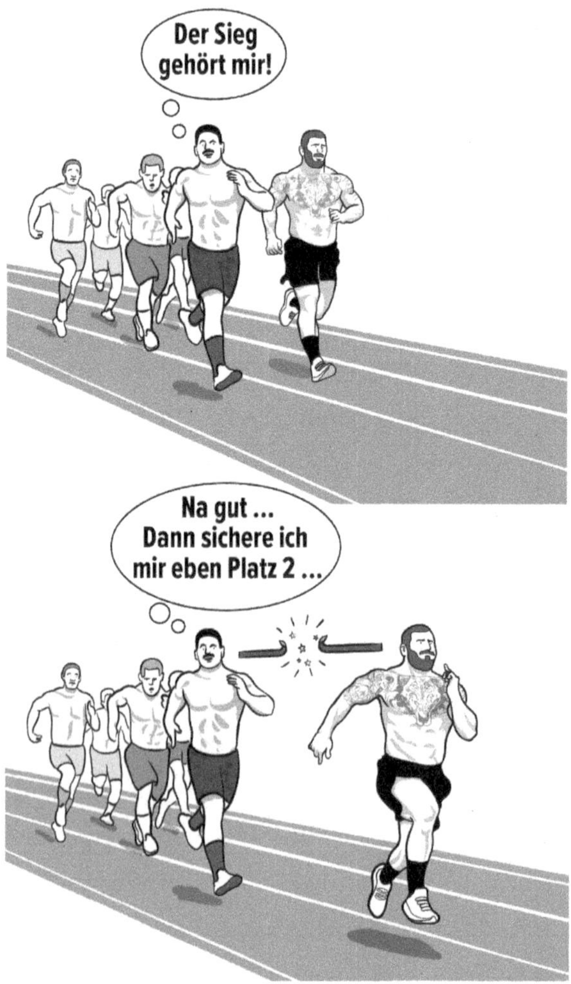
Der Sieg gehört mir!
Na gut ... Dann sichere ich mir eben Platz 2 ...

Entgegen meinen Erwartungen schaffte ich die Meile in 5:20 Minuten. Es war kein schöner Lauf, aber er gab mir einige Monate später in den Games 2016 Selbstvertrauen. Das erste Event war ein Trail-Lauf über sieben Kilometer, und Josh Bridges und ich lagen vorn. Natürlich drosselten wir das Tempo ein wenig, weil unser Vorsprung groß und es deshalb sehr unwahrscheinlich war, von jemandem eingeholt zu werden. 2014 oder 2015 hätte ich es mit ihm bis zum Ende ausgetragen und versucht, ihn auf der Zielgeraden mit einem Sprint zu überholen. Aber diesmal war es anders.

Ich hatte einen leichten Vorsprung vor Bridges, und als ich eine Kurve auf dem Hügel sah, den wir hinaufliefen, wusste ich, was ich zu tun hatte. Sobald ich um die Kurve bog, sprintete ich, was das Zeug hielt. Als Bridges mich das nächste Mal sah, war ich schon weit weg, und er hatte keine Chance, mich noch einzuholen. Dachte er zumindest. Ich hatte mich bei dem Sprint so verausgabt, dass ich kaum noch traben konnte, aber das Gummiband war gerissen. Ich gewann den Lauf mit einem Vorsprung von beinahe 90 Sekunden.

Der Sieg im Trail-Lauf wäre drei Jahre zuvor unmöglich gewesen, als ich mein erstes Open-Workout machte und Jade mich anbrüllte, wieder auf die Beine zu kommen und die letzten drei Burpees zu machen, oder als ich bei den Regionals so fertig war, dass ich kaum noch Luft bekam. Aber jetzt, während alle anderen in Engpässen und Staubwolken im Wald feststeckten, hatte ich die Führung übernommen, den Hammer fallen lassen und den Sieg im Trail-Lauf errungen.

Die richtige Ernährung, um Ausdauer zu entwickeln

Ich muss über den Tag verteilt ständig etwas essen. Ich weiß, dass das für viele wie eine Wunschfantasie klingen muss, aber du kannst mir glauben: Wenn es 18 Uhr ist, du gerade dein drittes Workout des Tages absolviert hast und immer noch zwei Stunden Mobilitätsarbeit vor dir liegen, fühlt sich eine weitere Mahlzeit wie eine lästige Pflicht an. Sammy weiß das, deshalb versorgt sie mich ständig mit Essen; so hat sie mein zweites Frühstück schon vorbereitet, wenn ich hereinkomme, oder sie stellt mir einen aufgeschnittenen Apfel hin, während ich durch Instagram scrolle. Wenn du mit hoher Intensität trainieren willst, musst du dir ständig genügend Energie zuführen. Hier sind also einige Rezepte, die man schnell zwischen zwei Trainingseinheiten essen kann.

Müsli

25 g Pistazien

25 g Kürbiskerne

25 g Haselnüsse

200 g glutenfreie Haferflocken

2 TL grobes Salz

2 TL Zimt

115 g Mandelbutter

60 g Ahornsirup

60 g Kokosöl

25 g Rosinen (oder anderes Trockenobst!)

1. Den Backofen auf 150 °C vorheizen.
2. Pistazien, Kürbiskerne und Haselnüsse grob hacken. Die Nüsse in einer großen Schüssel mit Haferflocken, Salz und Zimt vermengen.
3. Mandelbutter, Ahornsirup und Kokosöl in eine kleine Schüssel geben. In 15-Sekunden-Intervallen in der Mikrowelle erwärmen, bis das Öl flüssig ist. Die Zutaten zu einer glatten Masse verrühren.
4. Die feuchten Zutaten zu den Nüssen und Haferflocken geben. Alles gut miteinander vermischen.
5. Das Müsli auf ein großes, mit Backpapier ausgelegtes Backblech legen und gleichmäßig verteilen. Mit der Rückseite eines Bratenwenders flach drücken.
6. 15 Minuten backen. Aus dem Backofen nehmen, das Müsli aufschütteln und zu einer glatten einzelnen Lage andrücken (so bilden sich größere Stücke!).

7. Weitere 15 Minuten backen. Aus dem Backofen nehmen, das Trockenobst darübergeben und vollständig (etwa 40– 60 Minuten) auskühlen lassen, damit das Müsli stückig wird. Genießen.

Ich bin ein Morgenmuffel. Vor allem während der Pandemie, als Tia und ich praktisch von Sonnenaufgang bis Sonnenuntergang unzertrennlich waren, musste sie mir etwa eine Stunde am Morgen geben, damit ich in Ruhe zu mir kam, bevor wir anfangen konnten, Witze zu reißen, geschweige denn zu trainieren. Wenn du ein ambitionierter CrossFit-Athlet bist, wirst du vermutlich früh aufstehen müssen, weil du den 5-Uhr-Morgen-Kurs betreuen musst oder deine erste Trainingseinheit absolvieren willst, bevor du auf die Arbeit gehst. Das ist aber keine Ausrede, eine Mahlzeit ausfallen zu lassen. Auch wenn du vielleicht noch nicht ganz wach bist, wenn du das Haus verlässt, solltest du auf jeden Fall etwas mitnehmen, das du gleich nach dem Training essen kannst.

Sauerteig-Sprossen-Sandwich

½ Avocado, in Scheiben geschnitten
2 Scheiben Sauerteigbrot, getoastet
2 EL Frischkäse mit Schnittlauch
10 g Alfalfa-Sprossen
115 g Geflügelschinken

1. Die Avocadoscheiben auf eine Scheibe getoastetes Roggenbrot legen.
2. Die zweite Scheibe Roggenbrot mit Frischkäse bestreichen.
3. Die Avocadoscheiben mit Sprossen und Geflügelschinken belegen. Das Sandwich mit der anderen Scheibe Roggenbrot bedecken.
4. Aufschneiden und genießen.

Es ist wichtig, dass du gelegentlich den Kraftraum verlässt. In der Saison 2020 war ich in der Lage, einige Workouts mit Sammy zu machen, und diese zählen zu den schönsten Erinnerungen jenes Jahres – rückblickend. Damals waren sie barbarisch. Wir mussten einen Hügel hinaufsprinten, der sich über 800 Meter erstreckte und eine Steigung von 40 Grad hatte. Einer von uns trug eine Gewichtsweste (es war nicht Sammy) und es gab keinen Schatten. Ich machte immer einen Aufstieg mehr als Sammy, deshalb beendeten wir dieses Workout immer ungefähr gleichzeitig, und ich freute mich nie mehr über gefühlte tausend Liter Wasser und einige leichte Sandwiches.

Huli Huli Hot Party Wings

1,3 kg Chicken Wings

1 TL Salz

1 TL geräuchertes Paprikapulver

1 TL gemahlener Kreuzkümmel

2 TL Knoblauchpulver

1 Prise Cayennepfeffer

240 ml Ananassaft

75 g Ketchup

60 ml Tamari (oder Sojasauce)

3 EL Mike's Hot Honey (Chili-Honig), aufgeteilt

1 EL Ingwersaft

2 EL Knoblauch, gerieben

1 TL Rotweinessig

1 Prise rote Chiliflocken

240 g Naturjoghurt

½ TL Zitronensaft

2 EL Koriandergrün, gehackt, plus mehr zum Garnieren

1 rote Chilischote (mittelscharf), in Ringe geschnitten

1. Die Chicken Wings auf einen Grillrost legen, unter dem sich ein Backblech befindet. Mit Küchenpapier trocken tupfen.
2. Salz, Paprika, Kreuzkümmel, Knoblauchpulver und Cayennepfeffer in eine kleine Schüssel geben und gut miteinander verrühren. Die Wings mit der Gewürzmischung einreiben.
3. Die Heißluft-Fritteuse auf 205 °C schalten. Die Wings in zwei Portionen zubereiten. 20 Minuten garen. Die erste Portion aus

der Fritteuse nehmen, auf ein Backblech legen und im Ofen warmhalten, während die zweite Portion zubereitet wird.

4. In der Zwischenzeit die Sauce vorbereiten. Ananassaft, Ketchup, Tamari, 2 EL Honig, Ingwersaft, Knoblauch, Rotweinessig und Chiliflocken in einem mittelgroßen Topf mit dem Schneebesen verrühren. Die Sauce kurz aufkochen lassen, die Temperatur auf mittlere Stufe herunterschalten und 10–12 Minuten weiterköcheln lassen, bis die Sauce eingedickt und auf die Hälfte reduziert ist.
5. Wenn die zweite Portion Chicken Wings fertig ist, alle Hühnerteile mit der Sauce vermengen und in den Frittierkorb geben. Weitere 5 Minuten garen, bis die Sauce karamellisiert.
6. Für den Dip: Joghurt, 1 EL Honig, Zitronensaft und Koriandergrün in einer kleinen Schüssel mit dem Schneebesen verrühren.
7. Die Wings mit zusätzlichem Koriandergrün und Chilis garnieren und dazu den frischen Zitronen-Joghurt-Dip reichen.

An den Tagen, an denen ich praktisch nichts anderes tat, als zu trainieren, hatte ich nicht viel Zeit zu Hause, deshalb war ich wirklich dankbar, wenn Sammy mein Essen vorbereitete, das ich dann einfach mitnehmen und im Auto essen konnte. Es gab aber auch Zeiten, in denen ich mir den ganzen Abend für mein Essen Zeit lassen wollte. Man hat vielleicht nicht immer die Energie oder die Gelegenheit für eine kultivierte Mahlzeit mit Geschirr und Servietten, deshalb solltest du keine Hemmungen haben, auch unterwegs etwas zu essen. Du kannst dir auf der 15-minütigen Fahrt ins Fitnessstudio eine Menge Kalorien zuführen.

French Dip

2 TL Knoblauchpulver

2 TL schwarzer Pfeffer

2 TL Salz, plus mehr zum Abschmecken

700 g Rindfleisch

960 ml Rinderbrühe

1 Zweig Thymian

1 Zweig Rosmarin

¼ TL gemahlener Pfeffer

2 Knoblauchzehen

4 Sandwichbrötchen

8 Scheiben Provolone-Käse

1. Den Grill/Backofen auf 230–260 °C vorheizen.
2. Knoblauchpulver, schwarzen Pfeffer und Salz in einer kleinen Schüssel miteinander vermengen. Das Rindfleisch großzügig mit der Würzmischung einreiben. Das Fleisch auf den Grill legen und 45 Minuten garen. Die Grilltemperatur auf 160 °C reduzieren und weitere 30 Minuten garen beziehungsweise so lange, bis die Fleischinnentemperatur 50 °C beträgt. Das Fleisch vom Grill nehmen. In Alufolie wickeln und vor dem Aufschneiden 15 Minuten ruhen lassen.
3. Während das Fleisch auf dem Grill ist, die Jus vorbereiten. Rinderbrühe, Thymian, Rosmarin, Pfeffer und Knoblauch in einen Topf geben und 30–45 Minuten köcheln lassen. Mit Salz abschmecken und vor dem Servieren durch ein Sieb geben.

4. Das Sandwich zubereiten: Die Sandwichbrötchen auf ein Backblech legen, der Länge nach aufschneiden, mit Käse belegen und im Ofen oder auf dem heißen Grill rösten, bis der Käse geschmolzen ist. Das Fleisch aus der Folie nehmen und dünn aufschneiden. Die Steakscheiben in das Sandwich geben und mit einer kleinen Schale Jus zum Dippen servieren.

Ich habe noch kein French-Dip-Sandwich auf dem C2-Bike gegessen, aber es gab einige Tage, an denen ich mit dem Gedanken spielte, meist während jener langen Zone-2-Sessions, als ich bereits *The Office* schaute und geistig kurz vor dem Abschalten war. Das ist ein weiterer guter Weg, um zu wissen, ob man in der richtigen Intensität trainiert: Man bewegt sich, aber nicht zu schnell.

Taquitos: Fiesta & Bacon Ranch

2 Grillhähnchen, zerpflückt

225 g Frischkäse

60 g saure Sahne

225 g Pepper-Jack-Käse (oder Gouda), gewürfelt

20 g Frühlingszwiebeln, gehackt

2 EL Fajita-Gewürz

30 g Mais (abgetropft aus der Dose oder gegrillt)

30 g schwarze Bohnen, abgetropft

2 Scheiben Speck, in Streifen geschnitten

2 EL Ranch-Gewürz

20 Tortillas aus Weizen (oder Mais – VORSICHT: Sie brechen beim Backen)

saure Sahne, Salsa, Guacamole usw. zum Servieren (optional)

1. Den Backofen auf 218 °C vorheizen.
2. Huhn, Frischkäse, saure Sahne, gewürfelten Käse und Frühlingszwiebeln in einer großen Schüssel miteinander vermengen. Die Mischung auf zwei Schüsseln aufteilen.
3. Für das Fiesta Taquito Fajita-Gewürz, Mais und Bohnen in die eine Schüssel geben; für das Bacon Ranch Taquito Speck und Ranch-Gewürz in die andere Schüssel geben.
4. 10 Weizen-Tortillas mit je 2 EL der Fiesta-Mischung befüllen und aufrollen. Mit der Naht nach unten in eine Auflaufform geben. Die verbleibenden 10 Weizen-Tortillas mit je 2 EL der Bacon-Ranch-Mischung befüllen und ebenfalls aufrollen. Mit der Naht nach unten in die Auflaufform geben.

5. 15 Minuten backen beziehungsweise so lange, bis die Tortillas goldbraun sind.
6. Nach Belieben mit saurer Sahne, Salsa, Guacamole und so weiter servieren.

An manchen Abenden herrscht bei den Frasers volles Haus. Vielleicht ist Matt O'Keefe, mein Agent und bester Freund, beruflich in der Stadt. Oder vielleicht ist es Jordan, der Typ, der meine Körperarbeit macht. Oder ein Filmteam, das noch eine Aufnahme machen will, bevor ich in die heiße Trainingsphase gehe und mich von der Außenwelt abschotte. Ganz zu schweigen von Tia und Shane, die ganz genau wissen, wo es das beste Essen in der Stadt gibt. Ganz gleich, wer es ist, Sammy wird etwas für sie zubereiten, und die vielen Tabletts mit Gerichten sind ein anschaulicher Beweis für ihre Kochkünste. Selbst wenn du sehr intensiv auf dein Training fokussiert bist, kann ein Abend mit Freunden eine gute Gelegenheit sein, dem Leistungsdruck für eine Weile zu entfliehen.

WORKOUT

10 Sätze M 45 kg, W 32 kg
50 GHD Sit-ups
50 D-Ball Squats
50 D-Ball Step-overs
50 GHD Sit-ups
50 Pull-ups
150 Double-unders

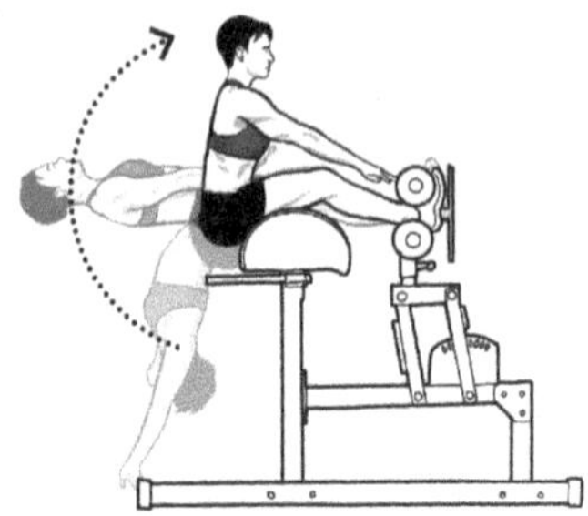

GHD Sit-ups

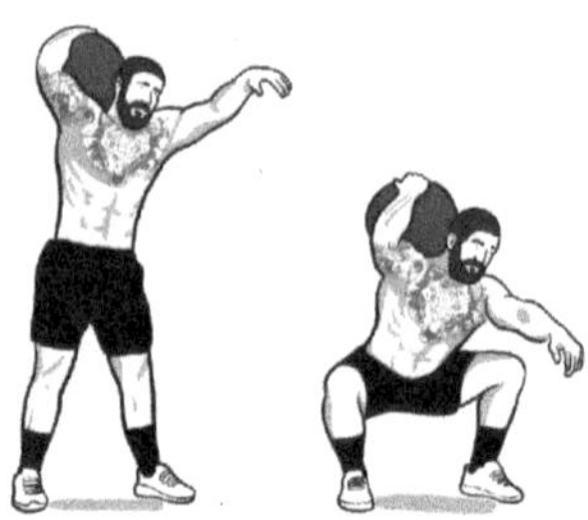

D-Ball Squats

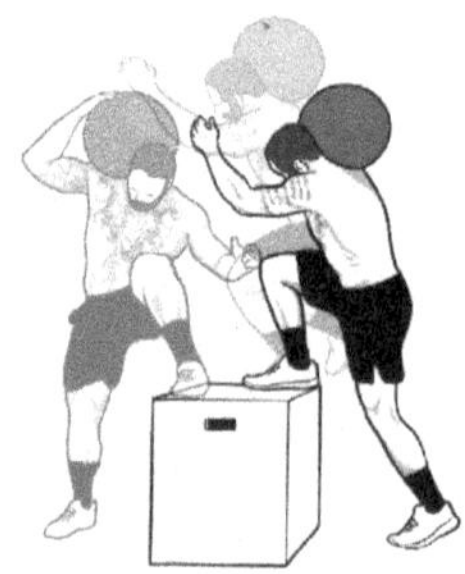

D-Ball Step-overs

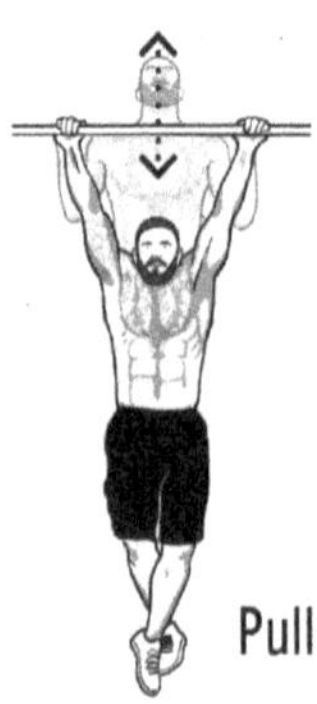

Pull-ups

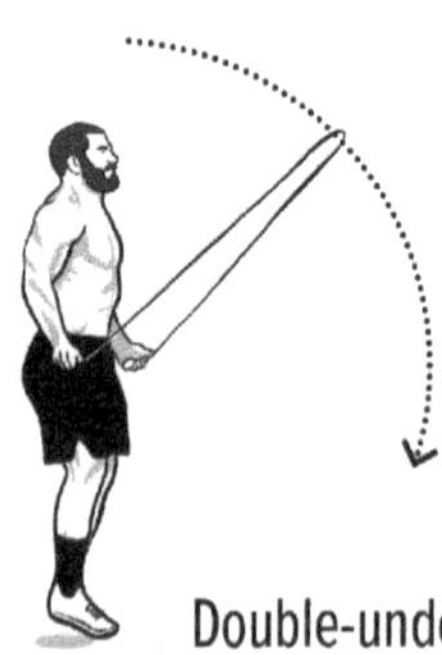

Double-unders

WORKOUT

40-30-20 Kalorien auf dem Ski-Ergometer
10-8-6 Sandbag über eine 120 cm hohe Box

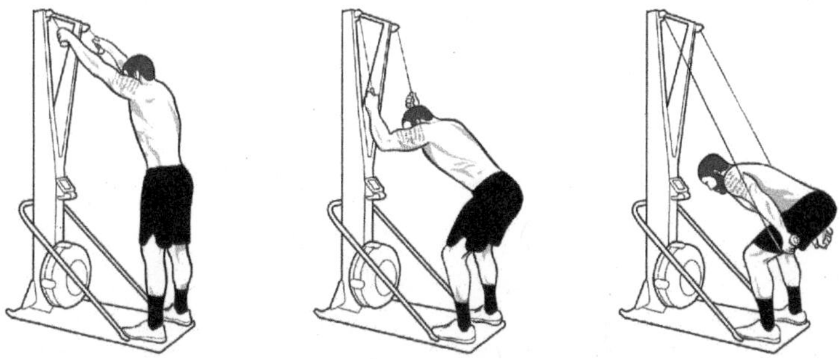

Ski-Ergometer

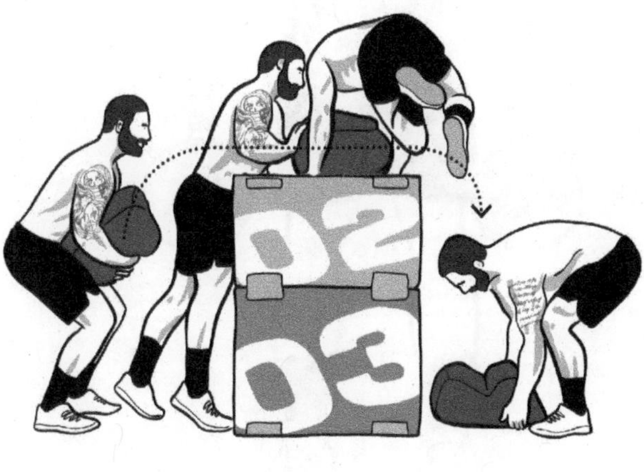

Sandbag über eine 120 cm hohe Box

WORKOUT: *Farmer's Hold*

Akkumuliere 3:00 @ Körpergewicht

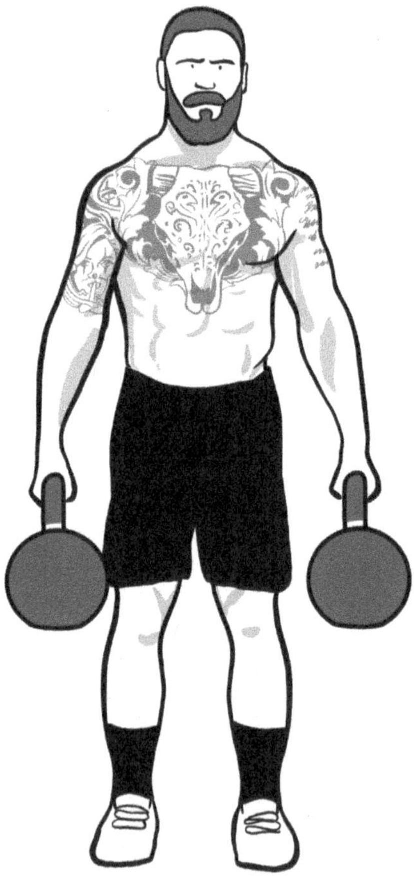

WORKOUT

100 Kalorien auf dem Rudergerät
80 Wall Balls
60 GHD Sit-ups
40 Box Jumps
96 Overhead Walking Lunges

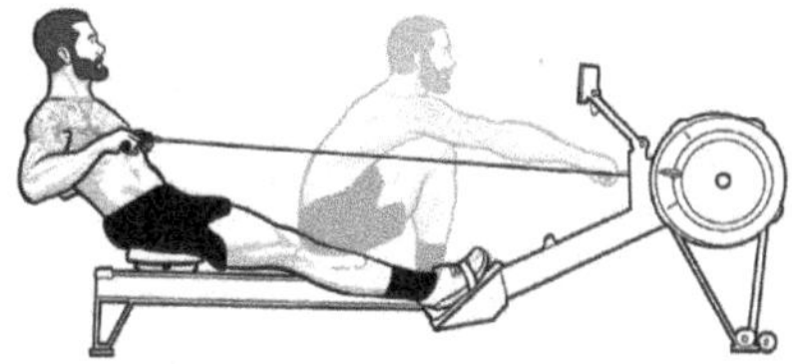

Kalorien auf dem Rudergerät

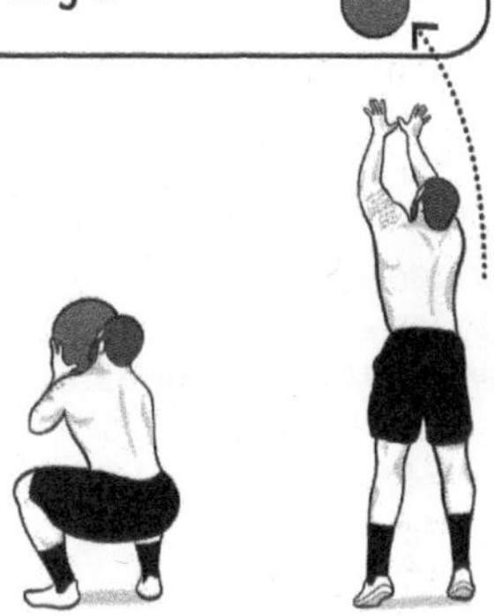

Wall Balls

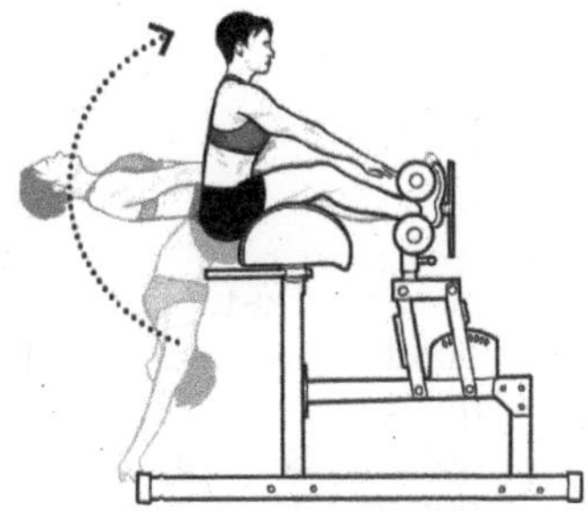

GHD Sit-ups

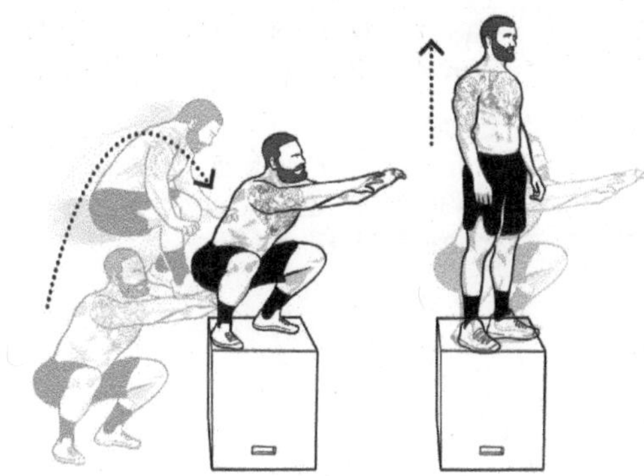

Box Jumps

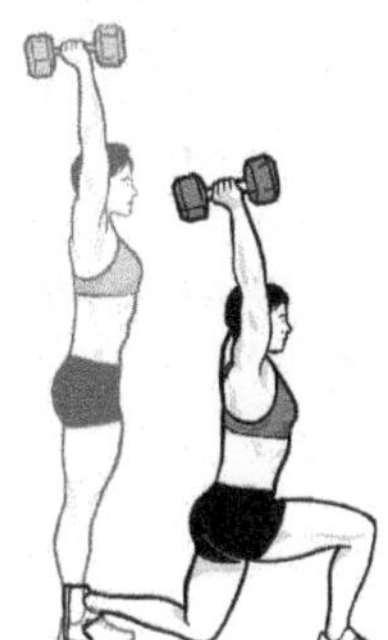

Overhead Walking Lunges

EMOM für 32 Minuten
Minute 1: 22 Kalorien auf dem Rudergerät
Minute 2: 21 Kalorien auf dem Bike
Minute 3: 20 Kalorien auf dem Ski-Ergometer
Minute 4: Pause

EMOM für 40 Minuten
18 Kalorien auf dem Rudergerät
16 Kalorien auf dem Bike

Auf Zeit
800 m Laufen
3000 m Rudern
800 m Laufen
3000 m Rudern
800 m Laufen

2 Sätze
Auf Zeit
27 Kalorien auf dem Ski-Ergometer
27 Kalorien auf dem Air Bike
Pause: 1 Minute
21 Kalorien auf dem Ski-Ergometer
21 Kalorien auf dem Air Bike
Pause: 1 Minute
15 Kalorien auf dem Ski-Ergometer
15 Kalorien auf dem Air Bike
Pause: 1 Minute
9 Kalorien auf dem Ski-Ergometer
9 Kalorien auf dem Air Bike
Pause: 5 Minuten nach jedem Satz

3 Sätze
3200 m Air Bike (290 Watt, Hebel 6.5)
800 m Laufen

4 Sätze
4 Minuten AMRAP
40 Kalorien auf dem Rudergerät
25 Kalorien auf dem Bike
Maximale Burpees
Pause: 2 Minuten nach jedem Satz

4 Sätze
4 Minuten AMRAP
40 Kalorien auf dem Rudergerät
25 Kalorien auf dem Bike
Maximale Burpees
Pause: 2 Minuten nach jedem Satz

C2 Bike Erg
Warm-up
60 Sekunden @ 6K Tempo
30 Sekunden @ leicht
60 Sekunden @ 4K Tempo
30 Sekunden @ leicht
60 Sekunden @ 2K Tempo
Dann
10 km @ 1:47
Pause: 5 Minuten
8 km @ 1:45
Pause: 4 Minuten
6 km @ 1:43
Pause: 3 Minuten
4 km @ 1:41
Pause: 2 Minuten
2 km @ 1:39

2 Sätze
Anfang neuer Satz @ 10 Minuten
42-30-18 Rudern
21-15-9 Air Bike

Workouts zur Verbesserung der Schwimmleistung nach Chris Hinshaw

Nur Beinschlag

2 × (100 Beinschläge, lange Flossen, 30 Sekunden Pause)
Pause: 1 Minute
50 Beinschläge bei maximaler Anstrengung, ohne Flossen, 10 Sekunden Pause
100 Beinschläge zur Erholung, lange Flossen, 30 Sekunden Pause
50 Beinschläge bei maximaler Anstrengung, ohne Flossen, 10 Sekunden Pause
100 Beinschläge zur Erholung, lange Flossen, 30 Sekunden Pause

Nur Beinschlag

4 × (50 Beinschläge, kurze Flossen, 15 Sekunden Pause)
Pause: 1 Minute
50 Beinschläge bei maximaler Anstrengung, ohne Flossen, 10 Sekunden Pause
100 Beinschläge zur Erholung, kurze Flossen, 30 Sekunden Pause
50 Beinschläge bei maximaler Anstrengung, ohne Flossen, 10 Sekunden Pause
100 Beinschläge zur Erholung, kurze Flossen, 30 Sekunden Pause

Schwimmen

8 × 50 @ 1:10 (Hinarbeiten zum Sprint innerhalb jeder 50 Meter)
5 × 100 @ 2:10
Pause: 30 Sekunden
4 × 100 @ 2:00
Pause: 30 Sekunden
3 × 100 @ 2:00
Pause: 30 Sekunden
2 × 100 @ 1:50
Pause: 30 Sekunden
1 × 100 schnell (unter 1:40)
100 leicht

Schwimmen

4 × 100 m Schwimmen @ 2:15, 2:00, 1:45, 1:30
100 m leichtes Schwimmen
400 m Armzug @ 7:30
4 × 75 m Schwimmen @ 1:40, 1:30, 1:20, 1:10
100 m leichtes Schwimmen
300 m Armzug @ 5:30
4 × 50 m Schwimmen @ 60 Sekunden, 55 Sekunden, 50 Sekunden, 45 Sekunden
100 m leichtes Schwimmen
200 m Armzug @ 3:45

Workouts zur Verbesserung der Laufleistung

3 Sätze mit 4 Runden
1:00 Laufen
Pause: 30 Sekunden
Pause: 1:30 nach jedem Satz

Auf Zeit
800 m Laufen
100 Push-ups
800-Meter-Lauf
200 Air Squats
800-Meter-Lauf
100 Push-ups
800-Meter-Lauf

Laufen
1200 m
800 m
400 m
400 m
800 m
1200 m
Pause: 3 Minuten nach jedem Lauf

Workouts zur Verbesserung der Ruderleistung

Rudern
2500 m @ 1:45 Tempo
Pause: 6 Minuten
2500 m @ 1:42 Tempo

Rudern
7 Sätze
500 m @ 1:41
100 m langsam
250 m @ 1:38
150 m langsam
Keine Pause zwischen den Sätzen

Rudern
3 Sätze
750 m @ 1:40
550 m @ 1:38
350 m @ 1:36
200 m schwer
Pause: 1 Minute nach jedem Intervall
Pause: 3 Minuten nach jedem Satz

5 Sätze
250 m schwer
Pause: 30 Sekunden

Alle 2 Minuten für 6 Sätze
10 Kalorien auf dem Rudergerät
25 Wall Balls

10 Sätze
500 m Rudern
Pause: 1 Minute
(Dein Ergebnis ist deine langsamste Runde)

Rudern
3 Sätze
1500 m @ 1:45
Pause: 90 Sekunden
900 m @ 1:42
Pause: 60 Sekunden
3 Runden
200 m @1:35
Pause: 30 Sekunden nach jeder Runde
Pause: 4 Minuten nach jedem Satz

3

Schnelligkeit

Nach der herzzerreißenden, knappen Niederlage in den Games 2015 zog ich Bilanz und nahm meine körperlichen Schwächen genau unter die Lupe: Mein Deadlift war kaum konkurrenzfähig. Ich konnte nicht in offenem Wasser schwimmen. Ich hatte Angst vor langen Toes-to-Bar-Sätzen. Aber mir war klar, dass es eine Disziplin gab, an der ich viel mehr arbeiten musste als an allen anderen Bewegungen zusammen: meinem Sprint.

Im Sprint-Event belegte ich den 37. von insgesamt 39 Plätzen, und meine Lauftechnik war so schlecht, dass sich Coach Polakowski anschließend bei mir meldete. Er hatte mich immer im Gewichtheben betreut, aber er selbst sah sich als Leichtathletiktrainer, der das Gewichtheben als ein Werkzeug unter vielen verwendete. Als er mich einlud, mit seinem Leichtathletikteam zu trainieren, war ich dankbar und nahm sein Angebot an, wobei mir allerdings nicht ganz klar war, dass ich mit Jugendlichen aus meiner Stadt trainieren würde, die noch zur Schule gingen.

Es war vor der Frühjahrssaison, als der Winter in Vermont für ein Training im Freien noch zu kalt war, deshalb versammelten wir uns – neben mir Dutzende von Halbwüchsigen aus der Mittel- und Oberstufe – in der Turnhalle. Ich konnte spüren, wie sie mich anstarrten und vermutlich dachten, ich sei der neue Assistenztrainer, aber als Coach Pol in seine Trillerpfeife blies, stellte ich mich mit allen anderen in die Reihe und übte wie sie das Anfersen, den Kniehebelauf und Fersengang.

In den nächsten Monaten verbesserte sich meine Sprintzeit, aber diese Leistungssteigerung zeigte mir, dass es bei der Schnelligkeit um weit mehr geht als um eine optimierte Lauftechnik. Ich fing an, überall nach Tipps und Tricks zu suchen, beispielsweise wie ich das Strongman Yoke belud oder ob ich beim Burpee im Strecksprung die Turnringe mit den Handrücken oder Handflächen berührte.

Schnelligkeit bezieht sich also nicht nur darauf, wie schnell man 100 Meter zurücklegt oder Butterfly Pull-ups macht. Sie ist eine Einstellung, die man auf alles anwenden muss.

Grundlagen

WORKOUT: *Sprinttechnik*

15 Sätze mit 40-Meter-Sprints
Fokus auf Qualität (nicht auf Zeit)

Ich trainierte über einen Zeitraum von etwa vier Monaten zwei- bis dreimal in der Woche mit dem Essex-Highschool-Team, und es stellte sich heraus, dass Sprinten in drei wesentlichen Aspekten dem olympischen Gewichtheben ähnelt.

Zum einen ist die Technik das A und O, und was ich 2015 bei den Suicide Sprints machte, war in jeder Hinsicht rückständig. Ich dachte, man müsse große, raumgreifende Schritte machen, um möglichst viel Strecke zurückzulegen. Falsch. Ich dachte auch, dass man zuerst mit den Zehen aufkommen sollte, damit man auf einem weichen Polster landet, von dem man gut abfedern kann. Wieder falsch. Und schließlich schien es mir naheliegend, im gesamten Rumpf und Zwerchfell die Spannung zu halten, um möglichst viel Schnellkraft zu erzeugen. Das war der größte Fehler überhaupt.

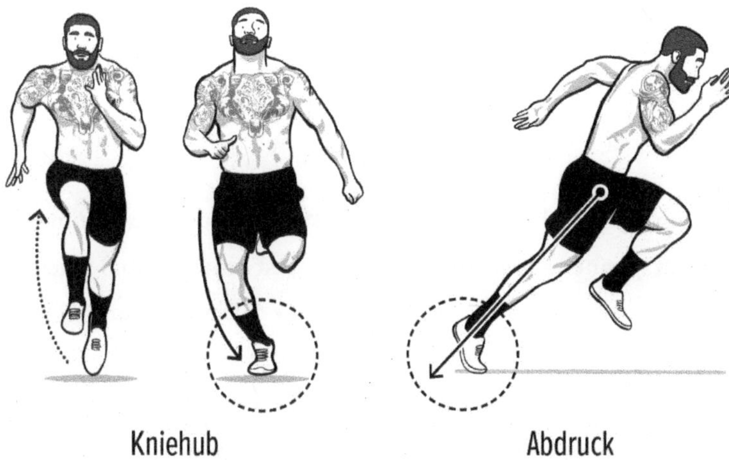

Im Hinblick auf deinen Laufzyklus solltest du einen kurzen, energischen Bodenkontakt anstreben, mit dem du möglichst viel Kraft erzeugst. Hierfür musst du den Fuß des Schwungbeins maximal anfersen und in der Vorwärtsbewegung das Knie stark anheben, bevor du den Fuß so in den Boden drückst, dass er direkt unter dir landet und die Zehen aufgestellt sind. Kniehub, Abdruck. Kniehub, Abdruck. Deine Schritte werden zwar kürzer, aber dafür sprintest du schneller. Sobald du die Technik für den Unterkörper beherrschst, kannst du dich auf den Oberkörper konzentrieren.

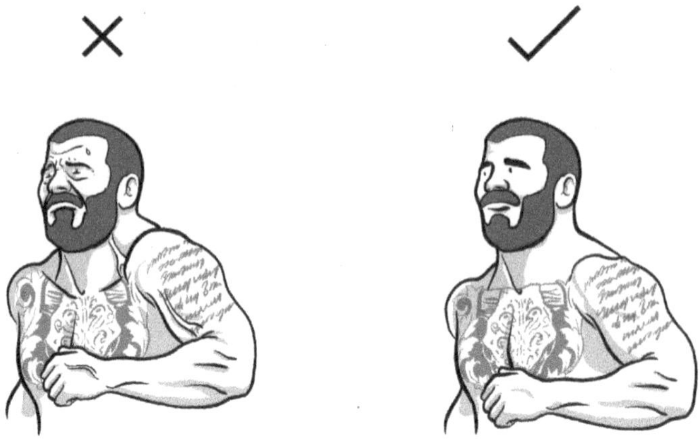

So wie beim olympischen Gewichtheben ist es am besten, sich unter Spannung zu entspannen. Stelle dir vor, du würdest einen Snatch machen und dabei die ganze Zeit deinen Trizeps anspannen. Das wäre unmöglich, und dasselbe gilt fürs Sprinten. Je mehr du deine Arme anspannst, dein Gesicht zu einer Grimasse verzerrst und schneller zu rennen versuchst, umso langsamer wirst du sein. Um sicherzustellen, dass du beim Laufen deine Ellbogen nicht seitlich ausfährst oder deine Schultern hochziehst, solltest du eine Kamera aufbauen und dich selbst filmen.

WORKOUT: *Box Jump Speed Work*

3 Sätze mit 10 Wiederholungen (M 75 cm, W 60 cm)
Pause: 00:40 nach jedem Satz

Die letzte Ähnlichkeit zwischen dem Sprinten und olympischen Gewichtheben ist, dass du dich durch die Ausführung von Aufwärmübungen, Aktivierungen und Drills mehr verbesserst als durch ständige Versuche, einen neuen persönlichen Rekord zu erzielen. In Coach Pols Leichtathletik-Workouts waren die Sprints sehr überschaubar, sie gingen höchstens über 40 Meter, und es gab nach jedem Satz drei Minuten Pause. Das bedeutete, dass man überwiegend den Kniehub, das Aufsetzen und die Aktivierung der schnell zuckenden Muskeln durch Sprünge übte: Vertikalsprünge, Weitsprünge, schnelles Federn und Springen mit den Fersen und Zehen. Dann arbeiteten wir an der Startphase, die ich zuvor völlig ignoriert hatte.

Mit der Zeit hatte ich das Gefühl, dass sich meine Technik verbesserte, aber ich wusste nicht, ob ich dadurch auch schneller war. Coach Pol gab mir als Trainingspartner immer einen Jungen, der später im 100-Meter-Lauf Vermont-State-Champion wurde, und er machte mich in jedem Lauf fertig. Es war genau das, was ich brauchte. Ich trainiere am besten, wenn ich befürchte, dass sich meine harte Arbeit nicht bezahlt macht, weil ich dann das Gefühl habe, dass ich mich auf jedes noch so kleine Detail konzentrieren muss, um in möglichst jedem Bereich Fortschritte zu machen.

Obwohl es ernüchternd war, als erwachsener Profisportler mit Jugendlichen zu trainieren (und gegen sie zu verlieren), machte mir das Leichtathletiktraining Spaß, vor allem das Tempo. Anders als mein übriges Training waren diese Workouts nicht von Anfang bis Ende eine Qual. Ich stand nie kurz vor dem Blackout und hatte auch nie das Bedürfnis, meine Pausen in die Länge zu ziehen. Deshalb wurmte es mich ein wenig, als ich anfangen musste, mich meinen anderen Schwächen zu widmen. Coach Pol sagte, dass ich jederzeit vorbeikommen könne, wenn mir danach war, und er gab mir sogar einen Startblock, damit ich alleine weiterüben konnte.

WORKOUT: *Shuttle Run Drill*

3 Versuche
Halte deine schnellste Zeit fest

Coach Pol leistete ganze Arbeit, aber er war nur einer von vielen Laufexperten, deren Hilfe ich in Anspruch nahm. Es gab noch Hinshaw und Matt Hewett, Leiter der Athletikabteilung an der Tennessee Tech University und selbst ein erfolgreicher CrossFit-Athlet. Polakowski hatte mir beigebracht, wie man sprintet, aber nicht, wie man abbremst, wendet und wieder beschleunigt – Bewegungsfähigkeiten, die in den Games üblicherweise gefordert sind.

Als ich 2017 mit Hewett Kontakt aufnahm, waren Sammy und ich nach Cookeville gezogen. Zu jenem Zeitpunkt bestand kein Zweifel daran, dass ich jetzt hauptberuflich CrossFit betrieb, und deshalb setzte ich mich mit jedem in Verbindung, der mir potenziell helfen konnte. Hewett war ein hervorragender Ansprechpartner.

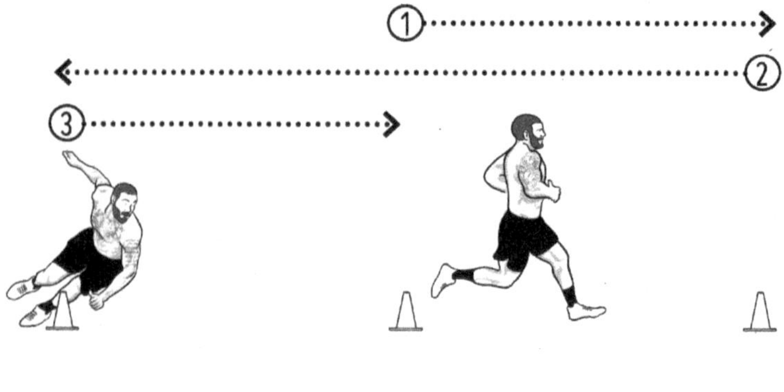

Bei den Games wird das Sprinten normalerweise mit einer anderen Bewegung kombiniert, wie dem Sled Push oder einem Satz mit Hürden, deshalb arbeitete Hewett mit mir daran, meine Körperposition für Richtungswechsel zu optimieren. Eine Übung, die wir machten, war der 5-10-5-Pendellauf, der auch eine Disziplin im NFL Combine ist. Hierfür stellt man drei Kegel im Abstand von jeweils 5 Yards auf. Wenn der Timer losgeht, rennt man nach links und berührt den Kegel, rennt 10 Yards nach rechts und berührt den am weitesten entfernten Kegel, und sprintet dann in die Mitte zurück. Wenn man es unter vier Sekunden schafft, sollte man sich überlegen, CrossFit an den Nagel zu hängen und eine Footballkarriere anzustreben.

WORKOUT: *Hinshaw's Sprint Intervals*

16 Runden
200 m in 00:38, gefolgt von
100 m in einem Tempo, damit die
200 m ≤ 00:38 bleiben

Nach der Zusammenarbeit mit Polakowski und Hewett sah mein Laufzyklus besser und geschmeidiger aus, aber es dauerte noch eine ganze Weile, bis ich verstand, wie man das richtige Tempo findet. So wie beim Gewichtheben wollte ich meine Kräfte beim Sprint nie einteilen. Ich kannte nur Vollgas, und zwar so lange wie möglich, bis ich eines Tages mit Hinshaw ein Aha-Erlebnis hatte.

Wir befanden uns in Vermont, und es war mitten im Sommer – eine Jahreszeit, in der das Training wegen der Hitze für mich schnell zur Qual wird. Mir ist fast immer warm, weshalb die Klimaanlage in unserem Haus auf 19,5 Grad Celsius eingestellt ist und ein großes Workout immer damit endet, dass ich meinen Kopf in einen großen Behälter mit kaltem Wasser stecke. Viele finden das lustig, aber vor allem in den Games, wenn wir uns auf Kunstrasen aufhalten, der sich den ganzen Tag in der Sonne aufheizt, kann meine Körpertemperatur so stark steigen, dass ich oft kurz davor bin, das Bewusstsein zu verlieren.

Aber ich hatte in diesem Workout keine Zeit, meinen Kopf mit Wasser zu kühlen. In den 20 Minuten hatte ich nicht einmal Zeit, etwas zu trinken – oder zu Atem zu kommen.

Als wir anfingen, erkannte ich nicht, dass Hinshaw dieses Workout mit der Zielsetzung entworfen hatte, mir eine Lektion beizubringen, deshalb machte ich mich wie immer an die Arbeit. Er sagte, dass ich die 200 Meter in 38 Sekunden schaffen solle, deshalb peilte ich 37 Sekunden an, weil schneller für mich immer gleichbedeutend mit besser war. So vergingen die ersten fünf Runden, und meine 100-Meter-Zeiten fingen an, in die Höhe zu klettern: erst 40, dann 42 und 45 Sekunden. Ich tat alles, um die 200 Meter in 37 Sekunden zu schaffen, und wehrte mich dagegen, mein Tempo zu drosseln. Schneller war schließlich besser.

In der achten oder neunten Runde trat Hinshaw auf die Bahn und sagte mir, dass ich mich bei den 200 Metern zurückhalten solle. Ich wollte nicht, aber mir war so heiß, dass mir schwindlig war. Außerdem wusste ich, dass ich das Ziel des Workouts verfehlen würde, wenn meine 100-Meter-Zeit noch langsamer wurde. Deshalb drosselte ich das Tempo für die 200 Meter ein wenig, und die 100 Meter fingen langsam wieder an, sich der 38-Sekunden-Marke zu nähern.

Durch diese Erfahrung lernte ich eine wichtige Lektion, die ich seither beherzige: Jede Sekunde zählt. Wenn man sein Tempo nur ein klein wenig drosselt, kann das den Unterschied zwischen einem Beinahe-Kollaps und der Beibehaltung seines Tempos ausmachen. Allerdings ist das eine Fähigkeit, die man üben muss.

CrossFit-spezifische Schnelligkeit

WORKOUT: *Nasty Nancy*

5 Runden
500-Meter-Lauf
15 Overhead Squats (M 84 kg, W 56 kg)
15 Bar-Facing Burpees
Meine Zeit: 17:50

Wenn du schon CrossFit betreibst, kannst du es wahrscheinlich nicht leiden, wenn du in einem Workout laufen musst. Du solltest deine Einstellung ändern. Vor allem während eines Workouts mit anspruchsvolleren Bewegungen gibt dir ein Lauf die Möglichkeit, dein Tempo anzupassen und dich zu erholen.

In diesem Workout aus der Phase 1 der Games 2020 sind die Overhead Squats und Bar-Facing Burpees die eigentliche Arbeit, deshalb möchte ich, dass du dieses Workout zweimal machst. Beim ersten Mal notiertest du deine Laufzeiten. Bist du zu schnell gestartet und in der vierten Runde eingebrochen? Bist du langsam gestartet und allmählich schneller geworden? War dein Tempo während des gesamten Workouts relativ gleichbleibend?

Im zweiten Versuch benutzt du deine Durchschnittszeit aus dem ersten Workout und gibst fünf Sekunden hinzu. Das ist dein neues Tempo. Es wird sich so anfühlen, als würdest du praktisch stillstehen, vor allem wenn du von anderen Athleten überholt wirst, aber ich möchte, dass du erkennst, dass eine relativ kurze Erholungszeit eine gewaltige Auswirkung haben kann. In letzter Instanz ist es besser, ein konstantes Tempo zu halten, statt die 500 Meter zu sprinten, nach zwei Overhead Squats außer Puste zu sein und die nächste halbe Minute damit zu verbringen, wieder zu Atem zu kommen. Für CrossFit ist es entscheidend, sein Tempo korrekt zu dosieren – das ist eine Fähigkeit, an der ich immer noch arbeite.

WORKOUT: *Mary*

AMRAP in 20
5 Handstand Push-ups
10 Pistol Squats (abwechselnd linkes und rechtes Bein)
15 Pull-ups

Als »Mary« bei den Games 2019 angekündigt wurde, packte mich die Angst. Zum einen war es im Coliseum an jenem Abend ungewöhnlich heiß, und mit 15 Athleten auf der Wettkampffläche – und ohne Ventilatoren, die für Luftbewegung gesorgt hätten – war ich mir ziemlich sicher, dass ich überhitzen würde, wenn ich mich nicht zumindest in den ersten zehn Minuten zurückhielt. Ich hatte allerdings nicht viel Spielraum. Ich hatte nur zwei Punkte Vorsprung vor Noah Ohlsen, dem Zweitplatzierten, der definitiv das Zeug dazu hatte, das Workout zu gewinnen.

Wenn es allerdings um die Strategie ging, hatte ich ein Problem: ich hasse AMRAPs, vor allem bei einem Event, das so lange dauert wie »Mary«. Wie kann ich mir sicher sein, dass mein Tempo richtig ist? Es ist keineswegs so, dass es eine Strategie gäbe, mit der man das Workout einfach und schmerzfrei bewältigen könnte. Jedes AMRAP tut weh. Was ist also die perfekte Mischung aus Unbehagen und Erholung, um möglichst gut abzuschneiden?

Ich weiß es nicht. Wenn man sich nicht auf einem Air Bike, Rudergerät oder Ski-Ergometer mit einem Display befindet, das die Leistung in Watt, die Schläge pro Minute und die Kalorien anzeigt, ist es beinahe unmöglich, sich sicher zu sein.

Deswegen trainierte mich Hinshaw in 13 verschiedenen Zeitbereichen: 180 Minuten, 120 Minuten, 90, 60, 40, 20, 10, 5, 3, 2 Minuten, 1 Minute, 30 Sekunden und 10 Sekunden. In jedem Workout wird der konditionelle Aspekt in eine dieser Kategorien fallen, und ich weiß dann aus meinem Muskelgedächtnis, wie schnell ich sein sollte.

Bei den Games 2019 machte sich meine Strategie bei »Mary« bezahlt. Ich überhitzte nicht und belegte in diesem Event den zweiten Platz, nur wenige Wiederholungen hinter Ohlsen.

Zum Glück kommen AMRAPs in den Games nicht oft vor, aber das gilt leider auch für mein Lieblingsworkout: »Every Minute on the Minute« (EMOM). Ich finde es deshalb so gut, weil man genau weiß, was man tun muss und wie viel Zeit man dafür hat, deswegen muss man sich nicht bremsen. Wenn man scheitert, scheitert man, und das Workout ist vorbei, deshalb kann man sich wirklich bis an seine Grenzen treiben.

Aus diesem Grund empfehle ich, »Mary« zweimal zu probieren. Beim ersten Mal sollte man es als AMRAP machen. Beim zweiten Mal sollte man eine leicht höhere Wiederholungszahl verwenden, durch 20 (Minuten) teilen, und dann hat man ein EMOM. Vielleicht schneidet man sogar besser ab, wenn man sich keine Gedanken über sein Tempo machen muss, und man kann sich seine mentale Energie sparen.

Speed Mindset: Die Basics

WORKOUT: *Aeneas*

3 Runden
10 Thrusters (M 38 kg, W 25 kg)
10 m Yoke Carry, Gewicht erhöhen (M 193 kg, W 156 kg)
10 m Yoke Carry, Gewicht erhöhen (M 256 kg, W 184 kg)
10 m Yoke Carry (M 302 kg, W 202 kg)
Meine Zeit: 3:56

Da wir nun einige technische Aspekte der Schnelligkeit behandelt haben, möchte ich über meine Einstellung zu diesem Thema reden. Dieses Event sieht aus, als würde es um Kraft und Ausdauer gehen, aber du weißt ja bereits: In den Games dreht sich alles um Schnelligkeit.

2015 hätte ich noch keinen Gedanken daran verschwendet, wie ich das Yoke belade. Ich hätte einfach die Hantelscheiben genommen, aufgesteckt und mich geärgert, wenn sie gegen eine Kante stießen und wegrollten. 2018 war ich ein völlig anderer Athlet. Ich wollte nicht nur alles tun, um einen Fehler zu vermeiden, selbst wenn der Fehler sehr unwahrscheinlich war, ich hatte auch gelernt, dass die Zeit, die man braucht, um ein Yoke zu beladen, genauso wertvoll ist wie die Zeit, die man für seine Wiederholungen braucht; es machte also überhaupt keinen Sinn, diesen Teil des Workouts dem Zufall zu überlassen. Warum übte ich bei den Thrusters nicht gleichzeitig das Aufheben der Hantelscheiben, zumal es mit keinem zusätzlichen Zeitaufwand verbunden war?

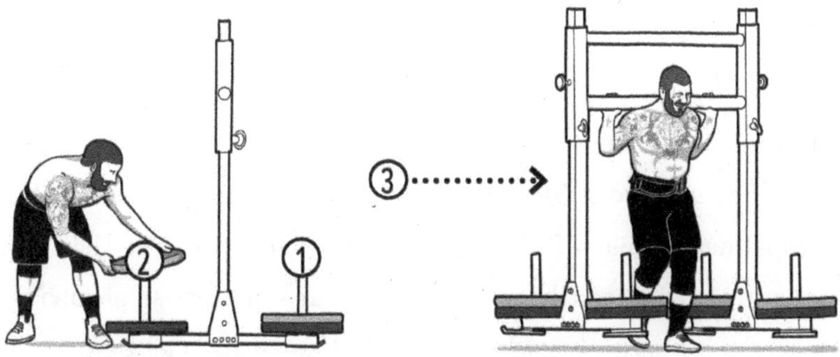

Wenn es darum geht, das Yoke zu beladen, ist die richtige Reihenfolge entscheidend. Wenn du die hinteren Scheiben zuerst aufsteckst, bist du vorn am Yoke und musst dich zurückbewegen, um es anzuheben. Wenn du es umgekehrt machst, kannst du den Rahmen gleich hochheben und dich in Bewegung setzen.

Wirkte sich meine Beladungsstrategie in diesem Workout aus? Nein, aber zwei Sekunden sind zwei Sekunden, ganz gleich, womit man sie verbringt. Bedenke also: Sobald die Uhr tickt, ist jede Bewegung, die du machst, Teil deiner Punktewertung.

WORKOUT: *Ringer 2*

15-10-5 Wiederholungen auf Zeit
Burpees
Overhead Squats (M 61 kg, W 43 kg)
Zeitlimit: 5:00
Meine Zeit: 3:06

Je kürzer das Event, umso mehr musst du nach jedem noch so kleinen Vorteil suchen, und jeder wusste, dass dieses Event in den Games 2019 ein hochspannender Barn Burner sein würde. Ich meine, die Hälfte der Zuschauer in den Rängen hätten das Workout ohne Pause absolvieren können, deshalb musste ich schnell sein und möglichst viel Zeit sparen. Abgesehen davon, dass ich sicherstellte, dass ich die Hantelstange griff und gleich loslegte, konnte ich bei den Overhead Squats nicht viel optimieren, deshalb richtete ich meine Aufmerksamkeit auf die Burpees.

Ich wusste, dass ich einen Burpee in zwei bis drei Sekunden schaffe: Drei, wenn ich mich erholen will, zwei, wenn ich schnell sein will. Es war klar, welches Tempo in dieser Situation angebracht war, aber wie konnte ich die Bewegung an sich beschleunigen? Anders als bei einem normalen Burpee mussten wir in diesem Workout während des Strecksprungs Turnringe berühren, die über uns hingen. Alle Ringe waren in derselben Höhe angebracht, deshalb waren größere Männer im Vorteil. Ich musste etwa 30 Zentimeter hochspringen und durfte keine Energie verschenken.

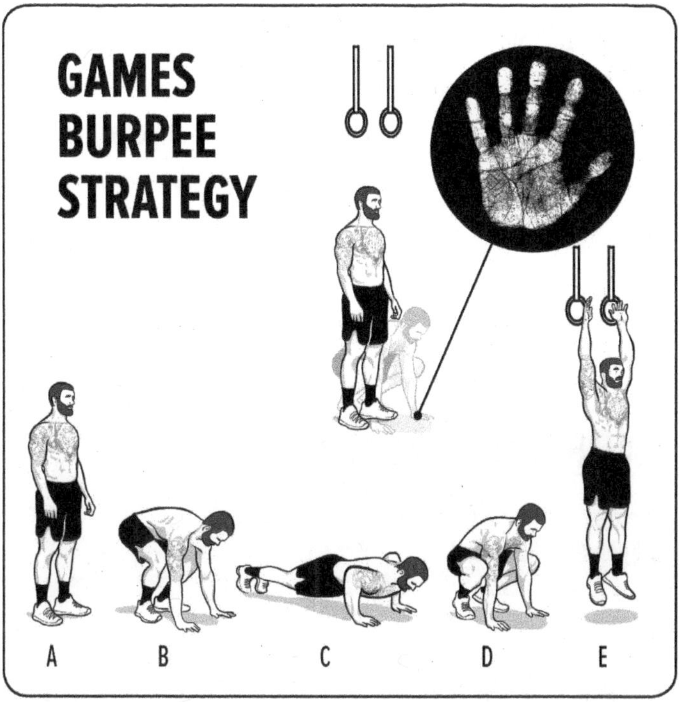

Ich dachte mir zwei Strategien aus. Erstens benutzte ich so viel Chalk, dass ich meine Handabdrücke auf der Matte deutlich erkennen konnte und jederzeit wusste, wo ich mich platzieren musste, um direkt unter den Ringen zu stehen. Dann fragte ich den Richter, ob ich die Ringe auch mit meinen Handrücken statt den Fingerspitzen berühren durfte. Mit diesen beiden Strategien musste ich in der oberen Endposition des Burpees kaum nach oben schauen, was Zeit und Energie kostet und die Atmung erschwert. Ich ließ mich auch aggressiver in die untere Endposition des Burpees fallen als im Training, weil bei den Games eine weiche Dollamur-Matte verwendet wurde und kein Hartgummi-Boden.

Wieder stellt sich die Frage: Machten diese kleinen Kniffe den Unterschied in diesem Workout aus? Vermutlich nicht. Aber zu jenem Zeitpunkt war ich dem Erstplatzierten Noah Ohlsen dicht auf den Fersen und hatte nicht einmal eine halbe Sekunde zu verschenken. Trotzdem waren diese Tricks riskant. In der zweiten Runde wurde mein erster Burpee für ungültig erklärt, und bei einem anderen Event der Games 2019 war meine Strafe sogar noch größer.

Speed Mindset: Fortgeschrittene Techniken

WORKOUT: *Ruck Run*

5-Kilometer-Ruck-Run

Vor den Games 2019 war ich mir ziemlich sicher, dass es einen Rucksacklauf geben würde. GORUCK war als Sponsor angekündigt worden, deshalb besorgte ich mir für mein Training einen ihrer Rucksäcke und übte die beste Technik für das Einsetzen und Entnehmen von Gewichten.

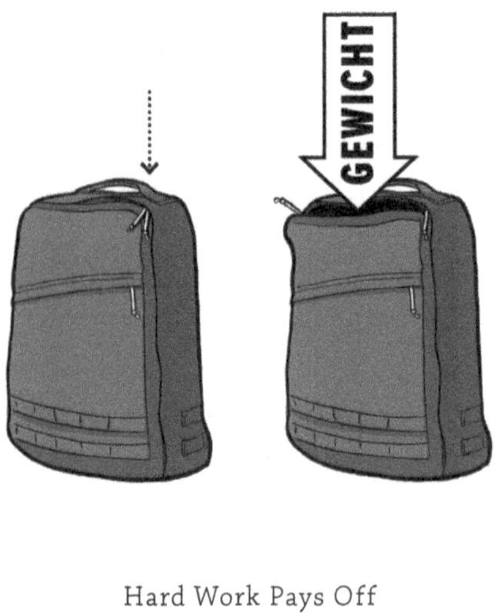

Im Training gewann ich folgende Erkenntnis: Weil der Rucksack rechteckig war, schob ich beide Reißverschlüsse in die obere rechte Ecke. Sie berührten sich, der Rucksack war also zu, und als ich ihn nach jeder Runde mit mehr Gewicht beladen musste, konnte ich den Rucksack ablegen, den oberen Reißverschluss nach links schieben, einen Sandsack nehmen, hineinwerfen, den Reißverschluss wieder schließen und den Rucksack über meine Schulter werfen. Ich fummelte nicht am falschen Reißverschluss oder musste an den Rändern des Rucksacks danach suchen. Einfach öffnen, beladen und loslaufen.

Aber die Rucksäcke waren für Hantelscheiben konstruiert worden, für die es Einschübe gab, die wie kleine Laptopfächer waren, und wir benutzten in den Games Sandsäcke. Während des Events bewegten sie sich im Rucksack, und die Reißverschlüsse öffneten sich während des Laufs langsam. Bei manchen Teilnehmern fielen alle Gewichte auf einmal heraus, was sogar besser war, weil der Athlet dann sofort bemerkte, dass etwas nicht stimmte; so konnte er anhalten, die Gewichte aufheben und seinen Lauf fortsetzen. Aber als sich mein Rucksack öffnete, fiel nur ein Fünf-Kilogramm-Sack heraus. Es kam mir so vor, als hätte etwas meinen Fuß berührt, deshalb drehte ich mich um, aber weil ich keinen Sandsack auf dem Boden liegen sah und mein Lauf ohnehin fast beendet war, rannte ich weiter.

Mir wurde eine ganze Strafminute aufgebrummt, die 28 Sekunden, die ich ohne den Sandsack lief, mal zwei und auf eine Minute aufgerundet. Ich fand die Strafe unfair, aber meine Meinung spielte keine Rolle. Es war, wie es war.

Auch wenn es sich nicht bezahlt machte, bereue ich es nicht, dieses kalkulierte Risiko eingegangen zu sein. Es ist besser, seine Strategie zu sehr auszufeilen, als etwas dem Zufall zu überlassen. Und das ist selbst bei etwas so scheinbar Einfachem wie einem All-Out-Sprint der Fall.

WORKOUT

1000 m Rudern

Das Rudern über die Distanz von einem Kilometer wird immer eine Qual sein, ganz gleich, wie du an die Sache herangehst, aber wenn du eine Bestzeit erzielen willst, solltest du dieses Workout in drei Blöcke aufteilen: 300, 400, 300 Meter. Die ersten 300 Meter sollten zwei Sekunden schneller sein als dein Gesamttempo, die 400 Meter sollten zwei Sekunden langsamer sein, und der letzte Teil sollte ein All-Out-Sprint sein.

Als ich dieses Workout vor nicht allzu langer Zeit in Phase 1 der 2020 Games absolvierte, wollte ich 2:58 Minuten schaffen, was sich auf einen Durchschnitt von 1:29 Minuten für beide 500-Meter-Hälften belaufen hätte. Aber ich hielt dieses Tempo nicht die ganze Zeit durch. Stattdessen ruderte ich die ersten 300 Metern in 1:27 Minuten, die nächsten 400 Meter in 1:31 Minuten, und dann ließ ich den Hammer fallen und zog mit allem, was ich hatte, was zu jenem Zeitpunkt zugegebenermaßen nicht viel war. Es war immer noch besser als meine Strategie, die ich bei meinem ersten Versuch angewendet hatte und daraus bestand, mich in der ersten Hälfte des Rennens völlig zu verausgaben und für dieses letzte Intervall keinen Sprit mehr im Tank zu haben.

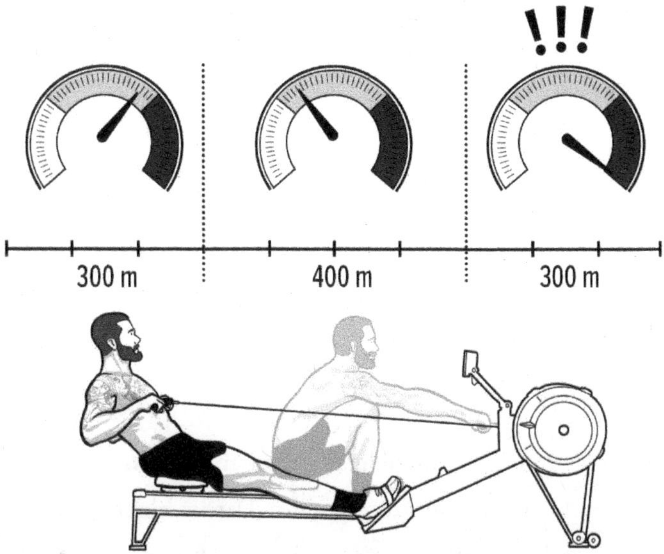

Diesmal ging meine Rechnung auf. Ich beendete das Event in 2:55:20 Minuten, ein neuer PR und gut genug für den achten Platz. Weil ich nicht zu den besten (oder größten) Ruderern im Starterfeld zählte, freute ich mich besonders darüber, dass sich meine Strategie gelohnt hatte.

Aber was macht man, wenn man alle seine Pläne in die Tonne treten kann?

WORKOUT: *14 × 14*

14 Sätze 250 m Rudern
im selben Tempo für jedes Intervall.
Schreibe dir deine Zeiten auf.

Eine Strategie ist nur dann brauchbar, wenn man auch mit hoher Herzfrequenz gute Entscheidungen treffen kann. Das ist nicht einfach, aber du kannst auch diese Fähigkeit verbessern. Wenn ich meine Sprintintervalle übe, höre ich weder Musik noch trainiere ich mit anderen, weil ich mich dann mehr auf meine Technik, Atmung und Zeit konzentriere.

Sagen wir einmal, dass ich 16 Sätze mit 100-Meter-Sprints machen muss und für jeden Sprint im Durchschnitt 21 Sekunden brauche. Ich behalte den Überblick über meine Zeiten, indem ich wie ein Buchhalter arbeite. Ich laufe die ersten 100 Meter in 20 Sekunden und habe einen Punkt gut. Der nächste Lauf dauert 22 Sekunden, womit ich wieder auf null zurückfalle. Den dritten Lauf schaffe ich wieder in 20 Sekunden, deshalb habe ich jetzt wieder einen Punkt gut und so weiter.

Außerdem behalte ich den Überblick darüber, wann ich das nächste Intervall anfangen muss, und quadriere in meinem Kopf Zahlen: zwei mal zwei, drei mal drei, vier mal vier und so weiter. Am Ende des Workouts fällt es mir wirklich schwer, mich an meine Zeit zu erinnern, den Überblick über meine »Zählung« zu behalten und 14 mal 14 zu rechnen.

Wenn du noch niemals probiert hast, diese Art von Mentaltraining in dein Programm zu integrieren, solltest du klein anfangen. Du könntest zum Beispiel zehn Sätze lang im Abstand von jeweils 59 Sekunden 250 Meter rudern. Am Anfang wird es noch einfach sein, den Überblick über das Timing zu behalten, das ändert sich aber langsam. Dann kannst du andere Herausforderungen hinzunehmen, wie die Aufzählung von Hauptstädten oder Wörtern, die mit dem Buchstaben Y anfangen. Je besser du in der Lage bist, dich in erschöpftem Zustand zu konzentrieren, umso weniger wirst du dich zu dummen Fehlern hinreißen lassen.

WORKOUT: *Double DT*

10 Runden auf Zeit
12 Deadlifts (M 70 kg, W 48 kg)
9 Hang Power Cleans (M 70 kg, W 48 kg)
6 Push Jerks (M 70 kg, W 48 kg)
Meine Zeit: 11:41

»Double DT« ist ein besonders brutales Workout, weil Rücken, Schultern und Hände am Schluss glühen werden, ganz zu schweigen von deinem Zentralnervensystem, das um Gnade winselt, und du kannst kaum atmen. In diesem Zustand können sich leicht Fehler einschleichen, und bei den Games 2016 passierte mir das auch beinahe.

Wettbewerbe sind aus vielen Gründen nicht mit einem normalen Training vergleichbar. Manche Gründe sind naheliegend: Es ist lauter, weil mehr Zuschauer anwesend sind, und es steht viel mehr auf dem Spiel. Aber auch subtile Unterschiede wirken sich aus, beispielsweise wie lange du dich auf eine bestimmte Weise auf der Wettkampffläche fortbewegen musst. In

»Double DT« gab es zum Beispiel zehn Markierungen auf dem Boden, die für die einzelnen Runden standen, und man musste nach jeder Runde die Langhantel zur nächsten Markierung schieben. Auf diese Weise konnten die Zuschauer sofort sehen, wie weit du im Vergleich zu den anderen Teilnehmern warst.

Ich kenne nicht viele Athleten, die »Double DT« auf diese Weise üben, deshalb kann man das in der Hitze des Gefechts leicht vergessen. Ich war kurz davor, die Push Jerks zu beenden, und wollte sofort mit den Deadlifts weitermachen, ohne die Langhantel zur nächsten Markierung zu rollen. Das wäre ein sinnloser und dummer Fehler gewesen, weil ich die Hantel hätte fallen lassen müssen, wodurch ich eine Wiederholung verschenkt hätte. Wenn du einen solchen unnötigen Fehler in der Hälfte der 15 Events machst, summiert sich das.

Wenn du also »Double DT« alleine versuchst, solltest du nach jeder Bewegung eine einfache Tätigkeit ausführen, zum Beispiel mit dem Finger an den Kopf tippen oder den Namen deines Fitnessstudios laut aussprechen. Du wirst überrascht sein, wie schnell du diese kleine Denkaufgabe vergisst, trainiere also mit einem Freund, der dich bei Bedarf daran erinnert.

Wenn du in diesem Sport an Wettkämpfen teilnehmen willst, musst du mental so robust sein, dass dich kleine Änderungen nicht aus der Fassung bringen. Mehr noch: Du solltest so versiert sein, dass du kleine Schlupflöcher in den Regeln entdeckst.

WORKOUT: *2018 CrossFit Regionals Event 5*

50 Handstand Push-ups
50 Toes-to-Bars
50 Kalorien auf dem Air Bike
50 Dumbbell Box Step-overs (M 60 cm, W 50 cm)
15 m Dumbbell Overhead Lunge mit dem rechten Arm (M 32 kg, W 23 kg)
15 m Dumbbell Overhead Lunge mit dem linken Arm (M 32 kg, W 23 kg)
Meine Zeit: 14:36

Das war ein brutaler Chipper, und das Air Bike, die Lunges und Box Step-overs waren mit Sicherheit für die kleineren Wettkampfteilnehmer eine Qual. Als ich vor dem Event meine Strategie festlegte, wusste ich, dass ich nichts tun konnte, um die ersten beiden Bewegungen zu optimieren (höchstens um acht Zentimeter zu wachsen), aber was war mit den Step-overs?

Die meisten Athleten standen sehr dicht vor der Box und machten einen Ausfallschritt mit zwei 32 Kilogramm schweren Kurzhanteln, um auf die Box zu steigen. Aber wenn du mich beobachtet hast, dann ist dir sicher aufgefallen, dass ich in einem Abstand von etwa 1,20 Meter anfing und beinahe auf die Box zurannte, während ich die Kurzhanteln schwang, was mir half, mich nach oben zu bringen. Das dauerte zwar etwas länger, aber wenn man versuchte, diese Bewegung strikt auszuführen wie die anderen Teilnehmer, hätte ich mir zu Beginn des Step-overs das Knie praktisch ins Kinn gerammt. Deshalb war ich bereit, kurzfristig ein wenig Zeit zu opfern, um insgesamt schneller zu sein.

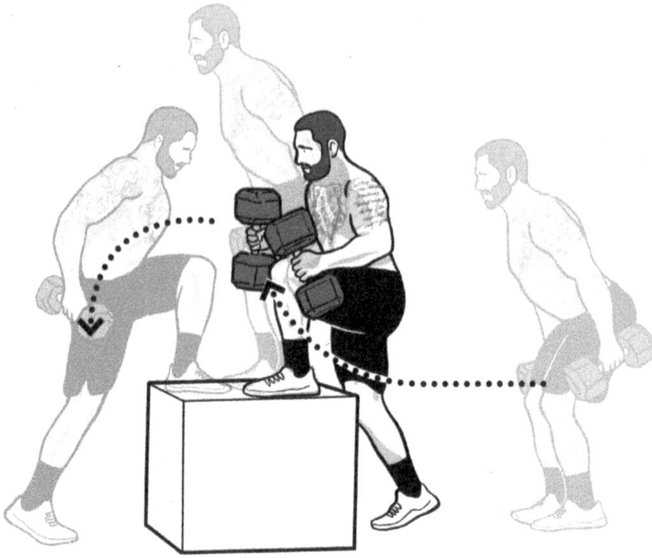

Ich hätte diese Technik nicht angewendet, wenn die Step-overs am Ende des Workouts gewesen wären. Aber danach gab es immer noch die Ausfallschritte, und die beiden Athleten vor mir, die die strikten Wiederholungen machten, waren so erschöpft, dass sie sich 30, vielleicht 40 Sekunden lang auf ihre Box setzen und ausruhen mussten. In der Zwischenzeit war ich in der Lage, die Step-overs abzuschließen, meine Box aus dem Weg zu räumen, die Kurzhanteln aufzuheben und mit den Lunges anzufangen.

Wenn du dieses Workout probierst und mit verschiedenen Step-over-Methoden experimentierst, wirst du möglicherweise feststellen, dass die schnellste Bewegungsvariante für deine Gesamtstrategie nicht unbedingt die beste Wahl sein muss.

WORKOUT: *2223 Intervals*

2:00 Belastung, 1:00 Erholung
2 Rope Climbs
10/7 Kalorien auf dem Ski-Ergometer (M/W)
Max Overhead Squat
4. Runde dauert 3 Minuten
Insgesamt 75 Overhead Squats akkumulieren (M 70 kg, W 48 kg)
Meine Zeit: 10:54

Dieses Event fand am Ende der Games 2017 statt, und ich musste jeden Vorteil nutzen, der sich mir bot. Niemand wusste, dass ich mir einige Tage zuvor das Seitenband im Knie gerissen hatte. Ich sorgte dafür, dass keiner etwas davon mitbekam, selbst Sammy und O'Keefe nicht, damit ich mich nicht selbst nervös machte oder den anderen Athleten das Gefühl gab, im Vorteil zu sein. Aber nach elf Events hatte ich starke Schmerzen.

So wie bei »Double DT« muss man die Langhantel über den Boden bewegen, während man seine Overhead Squats machte. Die ersten 30 Wiederholungen wurden in Sätze mit jeweils zehn Wiederholungen aufgeteilt, danach waren es 15 Sätze mit jeweils drei Wiederholungen, wobei jeder Satz in einem markierten Feld absolviert werden musste. In den Feldern konnte man tun, was man wollte. Man konnte die Langhantel über dem Kopf halten, sie auf die Schultern bringen, fallen lassen und vorwärts rollen, das blieb jedem selbst überlassen. Trotzdem musste eine große Strecke zurückgelegt werden, und ich wollte meine Übergänge möglichst optimieren.

Während die meisten anderen Athleten in der Mitte des Feldes in die Hocke gingen, ging ich ganz nach vorn, sodass meine Zehen knapp hinter der Markierung waren. Ich machte dort meine drei Squats, ging mit einem Schritt ins nächste Feld und ließ drei weitere Squats folgen. Dann legte ich die Hantel auf meinen Schultern ab und ging ans vordere Ende des Feldes. Auf diese Weise bestanden meine Sätze im Grunde genommen aus sechs statt aus drei Wiederholungen.

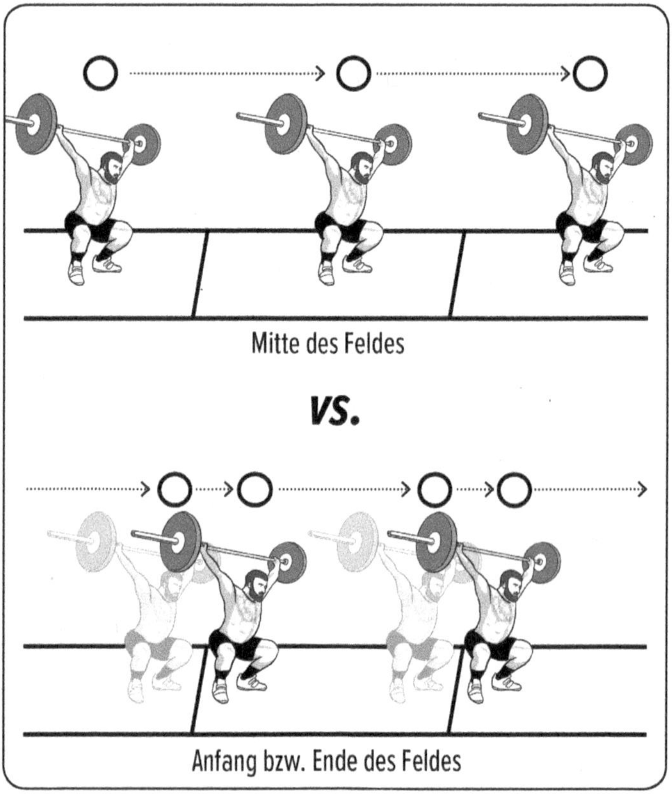

Dieser kleine Trick war bei der großen Anzahl an Overhead Squats, die wir in so kurzer Zeit absolvieren mussten, sehr hilfreich. Ich merkte sogar, dass einige Konkurrenten mich nachahmten, und das gilt es ebenfalls zu berücksichtigen: Strategie bedeutet nicht nur, dass du dich auf das konzentrierst, was du tust. Du musst auch im Blick behalten, wie weit deine Konkurrenten sind.

WORKOUT: *Second Cut*

800 m Rudern
66 Kettlebell Jerks (M 16 kg, W 12 kg)
40 m Handstand Walk
Zeitlimit: *10:00*

Statt während des Wettkampfs gedanklich Rechenaufgaben durchzugehen, richtete ich meine Aufmerksamkeit auf die anderen Teilnehmer. Während eines Events wie dem One-Rep Snatch ist es relativ einfach zu verstehen, was vor sich geht, weil die Bewegung kontrolliert ist. Obwohl man sich viele Dinge merken muss – nicht nur das schwerste Gewicht der vorigen Durchgänge, sondern auch, was die 14 anderen Teilnehmer gerade zu reißen versuchen –, bleibt meine Herzfrequenz unverändert, und nach so vielen Jahren im Kraftsport reicht mir ein kurzer Blick, um das Gewicht einer Hantel richtig einzuschätzen.

In einem Workout, in dem wir uns alle gleichzeitig bewegen, wird es etwas anspruchsvoller, vor allem bei etwas so Chaotischem wie dem zweiten Event der Games 2019. Es gab 36 andere Athleten in meinem Durchgang, und wir alle starteten an Rudergeräten, die nebeneinander aufgestellt waren. Es war unmöglich, das Display des Athleten am anderen Ende der Wettkampffläche zu sehen, aber ich konnte die Moderatoren hören, die während des Events die Namen und Zeiten der besten Sportler durchsagten.

Ich hörte ihnen und den Kampfrichtern neben mir mehr zu als meinem eigenen Kampfrichter – obwohl ich wegen meines Hörschadens sowieso nicht viel mitbekomme. Mein Gehör hat sich seit meiner Kindheit nicht verbessert, und eine meiner größten Sorgen im Wettkampf ist, dass eine

Wiederholung für ungültig erklärt wird, ich nichts davon merke und die Bewegung von vorn machen muss. Als Erstes bitte ich daher meinen Kampfrichter darum, mir ungültige Wiederholungen möglichst laut mitzuteilen.

Ich verließ in diesem Event das Rudergerät nicht als Erster, aber ich wusste von den Durchsagen der Moderatoren, dass ich nicht weit hinter den führenden Athleten zurücklag. Im Kraft-Kapitel sagte ich bereits, dass mir auffiel, wie die anderen Teilnehmer strikte Kettlebell Jerks machten, deshalb beschloss ich, Push Presses zu machen; so gelang es mir, 44 der insgesamt erforderlichen 66 Wiederholungen abzuspulen. Dann stellte ich die Bells auf den Boden und sah mich um. Ich war noch nicht in Führung, statt also durchzuatmen, wie ich es eigentlich wollte, beendete ich erst alle Presses, schüttelte meine Arme aus und machte mich für den Handstand Walk bereit.

Obwohl ich mich auf meinen Händen relativ wohlfühle, war jeder Abschnitt des Handstand Walk 13 Meter lang, und wenn man den Streckenabschnitt nicht ganz schaffte, musste man an den Anfang zurückkehren und ihn wiederholen. Aber in meinem peripheren Blickfeld sah ich einige Athleten knapp hinter mir, weshalb ich die etwa 40 Meter mehr oder weniger ohne Absetzen absolvierte.

In diesem Fall hielt ich durch und erzielte eine schnellere Zeit, als wenn ich das Workout allein gemacht hätte. Aber zur richtigen Strategie gehört auch das Wissen, wann man am besten ein gutes Ergebnis opfert, um einen psychologischen Vorteil zu erzielen.

WORKOUT: *First Cut*

4 Runden
400-Meter-Lauf
3 Legless Rope Climbs
7 Squat Snatches (M 84 kg, W 60 kg)
Zeitlimit: 20:00
Meine Zeit: 15:07

Wenn man ein hervorragender Wettkampfathlet sein will, ist die ideale Strategie nicht unbedingt die, mit der man das Workout am schnellsten absolviert.

Im Vorfeld der Games 2019 erzählte Pat Vellner jedem, der es hören wollte, dass er mich diesmal schlagen würde. Er hatte im Vorjahr den zweiten Platz belegt und wollte in diesem ersten Workout ein Zeichen setzen. Deshalb wusste ich, dass Vellner von den 46 Teilnehmern in unserem Durchgang derjenige war, den ich im Auge behalten musste. Und wie es der Zufall wollte, hatte er auf dem Kunstrasen die Bahn direkt neben mir.

In der ersten Hälfte des Events waren Vellner und ich gleichauf, wir rannten vom Feld, nahmen eine nicht einsehbare Kurve und verließen das Stadion. Langsam, aber sicher zog sich das Teilnehmerfeld auseinander, und er und ich führten die Gruppe am Ende der zweiten Runde an. Und dann stand ich mir selbst im Weg.

Normalerweise schalte ich in dieser Situation einen Gang zurück. Vellner und ich bestritten den Lauf praktisch alleine, und die letzte Runde war noch nicht eingeläutet worden. Es war also noch nicht die Zeit für den Endspurt. Aber ich wusste, dass dieses erste Workout für die restliche Woche tonangebend sein würde, und ich wollte mein eigenes Zeichen setzen. Deshalb beschloss ich, das Gummiband zu zerreißen.

Als ich die Wettkampffläche verließ, hatte ich ein ordentliches Tempo, und als ich kurz vor dem Stadionausgang die erwähnte Kurve erreichte, sprintete ich in vollem Tempo los. Ich war so erschöpft, dass ich mir sicher bin, dass ich von außen nicht den Eindruck machte, schneller zu laufen. Aber das spielte keine Rolle – ich verschwand aus Vellners Blickfeld. In einem Interview nach dem Event sagte er, dass er dachte, er sei mir auf dem Weg aus dem Stadion dicht auf den Fersen, doch als er mich das nächste Mal sah, war ich längst verschwunden. Meine Strategie ging auf, und er wusste nicht, dass ich mich dabei völlig verausgabt hatte und mir die vierte Runde sehr schwerfiel.

Obwohl ich mich besser regenerierte als Vellner, der einige Snatches mit der 84 Kilogramm schweren Hantel nicht schaffte und sich daher mit dem neunten Platz zufriedengeben musste, war ich auch nicht viel besser dran als er. Ich bin mir absolut sicher, dass ich dieses Workout mit einer besseren Gesamtzeit geschafft hätte, wenn ich mein Tempo besser dosiert hätte, aber Vellner und ich versuchten uns gegenseitig den Schneid abzukaufen, und die Herstellung dieser frühen Dominanz war das Risiko einer konditionellen Überforderung auf jeden Fall wert.

Nimm diese Anekdote nicht als Rechtfertigung, dich von deinem Ego leiten zu lassen. Wenn du dir mehr Gedanken darüber machst, die Konkurrenz zu demütigen, als das richtige Tempo zu setzen und zu halten, wirst du in 99 von 100 Fällen scheitern. Aber wenn du mit der Demut eines Mannes trainierst, der seine Sprinttechnik mit dem Leichtathletik-Team der Highschool übt, wirst du dich vielleicht in einer Situation wiederfinden, in der du zwei Optionen hast. Du kannst beten, dass der Athlet hinter dir dich nicht überholt, oder du kannst die Kurve nehmen, lossprinten und hoffen, dass du das Gummiband zerreißt.

TAGEBUCHEINTRAG – Wann gibst du im Workout deinen Wettbewerbsvorteil auf? Noch bevor es losgeht, wenn du unruhig auf und ab läufst? Irgendwann in der Mitte, wenn du nicht anders kannst und bei jeder Wiederholung laut ächzt? Oder am Ende, wenn du dich schweißgebadet auf den Boden fallen lässt?

Nur wenn ich einen völligen Blackout habe oder kurz vor einem Hitzschlag stehe und das Bewusstsein zu verlieren drohe, lege ich mich nach einem Workout auf den Boden, sonst nicht. Das gilt vor allem für einen temporeichen Barn Burner wie »Ringer 1« oder »Ringer 2« in den Games 2019. Mir war zwar danach, aber ich wusste, dass das keine kluge Entscheidung wäre. Indem ich in Bewegung blieb, konnte mein Körper das angesammelte Laktat schneller abbauen, aber wichtiger war: Meine Konkurrenten mussten wissen, dass ich noch im Vollbesitz meiner körperlichen und geistigen Kräfte war. Sie wären besser damit beraten, ihre Aufmerksamkeit darauf zu richten, nicht von den anderen Teilnehmern überholt zu werden. Selbst nachdem du die Ziellinie überquert hast, ist der Gummibandeffekt immer noch wirksam.

Ich sage nicht, dass du jede Sekunde wie ein Roboter sein musst. Ich schaffe das nicht. Von meinen ersten Games 2012 bis zu meinem letzten Auftritt 2020 war ich vor jedem Event nervös. Und damit meine ich keinen leichten Anflug von Aufregung oder ein flaues Gefühl im Magen. Sondern ausgewachsene Atemnot oder Brechreiz im Sportlerbereich unmittelbar vor der Ankündigung unseres Durchgangs. So etwas kann man nicht verbergen, deshalb kompensierte ich es immer, sobald ich auf die Wettkampffläche trat. Die Nervosität, Zweifel und Angst schwanden, und ich war eher bereit, während des Workouts umzukippen, als auch nur den leisesten Anflug von Schwäche zu zeigen.

Identifiziere also deine größte Achillesferse und wie sie sich auf dich auswirkt. Ich lernte zum Beispiel, dass ich dagegen ankämpfen konnte, mich nach einem Workout auf den Boden fallen zu lassen, wenn ich wusste, dass ich einige Sekunden später meinen Kopf in einen Behälter mit kaltem Wasser tauchen konnte. Wenn du genau bestimmen kannst, wo sich der Schmerz am intensivsten anfühlt, wirst du in der Lage sein, eine Gegenstrategie zu entwickeln.

Die richtige Ernährung, um Schnelligkeit zu entwickeln – und Gewicht zu verlieren

Körpermasse ist hervorragend, wenn du Kraft aufbauen willst, aber sie macht viele andere Bewegungen beschwerlich, ob es nun Sprints sind, lange Toes-to-Bar-Sätze mit gleichbleibend festem Griff oder wenn du aus dem letzten Loch pfeifst, weil du in der unteren Endposition eines Deficit Handstand Push-ups bist und es nicht schaffst, dich ganz hochzudrücken. Das ist das Knifflige an CrossFit. Du musst in der Lage sein, alles am selben Tag zu machen – einen One-Rep Max im Deadlift und ein Sled Push über die gesamte Wettkampffläche und wieder zurück.

Ich ziehe es vor, für einen Wettbewerb eher leicht zu sein, was eine der schwierigsten Anpassungen war, die ich nach den Games 2015 vornehmen musste. Ich wusste, dass ich mich noch mehr anstrengen musste, wenn ich weiterhin CrossFit betreiben wollte, und das bedeutete, leichtere Mahlzeiten zu essen, mit denen ich bei Bedarf abnehmen konnte.

Sweet & Simple Chicken Salad

1 Grillhähnchen, ohne Haut, gewürfelt
120 g rote Trauben, halbiert
40 g Walnüsse, gehackt
60 g Mayonnaise
Blattsalat, Wrap oder getoastetes Brot als Beilage (optional)

1. Huhn, Trauben, Walnüsse und Mayonnaise in eine große Schüssel geben. Die Zutaten gut miteinander vermischen.
2. Im Kühlschrank ruhen lassen.
3. Den Geflügelsalat nach Belieben auf Blattgemüse, in einem Wrap oder auf Toastbrot als Sandwich servieren.

In meinen ersten CrossFit-Jahren studierte ich noch und kaufte gebratenes Fast Food von den Imbisswägen, die hinter der Bibliothek standen. Obwohl ich wusste, dass ich mich danach schlecht fühlen würde, war mir das egal. Ich hatte weder die Zeit noch das Geld oder die kulinarischen Fähigkeiten, um meine Essgewohnheiten zu verbessern, und vielleicht geht es dir jetzt so ähnlich. Du hast keinen Mahlzeitenlieferservice als Sponsor oder einen Partner, der gerne kocht. Ich verstehe. Aber es ist sonnenklar, dass das, was du deinem Körper zuführst, maßgeblichen Einfluss auf deine sportliche Laufbahn nehmen wird. Fange also, falls nötig, mit kleinen Schritten an, zum Beispiel indem du eine Plastikdose mit Geflügelsalat im Kühlschrank aufbewahrst, die du am Morgen einfach nur in deine Tasche packen kannst.

Gegrillte Maiskolben

4 Maiskolben, halbiert
2 EL Olivenöl
1 EL grobes Salz
1 EL Chipotle-Mayonnaise
3 EL Cotija-Käse, gerieben
Koriandergrün zum Garnieren

1. Den Grill auf mittlere Stufe schalten.
2. Die Maiskolben mit Olivenöl beträufeln und mit Salz bestreuen. 20–25 Minuten grillen und im Abstand von 3–5 Minuten wenden, damit sie gleichmäßig braun werden.
3. Den Mais vom Grill nehmen und reichlich mit Chipotle-Mayo bestreichen. Mit Käse und Koriandergrün bestreuen und servieren.

Als ich beschloss, keine halben Sachen mehr zu machen und die Games 2016 zu gewinnen, wog ich circa 93 Kilogramm, vermutlich mein schwerstes Gewicht, das ich jemals als CrossFit-Athlet hatte. Aber ich sagte mir selbst, dass ich in den nächsten zehn Monaten alles tun würde, um ein Champion zu werden, und das fing mit meiner Ernährung an. Du musst nicht so extrem sein. Wie in Kapitel 1 gesagt, hat nur ein verschwindend kleiner Anteil von CrossFit-Athleten überhaupt eine Chance, an den Games teilzunehmen, und wenn man völlig von seiner Ernährung besessen ist, wirkt sich das negativ auf die Psyche aus. Nach der Saison stopfte ich Kekse und Kuchen in mich hinein, um alle Augenblicke zu kompensieren, in denen ich mich einschränken musste und nicht das essen konnte, was ich wollte.

Quinoa-Salat

400 g Butternut-Kürbis, gewürfelt

200 g Delicata-Kürbis, in Scheiben geschnitten

1 EL Olivenöl

Salz

Pfeffer

200 g gekochte Quinoa

100 g Babyspinat

100 g geschälte Edamame

40 g getrocknete Heidelbeeren

40 g geröstete Haselnüsse, gehackt

120 g Naturjoghurt

1 EL Zitronensaft

2 EL Apfelessig

2 TL Knoblauch, zerdrückt

2 TL Dijonsenf

1. Den Backofen auf 218 °C vorheizen.
2. Beide Kürbissorten auf ein großes Backblech geben und mit Olivenöl, Salz und Pfeffer würzen. 25 Minuten im Ofen backen. Gut durchschütteln und weitere 20 Minuten backen, bis der Kürbis goldbraun ist. Aus dem Backofen nehmen und 10 Minuten abkühlen lassen.
3. Quinoa, Spinat, Edamame, getrocknete Heidelbeeren und geröstete Haselnüsse in eine große Schüssel geben. Den abgekühlten gebackenen Kürbis hinzugeben. Alles gut miteinander vermischen.

4. Joghurt, Zitronensaft, Apfelessig, Knoblauch, Senf und Pfeffer in einer kleinen Schüssel mit einem Schneebesen verrühren.
5. 3–4 EL Joghurtdressing in den Salat unterheben. Das verbleibende Dressing in einem Schraubglas im Kühlschrank aufbewahren.

Als die Games 2017 anstanden, erkannte Sammy, dass es am besten war, Gluten und Milchprodukte aus meinem Speiseplan zu streichen. Ich vertrage zwar Milchprodukte und Weizen, aber wenn ich sie esse, bekomme ich eine leichte Entzündung – nichts, was man im Normalfall bemerken würde, aber es reicht aus, um sich potenziell negativ auf meine Regeneration auszuwirken. Meistens bemerkte ich aber nicht einmal, dass diese Zutaten aus meinem Speiseplan verschwunden waren. Ich kaufte keine Lebensmittel ein, und Sammy erzählte mir nichts von den Veränderungen. Sie hatte auf glutenfreies Brot gewechselt oder den Käse in meinem Sandwich durch eine Extrascheibe Avocado ersetzt, und ich war normalerweise zu erschöpft oder auf das Training konzentriert, um den Unterschied zu bemerken. Das war eine gewaltige Hilfe in den intensivsten Trainingsphasen, als ich bereits das Gefühl hatte, auf die meisten Dinge verzichten zu müssen.

Dan Dan Ramen

450 g Schweinehack
2 TL Hoisin-Sauce
1 TL Weißwein
1 TL dunkle Sojasauce
½ TL Fünf-Gewürze-Pulver
4 Lagen Ramen-Nudeln, ohne die enthaltene Gewürzmischung
1 EL Olivenöl
450 g Shiitakepilze, in Scheiben geschnitten
1 EL frischer Ingwer, gerieben
2 EL Schalotten, zerdrückt

Sauce
3 EL Sojasauce
2 EL Sesampaste (2 EL Tahini plus 2 TL Sesamöl)
1 EL Weißwein
2 TL dunkle Sojasauce
¼ TL Fünf-Gewürze-Pulver
50 ml Chili Oil Crunch (Chiliöl)
60 ml warmes Nudelwasser

1. Das Hackfleisch in einer großen Pfanne auf mittlerer Stufe anbraten. Wenn es in der Mitte noch ein wenig rosa ist, Hoisin-Sauce, Weißwein, dunkle Sojasauce und Fünf-Gewürze-Pulver hinzugeben. Alles gut miteinander vermengen und weitere 2–4 Minuten kochen, bis das Fleisch gar ist. Das Fleisch aus der Pfanne nehmen.

2. Das Wasser in einem Topf zum Kochen bringen und die Nudeln nach Packungsanleitung kochen (ohne die Gewürzmischung). Die Nudeln in einem Sieb abtropfen lassen und 60 Milliliter Nudelwasser für die Sauce aufbewahren. Beiseitestellen.
3. Das Olivenöl in die Pfanne geben, in der zuvor das Hackfleisch zubereitet wurde. Die Shiitakepilze auf mittlerer Stufe etwa 5 Minuten anbraten, bis sie leicht gebräunt sind. Ingwer und Schalotten hinzugeben und weitere 2 Minuten garen, bis die Mischung zu duften beginnt.
4. In der Zwischenzeit die Sauce zubereiten. In einer kleinen Schüssel Sojasauce, Sesampaste, Weißwein, dunkle Sojasauce, Fünf-Gewürze-Pulver, Chiliöl und Nudelwasser mit einem Schneebesen verrühren. Die Sauce zu den Pilzen geben und alles auf niedriger Stufe 2 Minuten garen.
5. Von der Herdplatte nehmen. Die Nudeln in die Pfanne geben. Hackfleisch und Frühlingszwiebeln darübergeben und alles gut miteinander vermischen. Servieren.

Wenn du außerdem darüber nachdenkst, etwas aus deinem Speiseplan zu streichen, rate ich dir dazu, dies aus den richtigen Gründen zu tun. Tu es nicht einfach deshalb, weil Mat Fraser es so macht oder weil du in einem Blog etwas darüber gelesen hast. Es ist einfach, sich von Diättrends vereinnahmen zu lassen, vor allem wenn sie deine sozialen Medien überfluten, aber ich hoffe, dass dir dieses Buch begreiflich macht, dass du auf deinen Körper hören musst. Ich wusste, dass ich eine leichte Entzündung hatte, weil ich es gewohnt war, in mich hineinzuhören, deshalb wusste ich genau, wie ich mich nach neun Stunden Schlaf, zwei Espressi am Morgen, einem mittelgroßen Mittagessen und in den letzten 500 Metern meiner Rudereinheit mit einer Rundenzeit von 1:40 Minuten fühlen sollte. Vielleicht wirst du nicht dasselbe Maß an Körperwahrnehmung erlangen, aber du solltest trotzdem registrieren, wie sich deine Ernährung auf deinen Körper und deine Psyche auswirkt. Dann kannst du weitere Entscheidungen treffen. Außerdem: Ich verzichtete nicht das ganze Jahr hindurch auf Milchprodukte und Gluten, sondern nur auf dem Höhepunkt der Wettkampfsaison, als mir jedes Hilfsmittel recht war, das mir zur Verfügung stand, um mich vollständig zu erholen.

Rote Bohnen und Reis

450 g geräucherte Geflügelwurst (Andouille), in Scheiben geschnitten
1 EL Olivenöl
1 Zwiebel, gehackt
1 orange Paprika, gehackt
2 Knoblauchzehen, zerdrückt
2 Dosen (je 425 g) rote Bohnen, abgetropft und abgebraust
1 EL kreolische Gewürzmischung
600 ml Gemüsebrühe
200 g gekochter weißer Reis
20 g Frühlingszwiebeln, in Scheiben geschnitten

1. Die Geflügelwurst in einer großen Pfanne auf mittlerer Stufe anbraten, bis sie gebräunt ist. Aus der Pfanne nehmen und beiseitestellen.
2. Das Olivenöl in derselben Pfanne erhitzen. Sobald das Öl glänzt, Zwiebel und Paprika hinzugeben und 5–7 Minuten braten. Die Knoblauchzehen hinzufügen und weitere 1–2 Minuten kochen, bis sie glasig werden. Die Wurst wieder in die Pfanne geben.
3. Die Bohnen und Gewürzmischung hinzugeben und 3–5 Minuten garen.
4. Die Brühe hinzugeben und weitere 5–10 Minuten köcheln lassen.
5. Den gekochten Reis einrühren und weitere 3–5 Minuten köcheln lassen.
6. Mit den Frühlingszwiebelscheiben garnieren. Genießen!

Sammy kochte nicht nur alle Mahlzeiten für mich, sie beherrschte es auch meisterlich, mich abzulenken. Es gab Zeiten, in denen ich den Wunsch äußerte, etwas zu essen, das nicht gut für mich war, beispielsweise eine Riesenportion Makkaroni und Käse. Statt dieses Gericht für mich zuzubereiten, dachte sie sich etwas anderes aus, das genauso lecker schmeckte, aber nicht so üppig war, und dann vergaß ich die riesige Schüssel mit Fett und Kohlenhydraten. Weil meine Ernährung abwechslungsreich war, konnte ich konzentriert bleiben.

Zusätzliches Schnelligkeitstraining

WORKOUT

3 Sätze
1:00 Bike
3/3 Overhead Squats (5 Sekunden Tempo)
00:20 L-Sit Hold on Parallettes

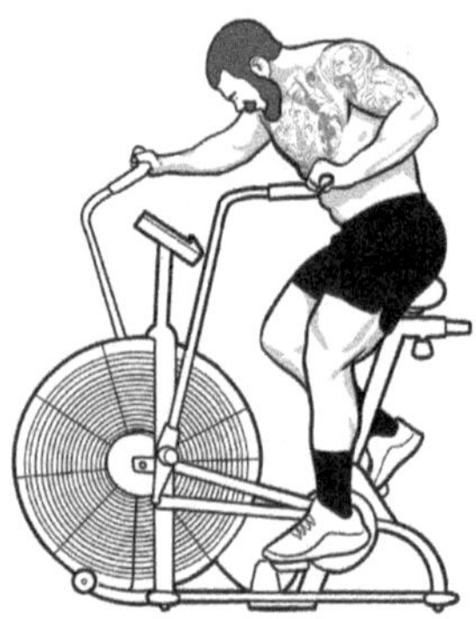

Bike

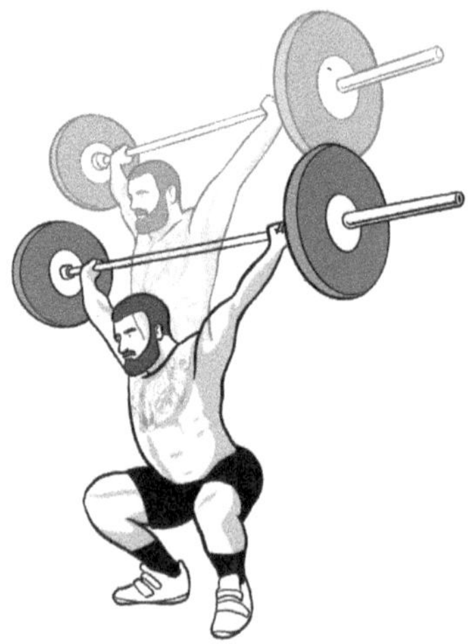

Overhead Squats

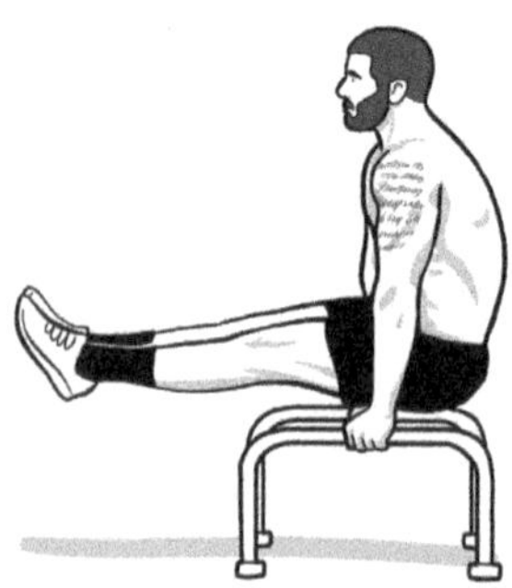

L-Sit Hold on Parallettes

WORKOUT

2:00 Belastung, 1:00 Erholung
20 Cossack Squats
20 Ring Push-ups
2 Bahnen Lunges

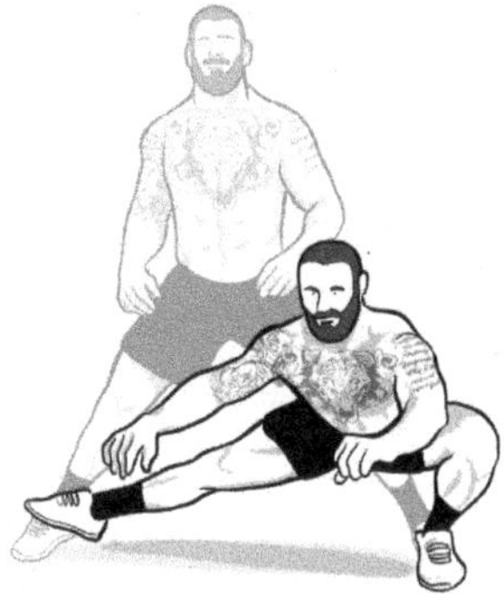

Cossack Squat

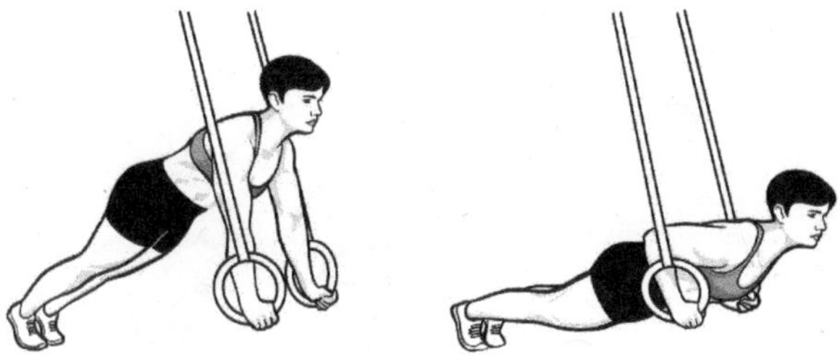

Ring Push-ups

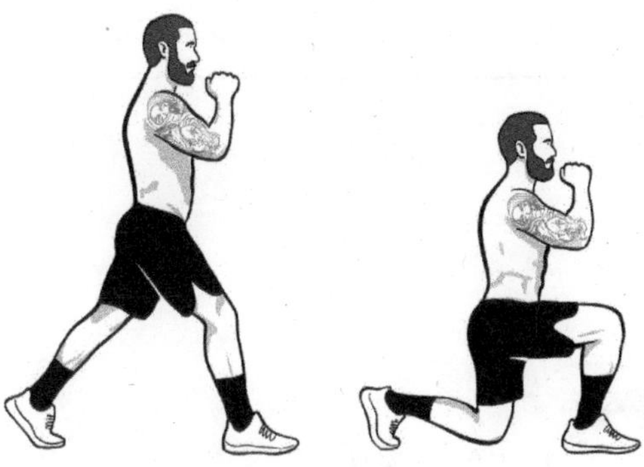

Lunges

WORKOUT

2:00 Belastung, 1:00 Erholung
30 Kalorien auf dem Ski-Ergometer
5 Bar Muscle-ups
2 Sandbag Cleans (M 90 kg, W 68 kg)
Max Burpees
50 Burpees akkumulieren

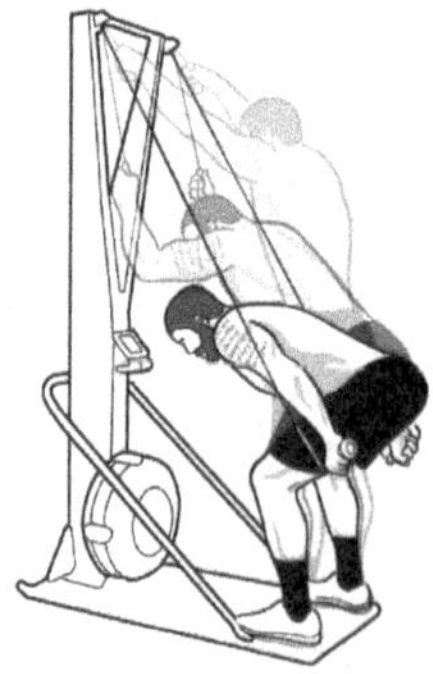

Ski-Ergometer

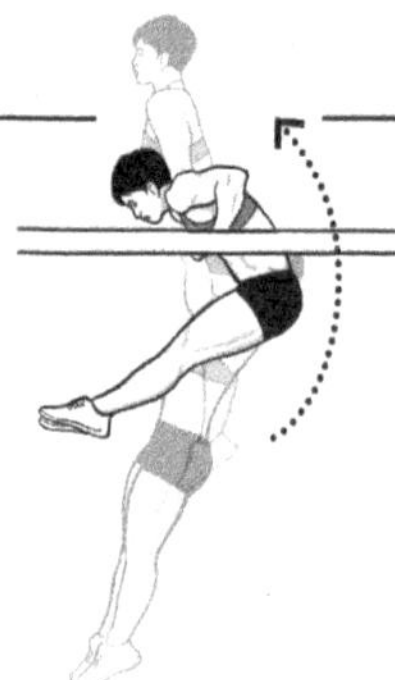

Bar Muscle-ups

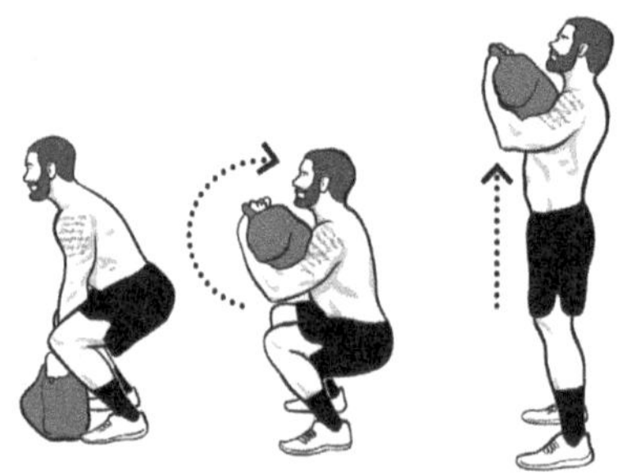

Sandbag Cleans

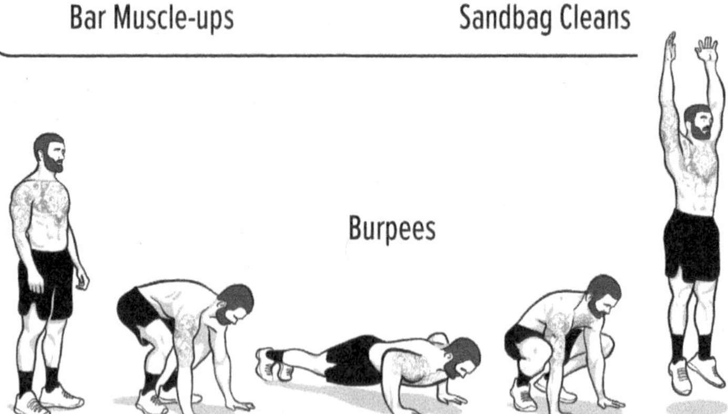

Burpees

WORKOUT

EMOM für 40:00
Minute 1: 15 Kalorien auf dem Air Bike
Minute 2: 5 D-Ball (M 68 kg, W 45 kg)
Minute 3: 15 Kalorien auf dem Rudergerät
Minute 4: 10 Dumbbell Snatches (M 32 kg, W 23 kg)

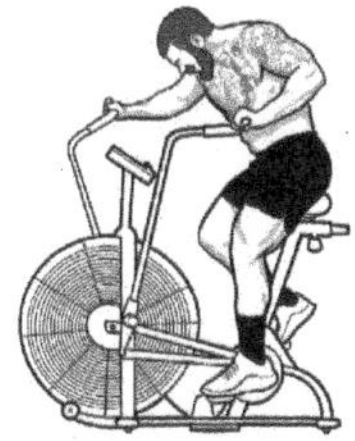

Kalorien auf dem Air Bike

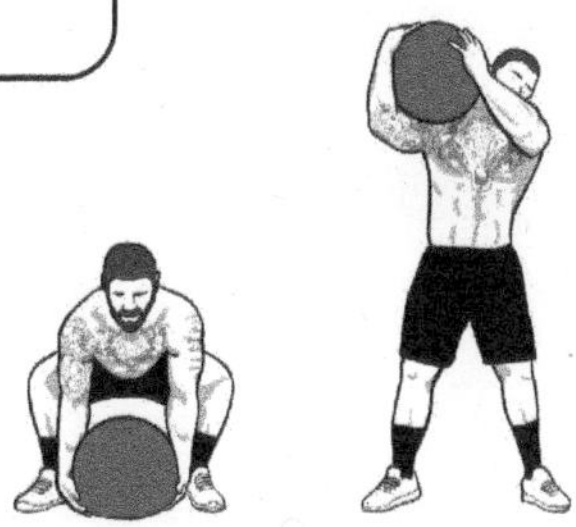

D-Ball

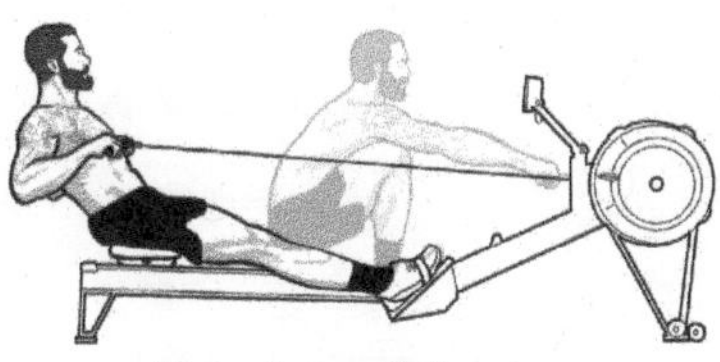

Kalorien auf dem Rudergerät

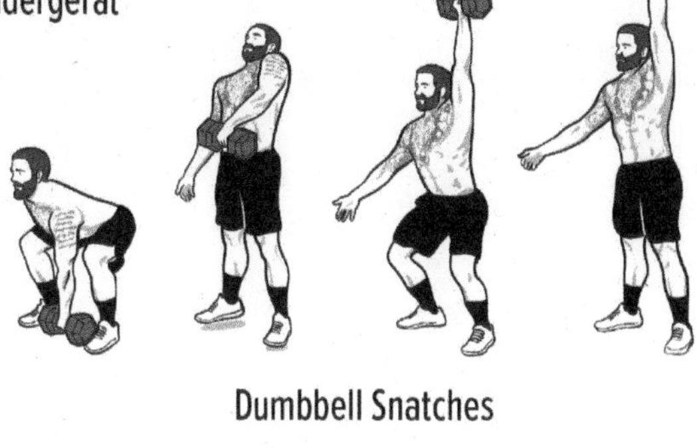

Dumbbell Snatches

EMOM für 10 Minuten
Minute 1: 15 m Handstand Walk
Minute 2: 35 Sekunden Hollow Hold

EMOM für 18 Minuten
Minute 1: 18 GHD
Minute 2: 18 Chest-to-Bar Pull-ups
18 Box Jumps (M 60 cm, W 50 cm)

EMOM für 14 Minuten
Minute 1: 8 Strict Ring Dips
Minute 2: 6 Shoulder-to-Overhead Heavy Dumbbell

EMOM für 10 Minuten
16 Wall Balls

WORKOUT

15:00 **AMRAP** mit Weste
25 Push-ups
35 Air Squats
50 Step-ups

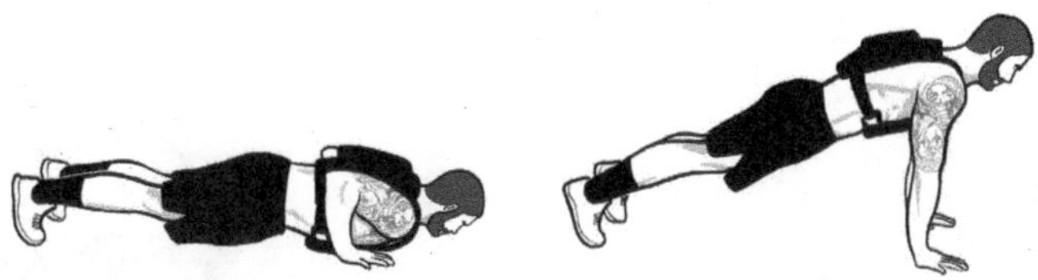

Push-ups

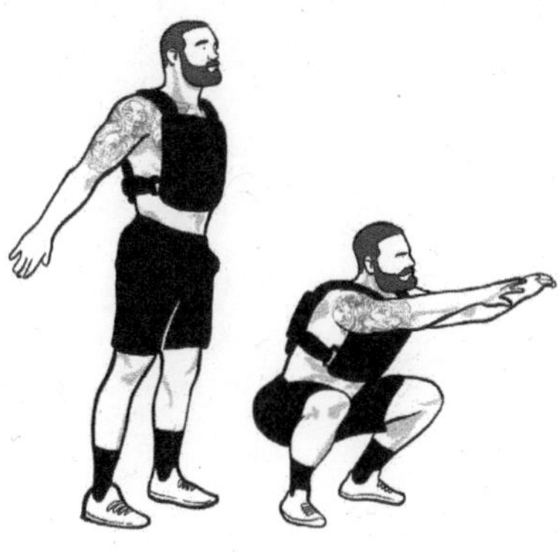

Air Squats

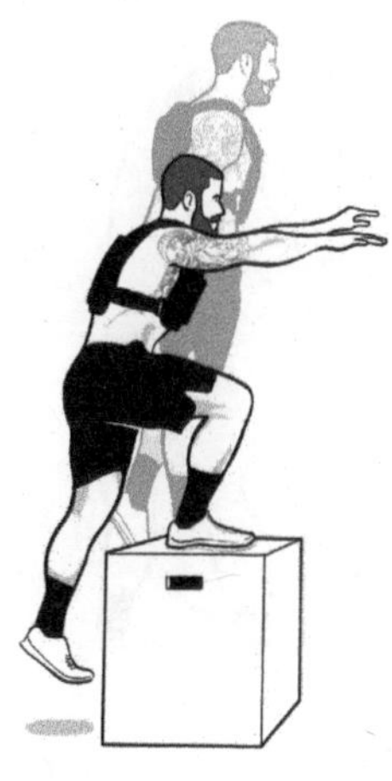

Step-ups

WORKOUT

10:00 AMRAP
Alternierender Single Arm Devil's Press (M 22 kg, W 16 kg)

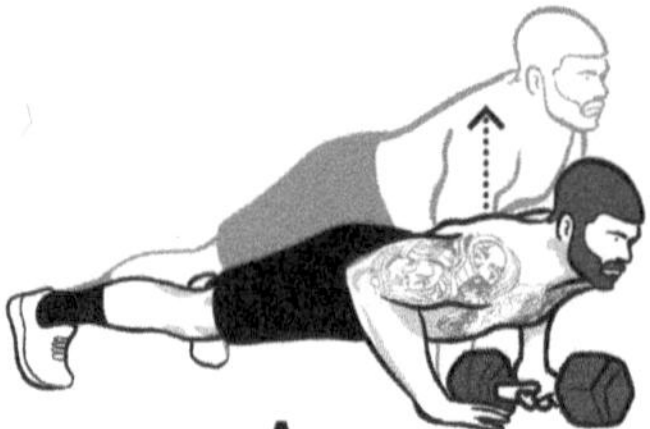

A

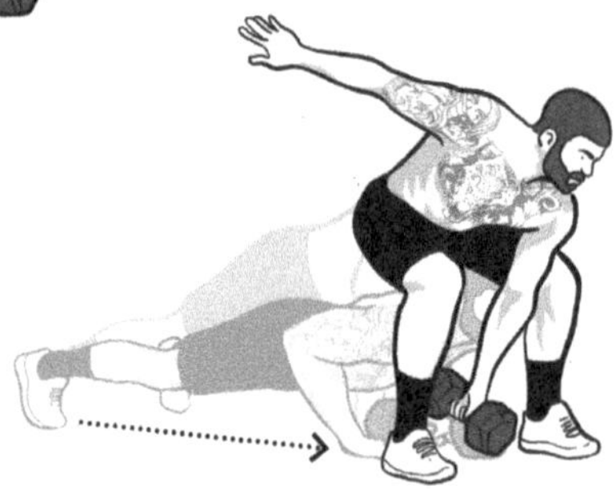

B

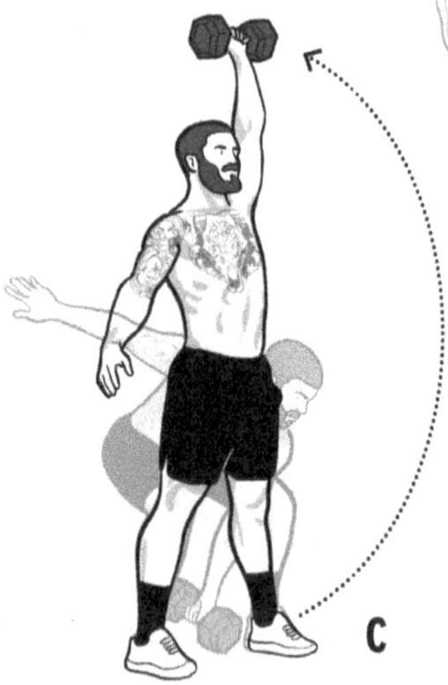

C

3 Sätze
5 Minuten AMRAP
9 Power Cleans (mittelleicht)
15 Lateral Burpees
21 Kalorien auf dem Air Bike
Pause: 5 Minuten nach jedem Satz

10 Minuten AMRAP
16 Pull-ups
16 Alternierende Goblet Box Step-ups (schwer)
16 Toes-to-Bars
16 Thrusters (mittel)

10 Minuten AMRAP
Alternierender Single Arm Devil's Press (schwer)
15 Minuten AMRAP (mit Weste)
25 Push-ups
35 Air Squats
50 Step-ups

Mein Sechs-Wochen-Schnelligkeitsprogramm vor den Games 2020, von Matt Hewett

Leichtathletik-Workouts

Leichtathletik Warm-up
400 m
300 m
2 × 200 m

Air Runner
3 Sätze
400 m 1350
Pause: 1 Minute
800 m 1250
Pause: 2 Minuten
1200 m 1150
Pause: 4 Minuten

Bergläufe
7 Sätze
00:36 bergauf
1:00 bergab
Pause: 00:20

4 Sätze
300 m (18–19 Sekunden/100 m)
Pause: 00:90
600 m unter 2 Minuten
400 m langsam
200 m (18–19 Sekunden/100 m)
Pause: 3 Minuten nach jedem Satz

Barn Burner Sprint-Workouts

Strict Ring Dips
00:10 Belastung, 00:20 Erholung
80 Wiederholungen akkumulieren

C2 Bike
3 Sätze
00:30 @ 335 Watt
00:30 leicht

Air Bike
2 Runden
Minute 1: 15 Kalorien auf dem Air Bike
Minute 2: 10 Burpees Bar Touches
Minute 3: 22 Kalorien auf dem Air Bike
Minute 4: Pause

4

Koordination

In meiner Kindheit und Jugend fuhr ich gerne Ski, aber als ich im Sugarbush Resort in Vermont den Funpark für mich entdeckte, verließ ich die schwarzen Pisten und versuchte mich an verrückten Kunststücken, während meine Familie normale Abfahrten fuhr. Dort tummelte ich mich von früh bis spät, und ich ging nicht einmal mit meinen Eltern ins Bergrestaurant, wenn es Zeit fürs Mittagessen war.

Einmal konnte ich nur dann den Funpark besuchen, wenn ich an dem Wettkampf teilnahm, der dort an jenem Tag stattfand, deshalb lieh ich mir von meinen Eltern die 15 Dollar Startgebühr und meldete mich an. Ob es dort Wettkampfrichter gab, die zusahen oder nicht – ich wollte einfach nur das tun, was ich immer tat: in möglichst hohem Tempo den Hang herunterbrettern und unten vom 20-Meter-Kicker, der aus Schnee gebauten Rampe, abheben. Zu jenem Zeitpunkt beherrschte ich Rückwärtssaltos so souverän, dass mir dafür die Buckel am Pistenrand reichten, deshalb war das auch mein erstes Kunststück.

Ich nahm an, dass ich damit den ersten Platz in der Tasche hatte. Aber gleich nach mir kam ein anderer Jugendlicher, der einen Rückwärtssalto mit einer halben Drehung machte. Als ich im Sessellift saß und zusah, wusste ich, dass ich es darauf ankommen lassen und diesen Trick selbst probieren wollte – es war zugegebenermaßen ziemlich verrückt, ohne jegliche Vorübung etwas Neues und vermutlich auch Riskantes auszuprobieren. Und der Trick, der mir vorschwebte, war auf jeden Fall etwas riskant.

Selbst auf dem Trampolin in unserem Garten hatte ich nie etwas Schwierigeres als einen Rückwärtssalto probiert, und mir war ein wenig mulmig zumute, als ich wieder oben am Startpunkt war. Ich redete mir aber gut zu und fuhr los. *Du schaffst das*, dachte ich. *Du schaffst das*. Als ich immer schneller wurde, kamen mir allerdings Zweifel, und selbst als es Zeit für den Absprung war, war ich mir nicht sicher, was ich tun sollte.

Ich hob von der Rampe ab, kauerte mich für den ersten Rückwärtssalto zu einer Kugel zusammen und fing an, meinen Körper zu strecken. Aber als ich während der Drehung den Boden unter mir sah, ging ich aufs Ganze. Ich zog, ohne nachzudenken, meine Knie zur Brust, machte eine zweite Drehung und landete im letzten Moment aufrecht. Der doppelte Rückwärtssalto war mir auf Anhieb gelungen. *Krasse Scheiße*, dachte ich. *Hoffentlich hat das jemand aufgenommen.*

Meine Eltern waren nicht überrascht – nicht darüber, dass ich den doppelten Salto probiert hatte oder dass er mir gelungen war. Ich habe das große Glück, mit jeder Menge natürlicher Sportlichkeit gesegnet zu sein, und sie hatten schon viele andere waghalsige Stunts von mir gesehen. Trotzdem waren sie nicht gerade begeistert und sahen mich vorwurfsvoll an, als ich später auf Skiern zu ihnen herüberkam. »Was dachtest du dir eigentlich dabei?«

Wenn du die beste Version deiner selbst sein willst, solltest du nicht unbedingt versuchen, einen doppelten Rückwärtssalto auf Skiern zu machen. Aber ich bin ein großer Verfechter der »Scheiß drauf«-Mentalität. Vor allem wenn es um hochkomplexe CrossFit-Bewegungen geht, muss man manchmal mutiger sein, als man sich fühlt, um das zu erreichen, was man sich vorgenommen hat – aber nur, wenn man zuvor seine Hausaufgaben gemacht und eine solide Grundlage aufgebaut hat.

WORKOUT: *Toddler Training*

10 Turkish Get-ups

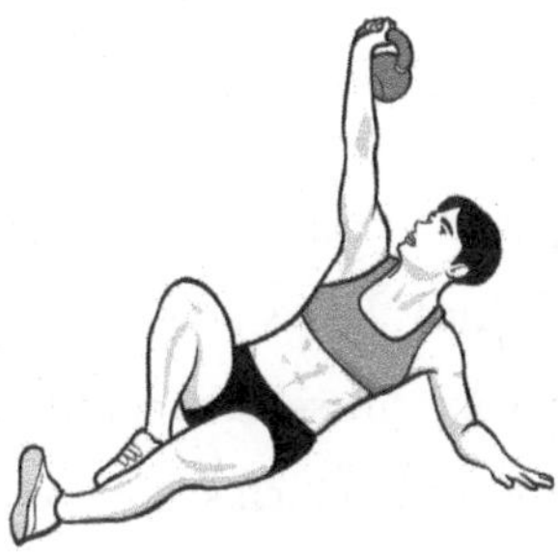

A

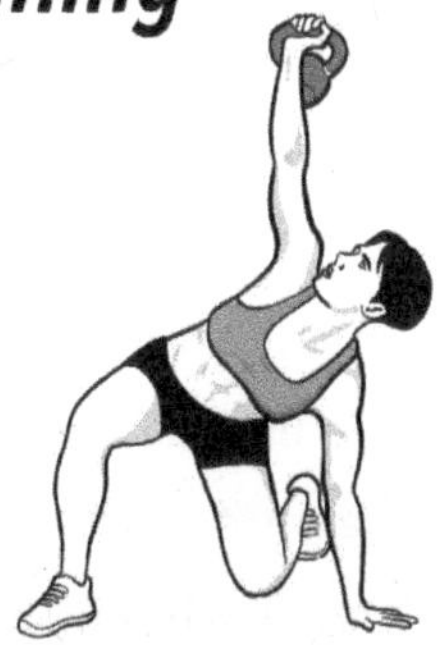

B

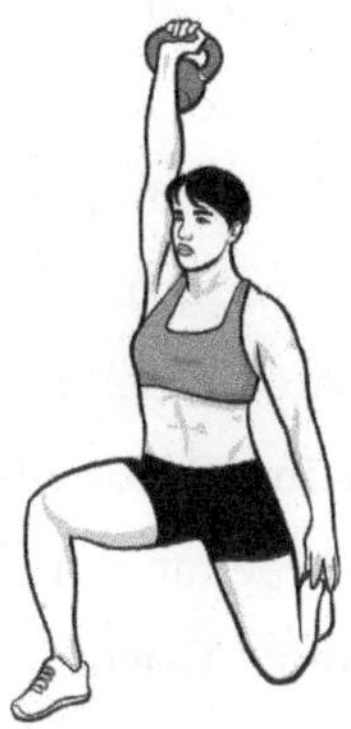

C

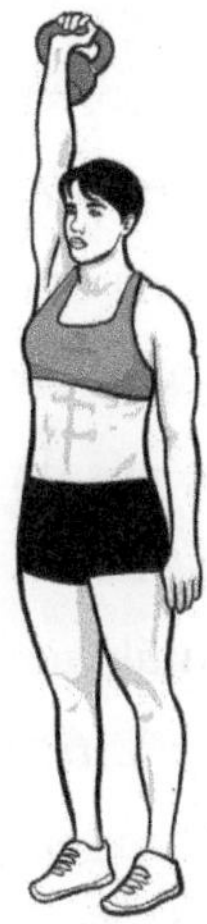

D

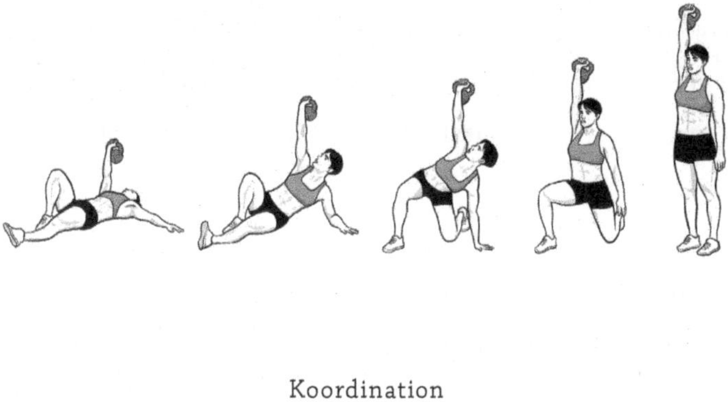

Meine Eltern waren überrascht, als ich im Alter von sechs Monaten aufstand! In diesem Alter arbeiten Babys in der Regel noch an ihrer Stabilität, um ohne fremde Hilfe aufrecht zu sitzen, aber ich konnte bereits krabbeln und mich auf meine Beine stellen.

Drei Monate später fing ich an zu gehen, aber ich hatte weder die Koordination noch die Kraft, mich kontrolliert auf den Boden zu senken. Ich stürzte vielmehr wie ein gefällter Baumstamm, knallte der Länge nach auf den Teppich und rappelte mich gleich wieder auf. Schließlich nahmen meine Eltern eine Schaumstoffrolle, die sie wie einen Helm um meinen Kopf wickelten. Sie wurde durch einen langen Aufkleber zusammengehalten, auf dem der Name der Immobilienfirma meines Vaters stand, deshalb sah es aus, als trüge ich einen Namen auf dem Kopf. Sie setzten mir diesen Schutz auf, wenn ich morgens aufstand, und dann flitzte ich schon los.

Das Aufstehen vom Boden und die Einnahme eines aufrechten Stands sind hervorragende Übungen zur Verbesserung der Koordination, und der Turkish Get-up wird dir zwei grundlegende Dinge beibringen. Zum einen wirst du lernen, wie du Körperspannung benutzt, um dich zu stabilisieren. Das ist dieselbe Technik, mit der du später lernen wirst, mithilfe der »Butterfly«-Technik mehrere Klimmzüge aneinanderzureihen.

Zum anderen wirst du lernen, deinen Körper auszurichten. Vor allem wenn du beim Turkish Get-up ein schwereres Gewicht benutzt, musst du darauf achten, dass deine Hand mit der Kettlebell direkt über deiner Schulter steht, weil deine Gelenke in dieser Position auch bei anderen Bewegungen wie Handstand Push-ups geschützt bleiben. Übe deine Get-ups also sorgfältig (dann musst du auch keinen Schaumstoffhelm tragen).

WORKOUT: *CrossFit Field Trip*

Verbringe 15 Minuten mit der Ausübung eines anderen Sports.

Als ich älter wurde, fiel es mir leicht, neue Sportarten zu lernen. Mit vier durchschwamm ich unseren zehn Meter langen Outdoor-Pool in nur einem Atemzug. Mit sieben konnte ich ein Dutzend Schritte auf den Händen gehen. Mit neun spielte ich Fußball, rang, fuhr Rollerblades, Schlittschuh und schwarze Skipisten. CrossFit war damals noch nicht erfunden worden, aber selbst wenn – ich bin mir nicht sicher, ob es gut gewesen wäre, so jung damit anzufangen.

Heut bieten Fitnessstudios Kurse für Kinder und Jugendliche an, und es gibt bei den Games eine Kategorie für Athleten, die gerade einmal 15 Jahre alt sind, man kann CrossFit also immer früher anfangen. Ich denke, dass das eine gute Sache ist, aber man sollte auch herausfinden, welche Neigungen und Vorlieben man hat. Meine Eltern waren kanadische Eiskunstläufer, die an den Olympischen Spielen teilgenommen hatten. Ich versuchte natürlich, als Kind Schlittschuh zu fahren (ich war vier, als ich in meiner allerersten Eisshow mit ihnen auftrat), aber ich konnte diesem Sport nichts abgewinnen, und meine Eltern drängten mich nicht dazu.

Als es darum ging, mit einem Sport aufzuhören oder etwas Neues auszuprobieren, kannten meine Eltern nur eine Regel: Sobald wir uns für etwas entschieden hatten, mussten wir für den Rest der Saison dabeibleiben. Deshalb probierte ich so ziemlich alles aus. Ich blieb (bekanntermaßen) beim olympischen Gewichtheben hängen, aber ich spielte auch Football, und ich bereue es, mein erstes Highschool-Jahr eine Auszeit vom

Football genommen zu haben, um mich dem Gewichtheben stärker zu widmen. Auch wenn ich nicht für die NFL bestimmt war, spielte ich trotzdem sehr gerne Football, und diese Erfahrung hätte mir wahrscheinlich bei den Games geholfen. Einer der Grundpfeiler von CrossFit ist, dass man »regelmäßig neue Sportarten kennenlernt und ausübt«, deshalb solltest du dich an diese Devise halten. Probiere Surfen, Golfen oder andere Dinge aus, die dich zu ungewohnten Bewegungen zwingen und dir helfen, Plateaus zu vermeiden.

CrossFit-spezifische Koordination: Die Basics

WORKOUT: *Flight Simulator*

Double-unders
5, 10, 15, 20, 25, 30, 35, 40, 45, 50, 45, 40, 35, 30, 25, 20, 15, 10, 5

Als ich mit CrossFit anfing, hatte ich das Glück, dass ich die meisten Bewegungen schon konnte. Natürlich kannte ich bereits die Übungen aus dem Gewichtheben, und ich hatte die Kraft und Körperwahrnehmung, um neue Fähigkeiten zu lernen, beispielsweise den Ring Muscle-up, der mir mehr oder weniger auf Anhieb gelang. Aber es gab etwas, woran ich ständig scheiterte.

Wie vielen von euch war mir das Seilspringen nicht fremd, aber ich bekam einfach nicht das richtige Timing für den Double-under hin, deshalb bat ich Jade um ein Workout, um endlich besser zu werden. Er gab mir den »Flight Simulator«. Es ist ein Workout mit einem gewaltigen Volumen von Double-unders – insgesamt 500 Wiederholungen – und einem großen Haken: Ich musste jeden Satz fehlerfrei schaffen, damit ich mit dem nächsten weitermachen durfte. Als ich mich in den hinteren Bereich seines Studios verzog, sagte mir Jade, ich solle nach zehn Minuten aufhören, weil ich dann etwa 1000 Double-unders gemacht haben würde.

WORKOUT: *Pull-up Progression 1*

12 Scap Push-ups

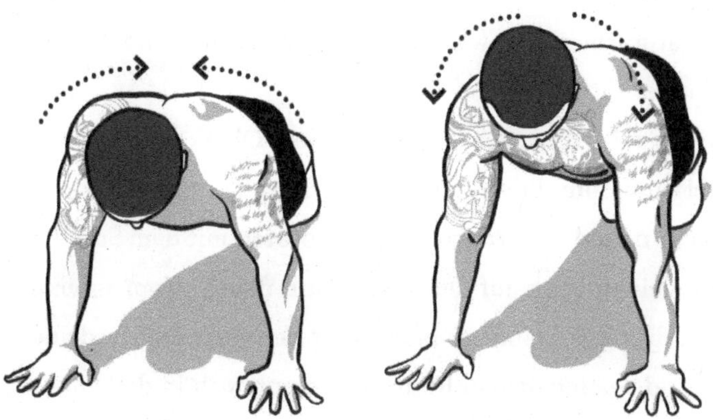

Nimm zunächst eine Liegestützposition ein, bei der sich deine Hände direkt unter den Schultern befinden, deine Zehen auf dem Boden stehen und dein Körper von Kopf bis Fuß eine gerade Linie bildet (keine durchhängenden Hüften und kein in die Luft ragender Po).

Vorsicht: Obwohl diese Bewegung als Liegestütz bezeichnet wird, ist der Bewegungsumfang viel geringer. Du solltest dich nur einige Zentimeter absenken, und deine Brust sollte überhaupt nicht aktiv sein.

Nach etwa 15 Minuten kam Jade zurück und zwang mich aufzuhören. Ich war noch nicht fertig, hatte aber bereits an die 1500 Sprünge gemacht. Ich konnte am nächsten Tag kaum gehen. Sobald sich meine Waden erholt hatten, machte ich den »Flight Simulator« an jedem zweiten Tag, bis ich ihn nach etwa zwei Wochen endlich schaffte. Wenn du deine Koordination entwickeln willst, ist der »Flight Simulator« ein toller Ausgangspunkt, weil er deine Hand-Auge-Koordination und dein Timing schult. Aber Vorsicht: Deine Waden werden sich wahrscheinlich beschweren.

So wie damals beim Deadlift und Rudern nahm ich nach einer Weile Hilfe für die Übungen in Anspruch, die aus dem Geräteturnen stammten. Diesmal ging ich zu Dave Durante, seines Zeichens mehrfacher US-Meister im Geräteturnen, Stanford-All-American-Turner und Mitinhaber von Power Monkey Fitness.

Er sagte mir, dass bei praktisch allen Oberkörperbewegungen die Schulterblätter zum Einsatz kommen. Deshalb müssen sie stark und beweglich sein, und das erreicht man am besten mit dem Scap Push-up.

Richte deinen Blick auf den Boden, um deinen Kopf in eine neutrale Position zu bringen (damit er in direkter Verlängerung zu deiner Wirbelsäule ist) und spanne deinen Rumpf an, damit sich in deinem Körper nur die Schulterblätter bewegen. Halte die Arme gerade und gestreckt, und klemme einen imaginären Bleistift zwischen deine Schulterblätter, ohne die Ellbogen zu beugen. Zuerst wird es dir vielleicht schwerfallen, diese Körperpartie zu spüren, aber das ist nicht weiter problematisch. Übung macht den Meister.

Setze jetzt deine Rückenmuskeln ein, um den Boden von dir wegzudrücken und den Abstand zwischen den Schulterblättern zu vergrößern (der imaginäre Bleistift sollte auf den Boden fallen). Halte diese obere Position einige Sekunden und versuche, die Schulterblätter möglichst weit voneinander zu entfernen. Benutze jetzt wieder deine Rückenmuskeln, ziehe den Boden an dich heran und klemme den Bleistift wieder zwischen die Schulterblätter. Um die Bewegung einfacher zu machen, kannst du den Liegestütz auch an einer Wand stehend oder auf dem Boden kniend machen.

Scap Push-ups sind eine tolle Übung, die ich im Warm-up so gut wie nie auslasse, und wenn du sie erst einmal beherrschst, kannst du zur nächsten Phase der Progression voranschreiten: dem Strict Pull-up.

WORKOUT: *Pull-up Progression 2*

10 Ring Rows
10 Banded Pull-ups
10 Pull-up Eccentrics

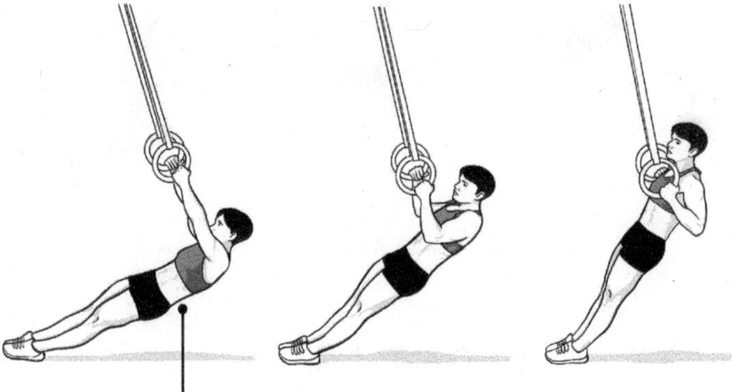

Die Bewegung wird schwieriger, je stärker du dich nach hinten lehnst.

Ring Rows

Pull-up Progression 2 (Fortsetzung)

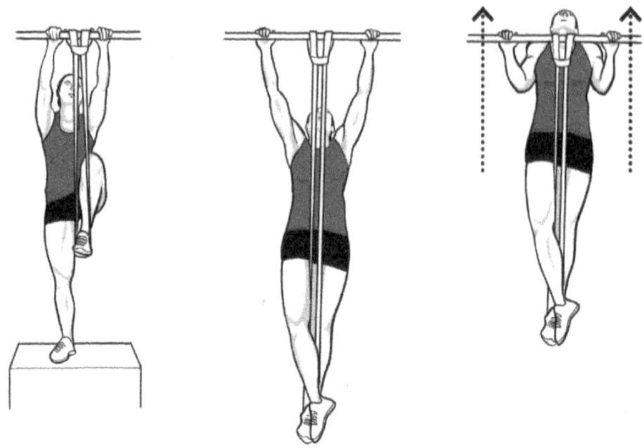

Banded Pull-ups

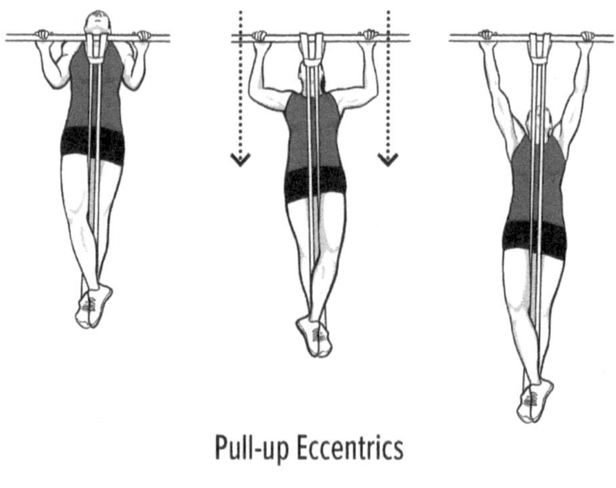

Pull-up Eccentrics

CrossFit musste sich über die Jahre viel Kritik gefallen lassen, weil es das Kipping zuließ (wenn man Schwung benutzt, um die Bewegung leichter zu machen) und die kontroverseste Bewegung ist der sogenannte Kipping Pull-up. Viele Einwände, dass diese Bewegung gefährlich sei, sind unbegründet (ich habe Tausende von Klimmzügen mit dieser Technik gemacht, ohne meine Schultern zu verletzen). Aber ich denke, dass viele von euch viel zu früh mit dem Kipping anfangen. Man braucht eine gewisse Grundkraft in den Armen und Schultern, und wenn du nicht mindestens einen strikten Klimmzug schaffst, bist du auf keinen Fall dazu bereit, ihn mit Schwung auszuführen.

Es gibt viele Progressionen, die dir zu deinem ersten Klimmzug verhelfen. Hierzu zählt das Rudern an den Turnringen. Nimm dir ein Paar Ringe, prüfe, ob sie einen schulterbreiten Abstand haben, und stelle dich direkt unter sie. Zieh dich dann hoch. Achte darauf, deine Schulterblätter zusammenzuziehen – so wie in der unteren Endposition des Scap Push-up –, die Körperspannung zu halten, kein Hohlkreuz zu machen und am Ende der Bewegung die Ringe mit der Brust zu berühren.

Eine weitere Progression sind Banded Pull-ups, also Klimmzüge mit Unterstützung eines dicken Gummibands. Hierfür bringst du an der Klimmzugstange ein elastisches Band an, das du als Schlaufe für dein Knie oder deinen Fuß benutzt.

Diese Variante ist hilfreich, weil sie deinem Körper ein Gefühl dafür vermittelt, wie sich die Bewegung anfühlen sollte, allerdings ist sie nicht meine Lieblingslernmethode. Es ist schwer, ein Band zu finden, das das richtige Maß an Unterstützung gibt, deshalb bevorzuge ich exzentrische Wiederholungen, das heißt, man springt hoch, greift die Klimmzugstange und senkt sich möglichst langsam ab. Mit der Abwärtsbewegung baut man am meisten Kraft auf, versuche also, dich der Schwerkraft möglichst zu widersetzen.

Vielleicht dauert das Erlernen eines Strict Pull-ups länger, als dir lieb ist, vor allem wenn du dein Workout skalieren und Ring Rows machen musst, während deine Kurskollegen die »Rx«-Übung machen, aber auf diese Weise wirst du das Fundament aufbauen, um die nächste Fähigkeit zu erwerben: das Kipping.

Kipping ist eine Bewegung, die man leicht falsch machen kann, vor allem wenn man bereits erschöpft ist. Bedenke: Je mehr Spannung du in deinem Körper aufbaust, umso mehr Schnellkraft kannst du erzeugen, deshalb ist das Schwungholen keine Ausrede, um sich zu entspannen und wie eine nasse Nudel an der Klimmzugstange zu hängen.

Bevor du den Pull-up mit dem Kip kombinieren kannst, musst du die korrekten Körperpositionen lernen. Lege dich hierfür rücklings auf den Boden. Presse anschließend den unteren Rücken in den Boden und hebe die Schultern und Zehen. Du solltest diese Bewegung fast ausschließlich in deinen Bauchmuskeln spüren und nicht im unteren Rücken. Das ist der Hollow Hold oder die »Schiffchen vorwärts«-Position, die du am Ende deines Kip-Schwungs einnehmen musst.

Lege dich nun bäuchlings auf den Boden und halte die Arme gerade nach vorne, also über den Kopf gestreckt. Hebe dann Rumpf, Schultern und Arme, ebenso auch die Oberschenkelvorderseite und die Zehen. Das Einzige, das auf dem Boden bleiben sollte, sind dein Bauch und dein Becken, und du solltest versuchen, deinen Körper möglichst lang zu machen, als würde man dich in die Länge ziehen. Das ist die Position, die du am Anfang deines Kip Swings haben solltest.

WORKOUT: *Pull-up Progression 3*

3 Sätze
00:30 Hollow Hold
10 Beat Swings

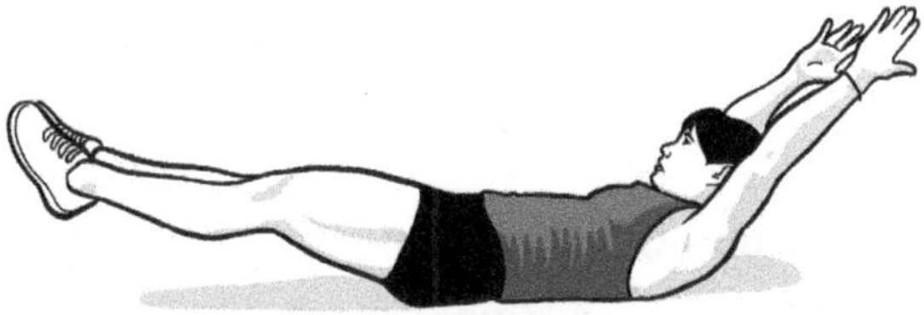

Hollow Hold

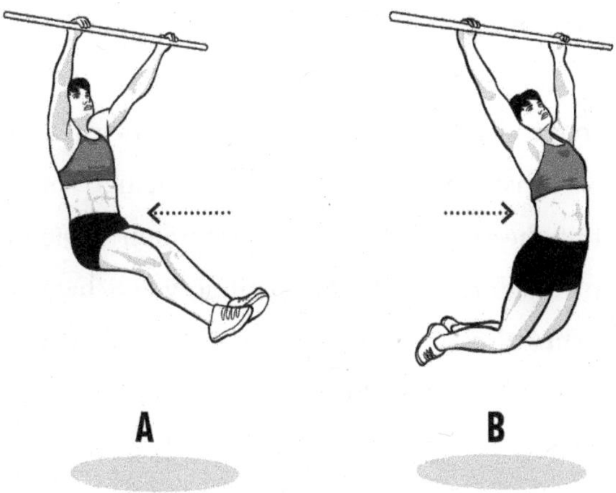

Beat Swings

Übe anschließend das Hängen. Springe hoch, ergreife die Klimmzugstange und leite einen aktiven Hang ein, indem du die Schulterblätter nach unten ziehst und den Quadrizeps und den Glutaeus anspannst. Dein Körper sollte eine gerade Linie bilden und dein Hals ein wenig länger sein als sonst. Wenn diese Position schwer zu halten ist oder dein Griff sich beinahe sofort löst, musst du das Hängen üben, bevor du mit dem Schaukeln anfangen kannst.

Dann geht es mit dem Schaukeln weiter. Beginne im Dead Hang, bringe deine Brust nach vorn und deine Füße zurück, damit du von der Seite wie ein C oder ein aufgeblähtes Segel im Wind aussiehst, das heißt die zweite Hollow-Position, die du zuvor in Bauchlage auf dem Boden geübt hast. Schaukle dann zurück, indem du die die Bewegung umkehrst und die erste Hollow-Position einnimmst, die du zuvor am Boden geübt hast (»Schiffchen vorwärts«). Am Anfang und Ende der Schaukelbewegung sollte dein gesamter Körper wie eine Banane gebogen sein; diese Haltung zeigt, dass dein Ober- und Unterkörper im Verbund arbeiten, um die Bewegung zu erzeugen. Wenn ein scharfer Knick erkennbar ist, kannst du deine Körperspannung verlieren und deine Gelenke überlasten.

Sobald du dich mit den beiden Schiffchenpositionen vertraut gemacht hast und sie beherrschst, kannst du im Rahmen deiner Vorbereitung auf den Kipping Pull-up die Schaukelbewegung vergrößern. Die meisten Athleten übertreiben es jedoch und können mit so viel Schwung (noch) gar nicht umgehen; achte also stets darauf, dass deine Ellbogen beim Schaukeln gestreckt bleiben und sich nicht beugen.

WORKOUT: *Pull-up Progression 4*

3 Sätze
5 Kipping Pull-ups
5 Toes-to-Bar

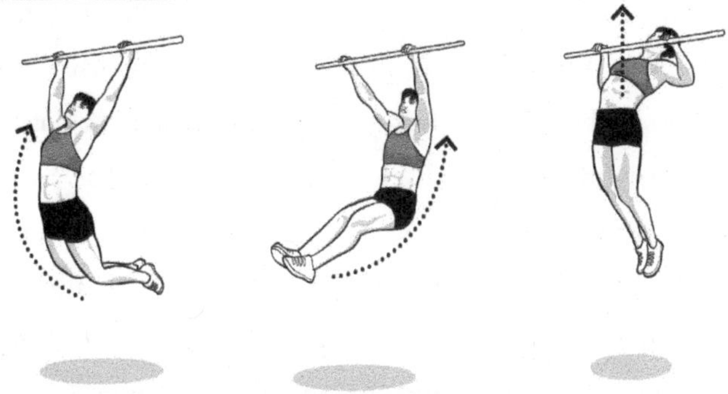

Kipping Pull-ups

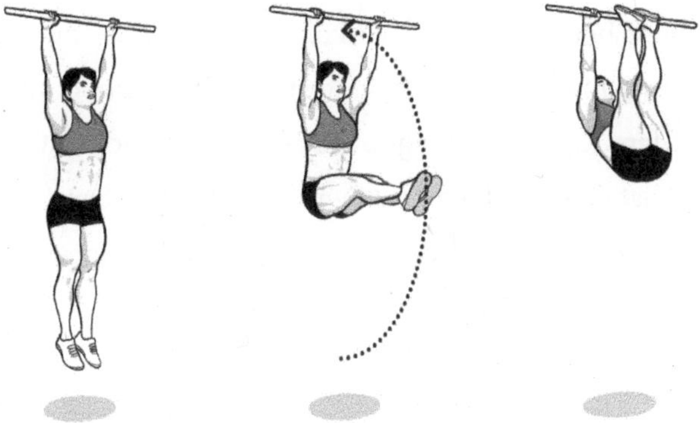

Toes-to-Bar

Sobald du den Beat Swing beherrschst, kannst du üben, in der rückwärtigen Schaukelbewegung von oben auf die Stange zu drücken. Das klingt unlogisch, aber so überträgst du die Kraft vom Kip in den Pull-up. Wenn du deine Arme entspannst und das Rückwärtsschaukeln passiv geschehen lässt, wirst du deinen ganzen Schwung verlieren. Wenn du die Bewegung aber aktiv fortsetzt und die Körperspannung aufrechterhältst, bis du am Ende der Schaukelbewegung angelangt bist, wirst du dich hochziehen und dein Kinn über die Stange bringen können.

Der erste gelungene Kipping Pull-up ist ein spannender Moment, aber die eigentliche Leistung besteht darin, mehrere Wiederholungen miteinander zu verbinden, was etwas mehr Arbeit erfordert. Du musst die Bewegung in umgekehrter Reihenfolge ausführen; das Wichtigste ist, dass du dich in der Abwärtsbewegung von der Klimmzugstange wegdrückst. Sonst verlierst du die ganze Körperspannung und Dynamik, die du gerade erzeugt hast, und du musst das nächste Schaukeln ganz von vorn aufbauen. Beim Üben solltest du versuchen, möglichst viele Kipping Pull-ups mit perfekter Technik auszuführen. Aber vergiss nicht: Kontrolliere deinen Schwung. Wenn du merkst, dass sich deine Ellbogen beugen, ist er außer Kontrolle geraten.

Zum Glück wirst du mehr Gelegenheiten zum Üben haben, weil dieselbe Bewegung bei Toes-to-Bar vorkommt. Ich finde, du solltest auch bei dieser Übung in der Lage sein, eine strikte Wiederholung zu machen, bevor du mit dem Kipping anfängst, aber wenn du gleich mit dem Kipping anfängst, solltest du denselben Beat Swing verwenden: Leite die Bewegung mit den Schultern ein, um die Brust nach vorn zu bringen und die »Schiffchen rückwärts«-Position einzunehmen, und halte die Körperspannung in deinen Schulterblättern, Gesäßmuskeln und Oberschenkeln. Kehre die Bewegung dann um, indem du die Klimmzugstange nach unten ziehst, deine Bauchmuskeln anspannst und die Füße zusammenhältst. Wenn das

Ende des Rückwärtsschaukelns erreicht ist, ziehst du dich nicht mit den Armen hoch, sondern hebst die Füße, bis sie die Stange erreichen.

Je effizienter dein Kipping ist, umso leichter wird dir die Butterfly-Methode fallen, die effizienteste Technik für Klimmzüge.

WORKOUT: *Pull-up Progression 5*

3 Sätze
10 Butterfly Pull-ups

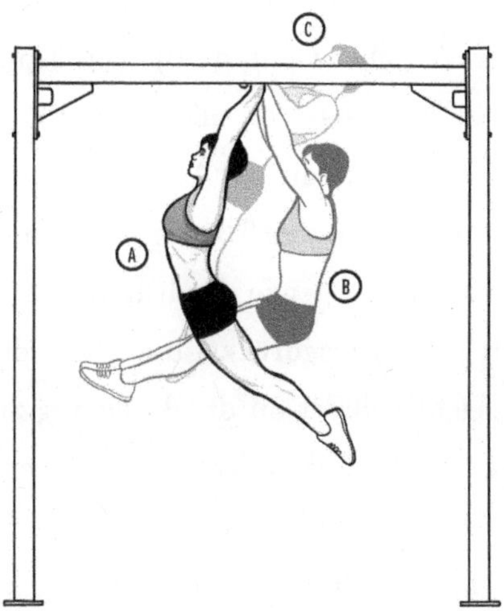

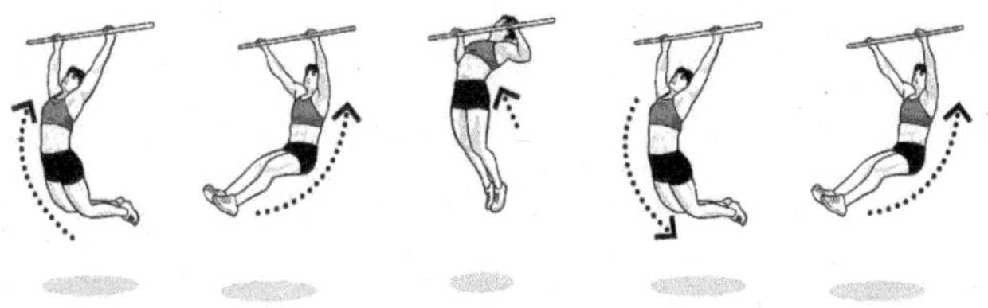

Butterfly Pull-ups

Die Butterfly-Technik sieht vielleicht völlig anders aus als der Kip, aber eigentlich sind sich die Bewegungen sehr ähnlich. Du wirst immer noch zwischen den beiden Hollow-Positionen wechseln müssen, aber statt dich hochzuziehen und die obere Endposition des Schaukelns zu erreichen, wenn dein Kinn über der Stange ist, ziehst du bereits früher, damit du einige Zentimeter hinter der Klimmzugstange die obere Endposition erreichst. Auf diese Weise kannst du damit fortfahren, unter der Stange in einer eiförmigen Bewegung nach vorn durchzuschwingen. Wenn du am Ende deiner »Schiffchen rückwärts«-Position bist, schwingst du deine Beine in Richtung Stange und drückst mit den Armen nach unten, um wieder in die »Schiffchen vorwärts«-Position zu kommen.

Das klingt kompliziert, aber wenn du bei den Kipping-Pull-ups deine Hausaufgaben gemacht hast, hast du alle Zutaten, die du brauchst. Es gibt zwei wichtige Dinge, die du dir vor Augen führen musst. Erstens: So wie bei den Double-unders ist gutes Timing das A und O, und du musst viel üben, um zu lernen, wann genau du dich an die Stange heranziehst beziehungsweise dich von ihr wegdrückst und wann du deine Beine nach vorn schwingst. Vielleicht solltest du die Bewegung zunächst auf einem Kasten stehend üben, bevor du ein freies Schaukeln versuchst.

Zweitens: Weil Butterfly-Klimmzüge ein kontinuierliches Schaukeln erfordern, werden deine Schultern deutlich stärker belastet, das heißt, dass es noch wichtiger ist, deine Schulterblätter und alle stabilisierenden Schultermuskeln zu kräftigen.

Nimm dir für diese Progression also Zeit. Ich weiß, dass man schnell ungeduldig wird, wenn man den anderen Athleten im Studio beim Training zusieht, die viele Butterfly Pull-ups am Stück absolvieren, während man selbst noch das Rudern an den Ringen übt. Aber vertraue mir: Es lohnt sich nicht, einige Sekunden schneller zu sein und dir dafür deine Rotatorenmanschette zu ruinieren. Und es gibt noch eine gute Nachricht: Sobald du die Butterfly-Methode für Klimmzüge beherrschst, kannst du die Technik auch auf Chest-to-Bars anwenden. Du wirst dafür nur noch etwas mehr Kraft benötigen.

CrossFit-spezifische Koordination: Techniken für Profis

WORKOUT: *Handstand Progression 1*

3 Sätze
00:30 Wall-Facing Handstand Holds

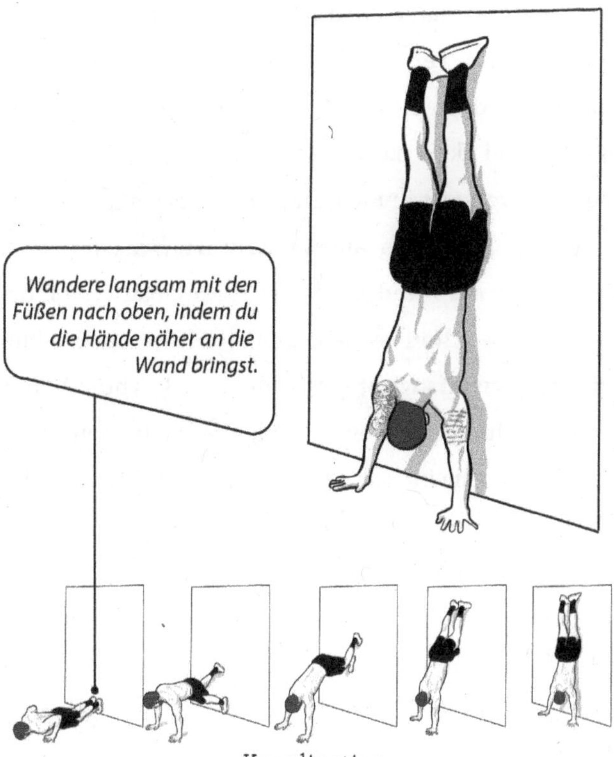
Wandere langsam mit den Füßen nach oben, indem du die Hände näher an die Wand bringst.

Ein hässlicher Handstand geht relativ einfach. Stütze dich mit den Händen auf dem Boden ab, stoße dich mit den Füßen ab und zapple hilflos mit den Beinen, bis du das Gleichgewicht verlierst und fällst. Wenn du am Strand herumalberst, mag das in Ordnung sein, aber wenn du Deficit Handstand Push-ups trainierst und deine Schultern nicht kaputtmachen willst, bist du auf eine gute Technik angewiesen. Der Wall Walk beginnt in einer Liegestützposition, bei der deine Füße die untere Wandkante berühren, und dann wanderst du mit deinen Händen zu den Zehen und steigst mit den Füßen die Wand hinauf. Das Ziel ist es, vertikal an der Wand zu stehen, aber bedenke, dass ein Handstand auch Zwischenstufen hat, und wenn es dir nicht geheuer ist, dich von einer horizontalen in eine vertikale Position zu begeben, kann das böse enden. Bringe deine Füße also nur so weit nach oben, wie du es kontrollieren kannst (das gilt auch für die Abwärtsbewegung). Du solltest jederzeit in der Lage sein, die Bewegung anzuhalten und in dieser Position zu verweilen.

Wie immer musst du deine Rumpfmuskeln anspannen, deine Schulterblätter aktivieren und aktiv nach unten drücken. Deine Schultern dürfen nicht durch die Schwerkraft in Richtung Ohren sacken.

Arbeite dich mit den Füßen langsam aufwärts beziehungsweise bringe deine Hände näher an die Wand, bis du in der Endposition mit der Nase die Wand berührst, so wie schon bei den eben erwähnten Halteübungen. Dieser letzte Teil ist besonders wichtig, weil du im aufrechten Stand eine perfekte Körperwahrnehmung haben kannst, aber viele Menschen verlieren diese Fähigkeit, sobald sie im wahrsten Sinne des Wortes den Boden unter den Füßen verlieren.

In der Endposition bildet dein Körper eine gerade Linie, die Fußgelenke sind über den Knien, welche wiederum über den Hüften stehen, die sich direkt über den Schultern und Händen befinden.

WORKOUT: *Handstand Progression 2*

3 Runden
3 Wall Walks

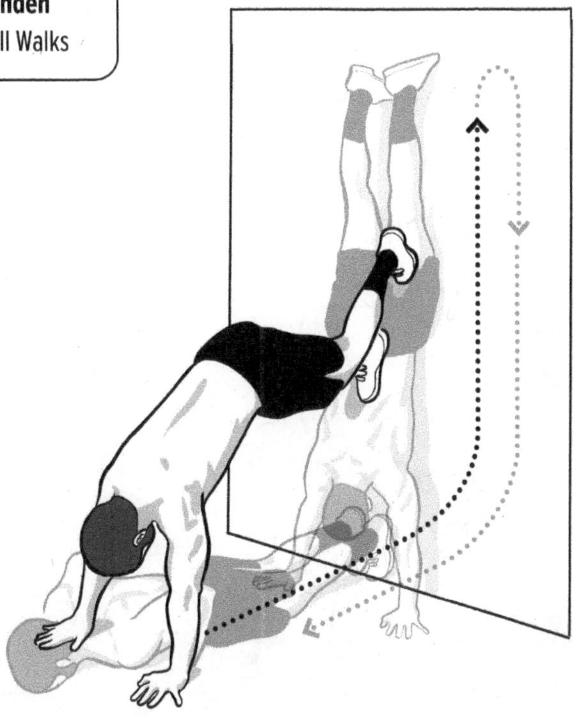

Wenn deine Wirbelsäule »durchhängt« beziehungsweise überstreckt ist – und das wird am Anfang vermutlich der Fall sein –, wirst du nicht in der Lage sein, mit deiner Nase die Wand zu berühren, was das Ziel ist. Wenn du feststellst, dass du die Form einer auf den Kopf gestellten Banane einnimmst, musst du deinen Rumpf anspannen und dein Steißbein einrollen, so wie du es in den »Schiffchen«-Positionen auf dem Boden bereits geübt hast.

Es sollte dich nicht überraschen, dass ich dir empfehle, zuerst einen Strict Handstand Push-up zu lernen, bevor du ihn als Kipping-Variante machst, und du solltest mehr oder weniger dieselben Progressionen benutzen wie bei den Pull-ups. Exzentrische Wiederholungen eignen sich hervorragend, um Kraft aufzubauen, solange man sich langsam und kontrolliert bewegt und eine gute Körperhaltung beibehält. Wenn dir diese Kraft noch fehlt oder wenn du Angst vor einem Sturz hast, kannst du zum Schutz sogenannte Ab Mats unter den Kopf legen.

WORKOUT: *Handstand Progression 3*

3 Runden
3 Pike Push-ups
3 Handstand Push-up Eccentrics

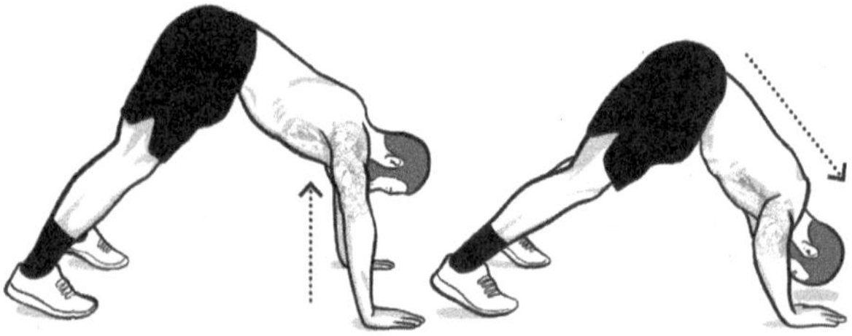

Pike Push-ups

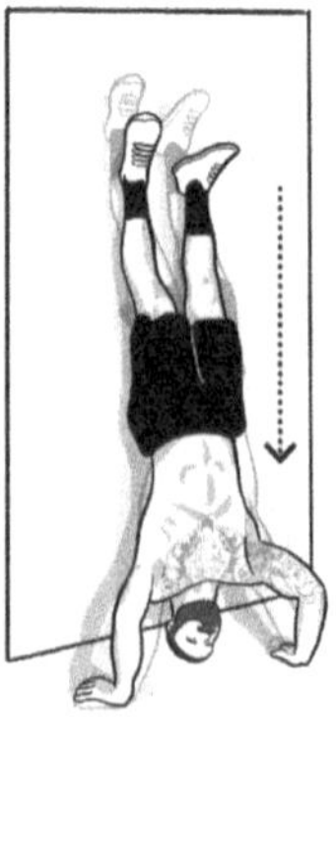

Exzentrische Wiederholungen eignen sich hervorragend, um Kraft aufzubauen, solange man sich langsam und kontrolliert bewegt und eine gute Körperhaltung beibehält.

Handstand Push-up Eccentrics

Eine andere hervorragende Übung für die Entwicklung der Koordination sind Pike Push-ups, die wie normale Liegestütze sind, nur dass die Hüften in die Luft gestreckt sind. Es gilt in diesem Fall dasselbe Prinzip wie bei den Ring Rows: je steiler der Winkel, umso schwerer die Übung. Stelle die Füße am Anfang also auf den Boden. Mit zunehmender Kraft kannst du sie auf eine immer höhere Fläche stellen, damit der Rumpf möglichst lotrecht zum Boden steht. Wenn die Muskeln auf deiner Oberschenkelrückseite extrem verspannt sind, kannst du die Knie beugen, um diese ausgerichtete vertikale Position zu erreichen.

Welche Übung du auch machst, dein Kopf sollte immer ein wenig vor den Händen aufkommen, damit die drei Punkte von Händen und Kopf ein Dreieck bilden und du dich im Notfall auf dem Kopf abstützen kannst. Wenn du schließlich über genügend Kraft und Stabilität verfügst, um einen vertikalen Pike Push-up zu machen, bist du bereit für einen Strict Handstand Push-up.

Die Bewegung sollte wie folgt aussehen: Du machst einen Handstand an der Wand mit dem Rücken zur Wand und drückst dich mit deinen Schultern aktiv vom Boden weg. Dann senkst du dich ab, bis dein Kopf den Boden berührt. Dein Kopf und Nacken sollten neutral sein (richte deinen Blick nach vorn und nicht nach oben oder nach unten) und deine Hände ein wenig weiter von der Wand entfernt, damit sie mit deinem Kopf ein Dreieck bilden.

Ohne Zuhilfenahme der Beine oder Hüften drückst du deinen Kopf vom Boden weg und kehrst in die ursprüngliche Startposition zurück. Deine Fersen sollten genauso hoch sein wie am Anfang. Wenn das nicht der Fall ist, verlierst du wahrscheinlich beim Hochdrücken die Körperspannung, und du musst mehr an den Hollow Holds und der Entwicklung deiner Schulterkraft arbeiten. Aber wenn du einige saubere Wiederholungen schaffst, dann Glückwunsch – dann bist du bereit für den Kipping Handstand Push-up.

WORKOUT: *Handstand Progression 4*

AMRAP
Strict Handstand Push-ups

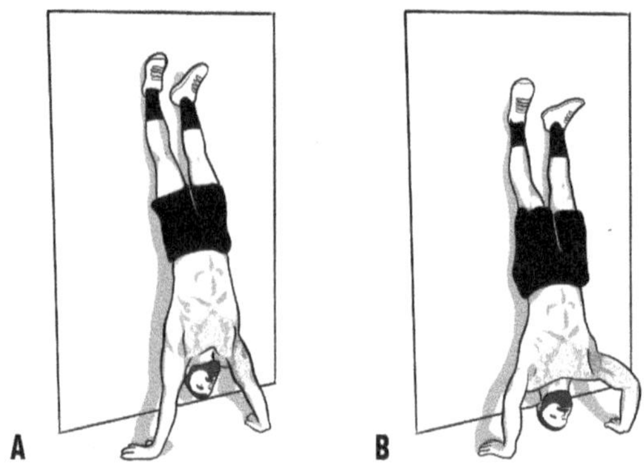

Strict Handstand Push-ups

Kick-up in den Handstand

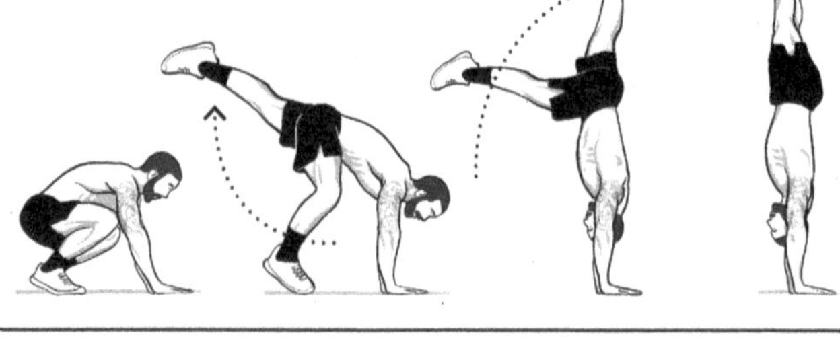

Alles bleibt gleich, bis du die untere Endposition des Handstand-Liegestützes erreichst – in der du mit den Händen und dem Kopf ein Dreieck bildest. Zuerst senkst du deine Knie in Richtung Ellbogen. Dann stößt du dich mit den Händen ab und kickst die Füße aufwärts, als würdest du eine niedrige Decke über dir zertreten wollen. Dieser zusätzliche Schwung aus den Hüften sollte die Bewegung erleichtern, darf sich aber nicht auf deine Körperposition auswirken. Sind deine Fersen immer noch über dieser Linie? Glauben heißt nicht wissen. Für diese Bewegungen solltest du dich mit deinem Smartphone aufnehmen, um sicherzugehen.

Als nächste Fähigkeit folgt das Gehen auf den Händen, was etwas furchteinflößender ist. Es ist schon ein merkwürdiges Gefühl, die Handstand-Position einzunehmen, aber in der Vorwärtsbewegung ist das Risiko, das Gleichgewicht zu verlieren und zu stürzen, noch einmal größer. Aber du wirst das Worst-Case-Szenario ignorieren und aufs Ganze gehen müssen, und das ist etwas, was mir meine Eltern beibrachten.

Als sich meine Eltern für ihren ersten großen Eiskunstlauf-Paarwettbewerb aufwärmten, befand sich meine Mutter in einer Hebefigur über dem Kopf meines Vaters, als er mit den Zehen am Eis hängen blieb, stolperte und sie fallen ließ. Sie brach sich bei dem Sturz das Becken, weigerte sich allerdings, ihre Teilnahme an der kanadischen Meisterschaft abzusagen, die sechs Wochen später stattfand. Sie machten bei ihrem Auftritt nicht nur dieselbe Hebeübung, sie gewannen auch Silber.

Der Erwerb neuer Fähigkeiten, vor allem aus dem Geräteturnen, kann ganz schön Angst machen, aber du kannst es üben, deine Angst zu überwinden. Deshalb empfehle ich, das Handstand-Abrollen zu lernen.

WORKOUT: *Building Confidence*

15:00
Handstand-Abrollen üben

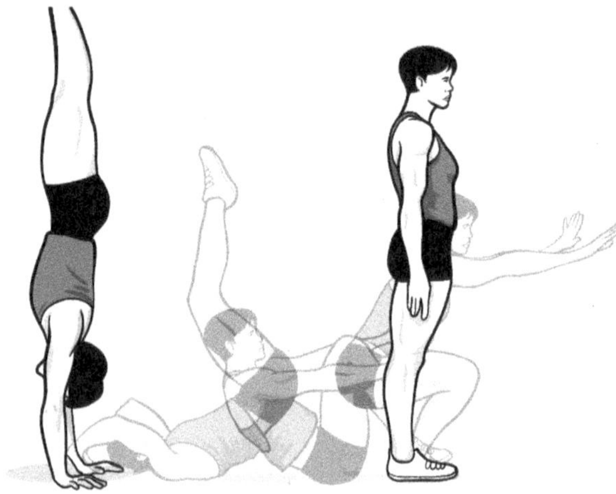

Das Handstand-Abrollen

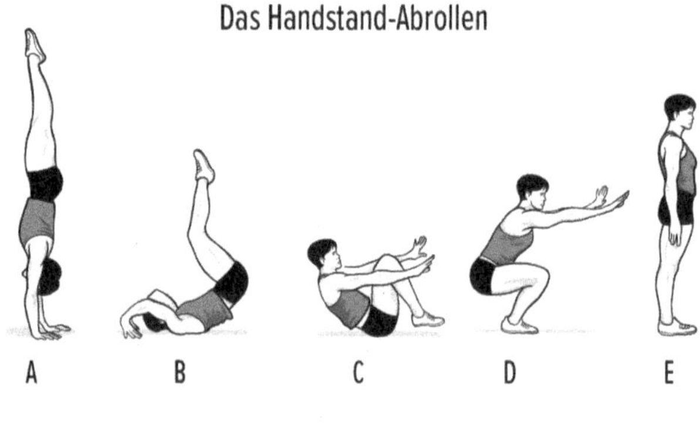

Stelle dich auf eine weiche Unterlage, gehe in die Hocke und stütze dich mit den Händen auf dem Boden ab. Ziehe dann das Kinn an, wodurch sich deine Wirbelsäule einrollt, und senke deinen Kopf langsam zum Boden. Zu diesem Zeitpunkt wird dich dein Körpergewicht nach vorn ziehen, und wenn du dich mit den Füßen ein wenig abstößt und springst (und dein Kinn angezogen bleibt), wirst du dich über den Rücken abrollen. Wenn dir mit der Zeit diese Rolle vorwärts immer leichter fällt, kannst du den Sprung früher einleiten, wobei dein Kinn weiterhin angezogen bleiben muss.

Wenn du dich im Handstand befindest, bittest du einen Trainingspartner darum, deine Fußgelenke zu greifen und dich festzuhalten, während du die Arme beugst, dich absenkst und dein Kinn anziehst, um dich über den Rücken abzurollen. Wenn du diese Fähigkeit so lange übst, bis du keine Angst mehr hast, wird dir das später bei schwierigeren Techniken gute Dienste leisten.

Wenn du einen soliden Handstand in deinem Repertoire hast, hast du einen Großteil der Turnbewegungen gemeistert, die in CrossFit vorkommen. Jetzt kannst du anfangen, an ihnen zu feilen.

WORKOUT: *Gripapalooza*

3 Sätze
1:00 Dead Hang
15 m Farmer's Carry
15 m Plate Pinches

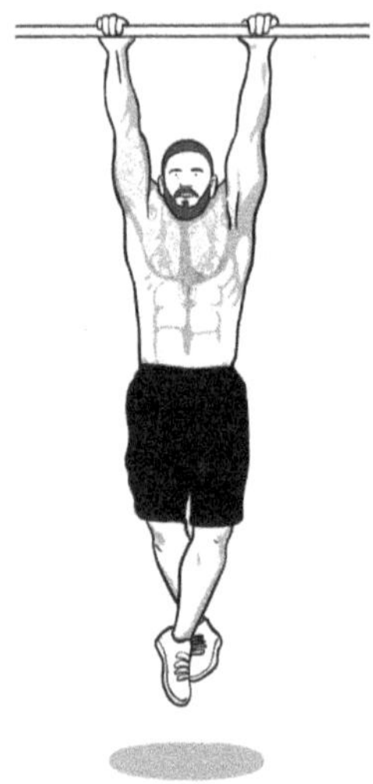

Dead Hang

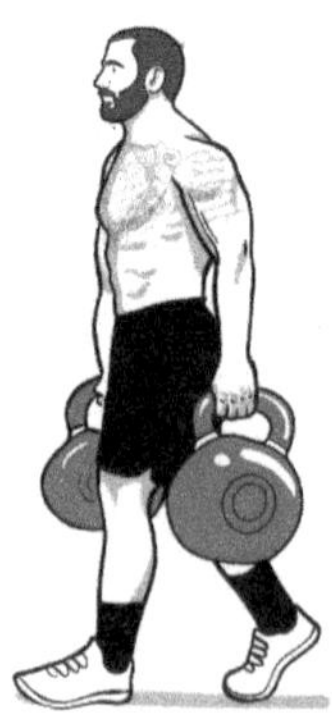

Farmer's Carry

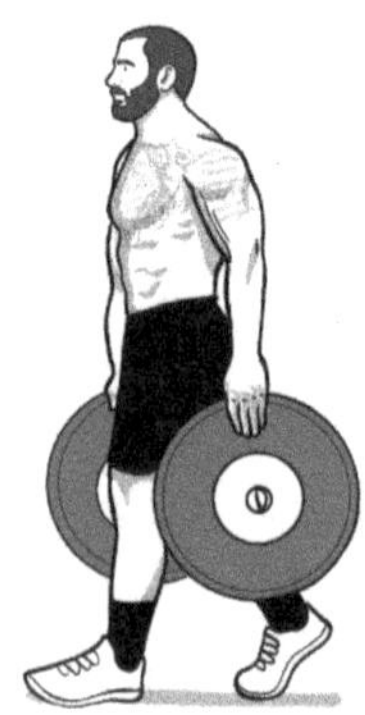

Plate Pinches

Wenn du deinen Snatch verbessern willst, darfst du nicht jeden Tag den One-Rep Max trainieren, und dasselbe gilt für Kipping-Bewegungen. Vielleicht wirst du ein wenig effizienter, wenn du sie in jedem Workout übst, aber du wirst schnell auf ein Plateau stoßen.

Aus diesem Grund übe ich während der Saison fast nie das Kipping. Vor allem am Anfang meiner Karriere war ich mehr darauf bedacht, mein Kraftfundament aufzubauen, deshalb wartete ich, bis der Wettkampf nur noch zwei oder drei Wochen entfernt war, bevor ich mich wieder mit dem Kipping vertraut machte.

Indem ich strikte Wiederholungen machte, erkannte ich, dass meine (mangelnde) Griffkraft der Grund dafür war, warum mir keine langen Klimmzug-Sätze gelangen; deshalb übte ich Dead Hangs, Farmer's Carries und Plate Pinches, um besser zu werden. Dann merkte ich allerdings, dass meine Feinmotorik nachließ. Das klingt vielleicht trivial, aber wenn man mit einer Bewegung wie dem Handstand Walk weitermachen muss, bekommt man schnell ein Problem. Ich habe viele Athleten gesehen, die auf ihren Fingern landeten und stürzten, weil sie die Finger nicht weit genug spreizen konnten. Deshalb trainierte ich meine Unterarme, bis sie kräftig genug waren, und machte dann gleich mit Handstand Walks weiter.

Man konnte sehen, dass sich diese Arbeit bei »Friendly Fran« bezahlt machte, das erste Workout der Games 2020. Es waren drei Runden mit 21 Thrusters und 21 Chest-to-Bars, die ich in 3:08 Minuten schaffte, 47 Sekunden schneller als der Zweitplatzierte und mit einem Tempo von einer Wiederholung pro anderthalb Sekunden.

WORKOUT: *Ring Muscle-up Progression 1*

3 Sätze
5 Strict Chest-to-Bar Ring Pull-ups
5 Dips
5 Banded Muscle-up Transitions

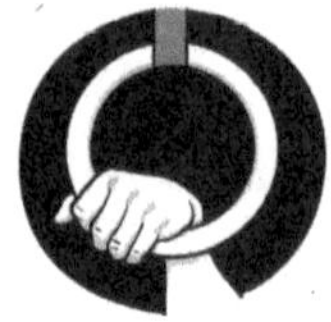

Benutze den falschen Griff

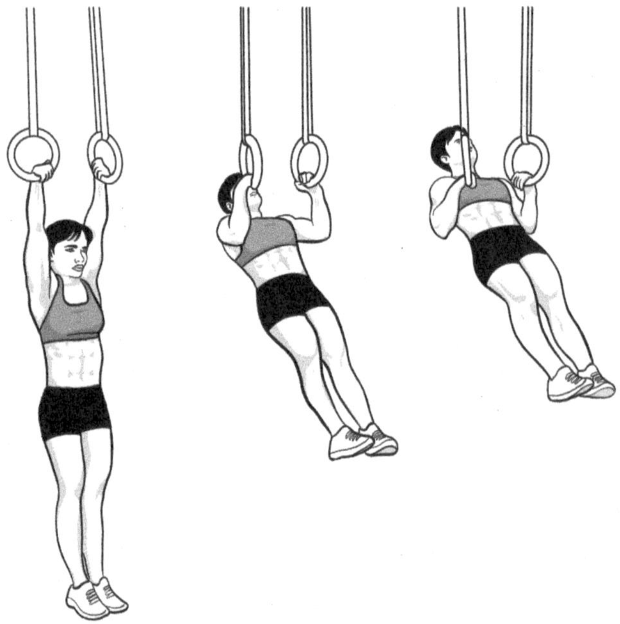

Strict Chest-to-Bar Ring Pull-ups

Ring Muscle-up Progression 1 (Fortsetzung)

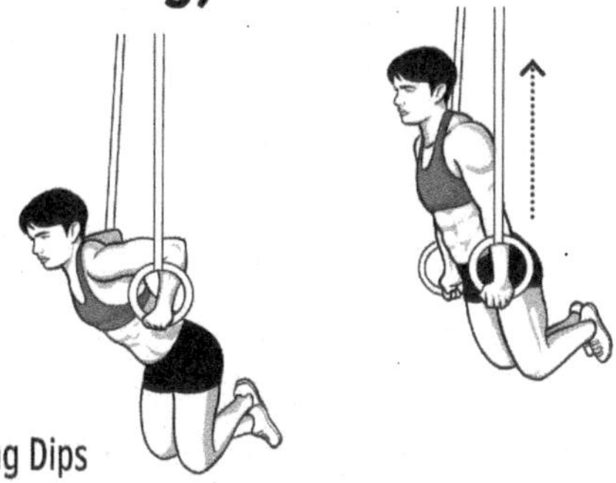

Ring Dips

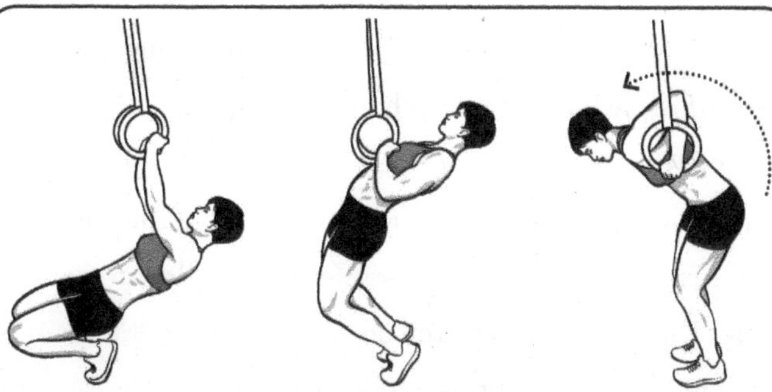

Übergänge beim Muscle-up

Gehe mit dem Oberkörper ins Hohlkreuz, ziehe dich hoch und bringe die Ringe zur Brust, bevor du sie seitlich am Körper entlang nach unten drückst. Lehne dich dabei mit der Brust nach vorn. Wenn du es richtig machst, wirst du dich dann in der unteren Endposition eines Dips befinden.

Ich musste viel tun, damit dieses Event ein Erfolg wurde, aber vielleicht ist dir aufgefallen, dass ich meine Hände nach jedem Satz Chest-to-Bars gespreizt habe. Auf diese Weise konnte ich meine Hände so auf die Langhantel legen, wie ich es wollte, statt meine Hände in letzter Sekunde zu öffnen und das Risiko einzugehen, mit meinem kleinen Finger an der Hantel hängen zu bleiben. Das wäre kein großer Zeitverlust gewesen, vielleicht eine halbe Sekunde, aber vielleicht hätte es wehgetan und vielleicht wäre ich in Panik geraten. Auf jeden Fall hätte ich meinen Fokus verloren und etwas gedacht wie: *Oh nein, ich habe einen Fehler gemacht*. Warum das Risiko eingehen?

Die letzte große Bewegung aus dem Geräteturnen ist der Muscle-up. Weil er an den Ringen schwerer geht als an der Klimmzugstange, werde ich nachfolgend auf diese Variante eingehen.

Doch bevor wir uns dem Kipping Muscle-up zuwenden, werden wir – du ahnst es sicher schon – zuerst die strikte Version lernen. Aber keine Sorge. Du kennst schon die Grundlagen, es fehlen dir nur zwei Elemente: Zum einen der Dip, der der letzte Teil der Bewegung ist. Wenn ein Dip noch nicht zu deinem Repertoire gehört, solltest du die exzentrische Bewegung üben, also das Absenken, um diese Kraft und das Gefühl für die richtige Tiefe zu entwickeln (deine Schultern sollten das obere Ende der Ringe berühren).

Zum anderen der Griff. Um den Übergang zwischen diesen beiden Bewegungsteilen einfacher zu gestalten – das anfängliche Hochziehen an den Ringen und dann der Dip, wenn man oben ist –, musst du die Ringe durch deine Hände hindurchgleiten lassen. Hierfür musst du einen falschen Griff anwenden, den du am besten folgendermaßen lernst: Greife die Ringe an der Stelle, die am weitesten von dir entfernt ist, und fasse sie so, als würdest du dich an einer Stange festhalten. Drehe die Ringe dann in Richtung Boden. Deine Hände sollten jetzt so positioniert sein, dass die Unterseite deiner Handgelenke auf den Ringen aufliegt. Das wird sich am Anfang unangenehm anfühlen, aber du kannst dich daran gewöhnen, indem du dich mit dem falschen Griff an die Ringe hängst.

Mit diesem falschen Griff führst du ein Chest-to-Bar aus und ziehst die Ringe am Rumpf entlang möglichst weit nach unten. Dies erleichtert den nächsten Teil, den Übergang.

Dieser Übergang ist am Anfang besonders knifflig, deshalb empfehle ich dir dafür ein Gummiband. Befestige ihn an ein Squat Rig oder einen vergleichbaren stabilen Rahmen, damit er unter den Ringen einen Sitz bildet. Auf diese Weise kannst du den Übergang üben, ohne gleich nach der ersten Wiederholung erschöpft zu sein. Der Fokus liegt hier auf der Technik, lege also viele Pausen ein und führe die Bewegung langsam aus. Je langsamer du sie machen kannst, umso leichter wird dir die exzentrische Bewegung fallen.

Um dich darauf vorzubereiten, musst du die Ringe auf eine Höhe einstellen, in der du in der unteren Endposition des Dips den Boden berührst.

Wie bei den exzentrischen Varianten des Klimmzugs und Handstand-Liegestützes wirst du auch jetzt die Bewegung in umgekehrter Reihenfolge ausführen. Fange also in der oberen Endposition an den Ringen an, als hättest du gerade einen Dip beendet. Senke dich dann ab, bis du mit den Beinen den Boden berührst und deine Arme ein wenig entlasten kannst. Arbeite dich danach so sorgfältig wie möglich durch den Übergang und bringe die Ringe von der linken beziehungsweise rechten Rumpfseite zur Brustmitte. Nach diesem Schritt sollten deine Hände im falschen Griff sein; dann kannst du die Ringe loslassen und eine weitere Wiederholung machen.

WORKOUT: *Ring Muscle-up Progression 2*

3 Sätze
5 Muscle-ups Eccentrics
So viele Ring Muscle-ups
wie möglich

Benutze den falschen Griff

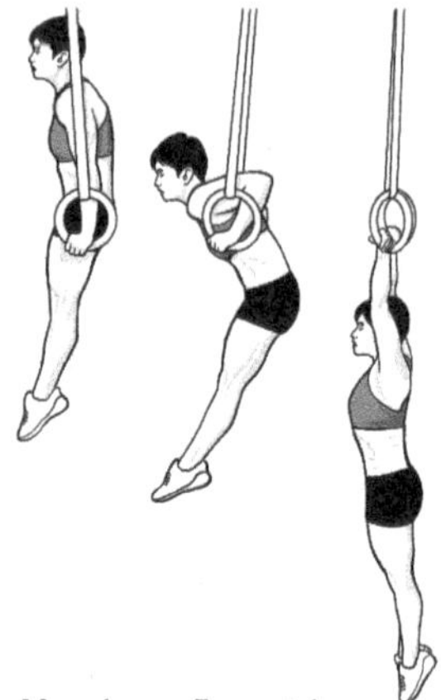

Ring Muscle-up Eccentrics

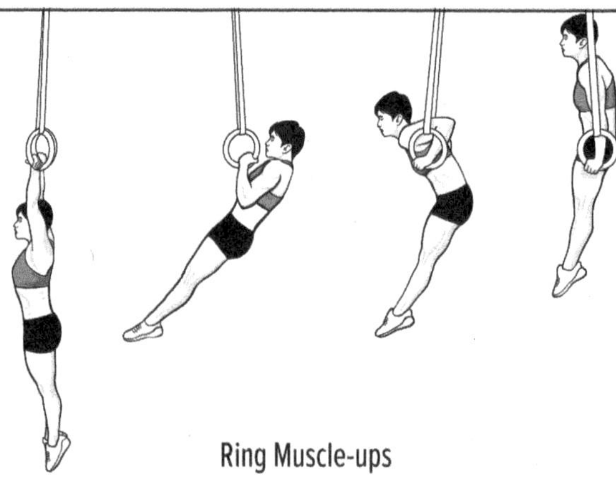

Ring Muscle-ups

Sobald du diese beiden Übungen beherrschst, musst du sie nur noch zusammensetzen. Du wirst vermutlich beim Übergang hängen bleiben, und das ist auch nicht weiter problematisch. Wenn dir ein Spotter zur Verfügung steht, solltest du ihn darum bitten, deine Hüften festzuhalten, wenn du die Ringe nicht weiter hochziehen kannst, so wie beim Gummiband. Und wenn du in der oberen Endposition bist, musst du dem Drang widerstehen, dich fallen zu lassen und einen Freudentanz zu machen. Je langsamer und kontrollierter du dich ablassen kannst, umso mehr Kraft wirst du aufbauen. Dann bist du bereit für das Kipping. Zuerst jedoch eine Warnung.

CrossFit-spezifische Koordination: Die Games

Ein Kipping Ring Muscle-up ist eine komplexe Bewegung, auf die dein Körper vorbereitet sein sollte. Natürlich ist jeder Athlet anders, aber generell solltest du vorher in der Lage sein, mindestens eine Minute im Dead Hang zu verweilen und drei strikte Pull-ups und fünf strikte Dips auszuführen.

Wenn es um die Technik geht, hast du schon alles, was du brauchst, sofern du deine Hausaufgaben in den vorangegangenen Kapiteln gemacht hast. Das Schaukeln an den Ringen ist eine übertriebenere Version der beiden »Schiffchen«-Positionen, die du bereits kennst und an der Klimmzugstange geübt hast. Übe das Schaukeln, bis du es perfekt beherrschst und dabei zu keinem Zeitpunkt die Körperspannung verlierst. Da du auch den Dip beherrschst, bleibt jetzt noch der schwierigste Teil übrig: der Übergang.

Statt dich langsam und kontrolliert zu bewegen, musst du hier dynamisch und beherzt sein. Das übst du am besten wieder mit deinem Gummiband, das du etwa auf Hüfthöhe am Squat Rig befestigst. Du solltest in der Lage sein, mit dem Gesäß auf dem Band zu liegen, und dabei deine Hände an den Ringen etwa in einem 80-Grad-Winkel halten. So sollte sich die obere Endposition des Schaukelns anfühlen – du bist parallel zum Boden (keine durchhängenden Hüften) und ziehst die Ringe nach unten.

WORKOUT: *Ring Muscle-up Progression 3*

So viele Wiederholungen wie möglich mit sauberer Technik
Kipping Ring Muscle-ups

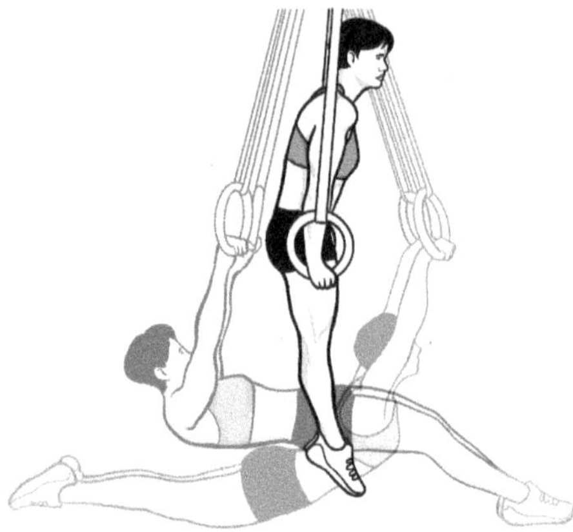

Kipping Ring Muscle-ups

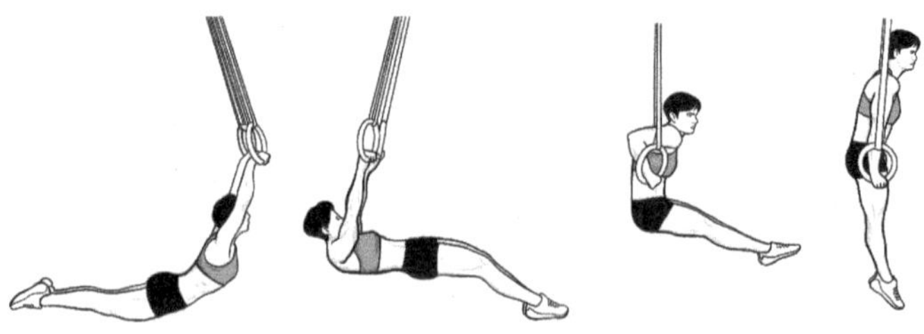

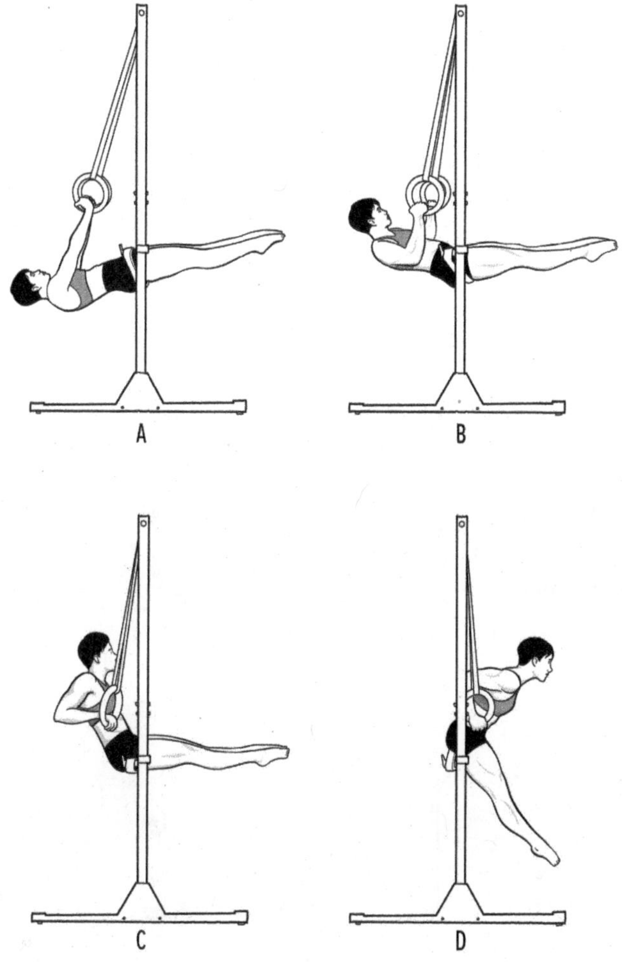

Muscle-up-Übergänge mit Unterstützung eines Gummibands

WORKOUT: *Ring Around the World*

3 Sätze
3 Kipping Ring Muscle-ups, jeder Satz mit einer anderen Riemenlänge.

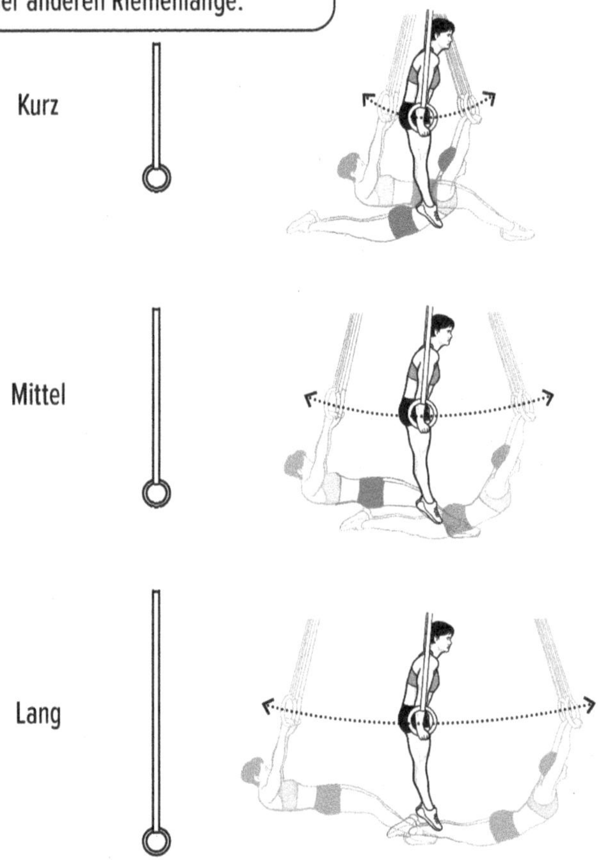

In dieser Position federst du ein wenig auf dem Band und ziehst deinen Rumpf nach vorn, als würdest du einen Fußball köpfen wollen. Deine Schultern sollten über die Ringe steigen und sich nicht durch sie hindurchbewegen, und du solltest am Schluss die Augen nach vorn richten, die

Ellbogen hinten haben und die Ringe gegen den Rumpf gepresst halten. Arbeite während der gesamten Bewegung daran, die Ringe möglichst nah am Körper zu halten.

Übe den Übergang mit dem Gummiband, bis er dir in Fleisch und Blut übergegangen ist; erst dann solltest du versuchen, ihn ohne Band zu probieren. Dann kannst du lernen, mehrere Wiederholungen in Folge auszuführen und deine Technik an die Riemenlänge anzupassen. In diesem Zusammenhang ist es hilfreich, wenn du dich ein wenig mit Physik auskennst.

Du denkst vielleicht, dass ein Muscle-up dem anderen gleicht, aber die Bewegung verändert sich abhängig von der Riemenlänge, ihrem Material, ihrer Aufhängung und sogar der Ringdicke und ihrem Material (Metall oder Holz).

Im Idealfall haben die Ringe einen Durchmesser von 1,5 Zentimeter und sind mit kurzen Stoffriemen an einem sogenannten Shrimp Trawler befestigt, einer Metallstange, die oben an einem normalen Squat Rig angebracht ist. Das ist die einfachste Konstellation und eine gute Art, um die Bewegung zu lernen.

In jeder Hinsicht suboptimal sind siebeneinhalb Meter lange Riemen wie jene, die bei den Games 2018 vom Zeus Rig hingen. Es ist mir egal, ob du ein Jahr lang jeden Tag 30 Ring Muscle-ups geübt hast, das war ein völlig anderes Workout. Trotzdem bewegten sich viele Athleten mit derselben Kadenz, die sie im Training benutzten, aber weil die Riemen zu lang waren, geriet ihr Timing teilweise völlig aus den Fugen. Sie bezahlten den Preis.

Wenn du den Kip einleitest, während die Ringe nach vorn schwingen, wirst du aus dem Tritt kommen und anfangen, wie ein Pendel zu schwingen. Weil die Ringe höher sind, musst du die Kip-Bewegung übertreiben, aber wenn du damit wartest, bis die Ringe zurückschwingen, werden sie am höchsten Punkt deiner Schaukelbewegung unter dir sein.

Wenn dein Studio eine Reihe von Ringen hat, solltest du alle benutzen, um zu lernen, wie du deinen Schwung und dein Timing besser kontrollierst. Und wenn dein Fitnessstudio keine entsprechende Ausstattung hat, solltest du die Riemen maximal längen und kürzen und jedes Mal die Ringe ausprobieren, wenn du ein neues Studio besuchst.

WORKOUT: *The Pegboard*

3 Pegboard Ascents

Je weiter du dich von den Griffen weglehnst, umso mehr Gewicht lastet auf deinen Füßen, und du entlastest deine Hände. Sonst machst du im Grunde bei jeder Aufwärtsbewegung einen strikten Klimmzug aus dem Hang.

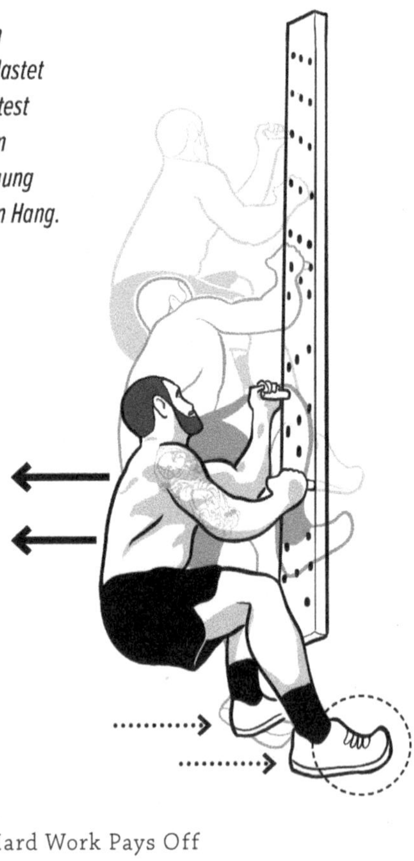

Wie ich schon gesagt habe, ist das Besondere an den Games, dass die zu absolvierenden Übungen »unbekannt und nicht prognostizierbar« sind. Die Events an sich sind geheim, aber das bedeutet nicht, dass es keine wiederkehrenden Muster gibt. Wir wissen, dass es eine Schwimmvariante und einen Lauf geben wird. Und wir wissen, dass es eine schwere Kraftdisziplin geben wird, wie das CrossFit Total, ein One-Rep Max im Snatch oder eine Speed-Ladder für den Clean.

Aber selbst auf ein völlig neues Event kann man sich vorbereiten, indem man sich ein wenig mit der Kraft und Schwerkraft vertraut macht.

Das half mir, als bei den Games 2015 das Pegboard eingeführt wurde. Ich war im letzten Durchgang, deshalb konnte ich die anderen Teilnehmer auf einem Bildschirm im Athletenbereich verfolgen. Allein vom Zusehen bekam ich Schweißhände. Alle taten sich schwer. Sie kletterten anderthalb oder zwei Meter und rutschten dann zu Boden oder hingen an den Holzgriffen, bis ihre Kräfte schwanden und sie loslassen mussten. Ich hatte Angst, dass mir dasselbe passieren würde, aber ich war auch davon überzeugt, dass alle den falschen Ansatz verfolgten.

Die meisten Athleten trugen Schuhe mit einem prägnanten Profil, was verrückt war. Hast du jemals jemanden mit Stollenschuhen auf Asphalt gehen sehen? Das ist beinahe unmöglich, weil die Stollen nur dann etwas bringen, wenn sie sich in eine weiche Unterlage wie Erde graben können. Wenn du auf einer flachen Unterlage wie einer Plexiglaswand einen guten Halt haben willst, brauchst du eine andere, im Idealfall möglichst große glatte Fläche, und deshalb war ich einer der wenigen Teilnehmer im Starterfeld, der in diesem Event seine Gewichtheberschuhe trug.

Außerdem wusste ich, dass es am einfachsten wäre, wenn ich mich von der Wand wegdrückte. Vor allem mit steigender Höhe ist es eine natürliche Reaktion, möglichst nah an der Wand bleiben zu wollen, und das war auch der Ratschlag, den die Moderatoren gaben. Aber ich wusste durch mein Ingenieursstudium, dass sie falschlagen.

Ich will nicht behaupten, dass meine Strategie in jenem Jahr perfekt war. Ich belegte im Pegboard-Event den vierten Platz, aber ich freute mich, dass ich in der Lage war, mein Wissen über Physik auf eine neue Situation anzuwenden.

Motivation und Strategie

TAGEBUCHEINTRAG – Gibt es eine bestimmte Routine, die du dir vor jedem Workout zurechtlegst? Gibt es konstante Sinneseindrücke, Bilder, Klänge oder Gerüche, auf die du dich verlässt? Wie visualisierst du dich im wichtigsten Augenblick? Welche Kleidung trägst du, was hörst und tust du?

So wie jemand, der seinen Anzug anzieht, bevor er ins Büro geht, habe ich eine feste Routine, die meinem Körper und Geist signalisiert, dass es jetzt ernst wird. Ich stelle mir vor, wie ich auf die Wettkampffläche trete, das Publikum höre und die Energie im Stadion spüre. Und am Ende der Games 2019 war es nicht anders.

Das letzte Event war eine echte Qual: 30 Clean and Jerks (»Grace«) gefolgt von 30 Ring Muscle-ups, gefolgt von 30 Snatches (»Isabel«). Das war zu lange für einen Sprint und zu kurz für eine Ausdauersession. Und im Gegensatz zu den letzten beiden Jahren war mein Vorsprung nicht unüberwindbar. Ich konnte von Noah Ohlsen und einem weiteren Athleten geschlagen werden. Aber ich hatte ein Ass im Ärmel: den DJ der CrossFit Games.

Jedes Jahr schrieb Sammy dem DJ vor dem letzten Event eine Nachricht und bat ihn, mein Einzugslied für jenes Trainingsjahr zu spielen. Beim ersten Mal wusste ich nichts davon, und ich war damals der letzte Athlet im Tunnel, der die Treppen hinunterstieg und die Arena betrat. Links und rechts standen Menschen, und ich war bereits sehr aufgewühlt, weil ich wusste, dass ich gewonnen hatte. Aber dann hörte ich »Old Thing Back« mit Biggie Smalls, Matoma und Ja Rule. Dieses Lied hatte ich jeden Tag auf der Fahrt ins Fitnessstudio gehört, und allein das Wissen, dass Sammy so weitsichtig gewesen war, diesen Liedwunsch zu äußern, trieb mir die Tränen in die Augen.

Als ich vor dem letzten Event der Games 2019 im Tunnel stand, hörte ich »We Will Rock You« von Queen aus dem Stadion dröhnen. Dieses Lied spielte ich immer in voller Lautstärke, wenn ich genau dreieinhalb Minuten von CrossFit Champlain Valley entfernt war. Ich stellte mir dann immer vor, wie ich bei den Games war, alle Scheinwerfer auf mich gerichtet waren und das Publikum mir zujubelte. Und hier war der Augenblick tatsächlich gekommen, und die Arena bebte, als 30 000 Fans synchron zum Lied mit den Füßen stampften und in die Hände klatschten. »Sie machen das für dich«, sagte ich mir. »Sie sind hier, weil sie deinen Sieg erleben wollen. Sie wollen nicht sehen, wie du den zweiten Platz machst.« Ich war bereit, Bäume auszureißen.

»Es tut mir leid, Jungs«, dachte ich, als ich auf die Wettkampffläche trat und auf meine Bahn trabte. »Ich werde das Workout gewinnen. Du kannst machen, was du willst, ich werde in jedem Fall gewinnen.« Und dann sah ich hoch und erblickte Ohlsen. Er hatte seine Augen geschlossen und klatschte mit den Händen im Takt. »Sorry, Kumpel«, dachte ich. »Das ist mein Lied.«

Ich war vor diesem Workout so motiviert, dass ich selbst dann gewonnen hätte, wenn ich am Anfang für das 2-Kilometer-Rudern einen PR hätte aufstellen müssen.

Womit kannst du dich in einen solchen Zustand versetzen? Mit einem Lied? Einem Bild? Der Erinnerung an ein bestimmtes Ereignis? Welchen Anker kannst du in deinem täglichen Training setzen, der dich zu einem bestimmten Augenblick hinführt, damit du deine maximale Leistung abrufen kannst, wenn du tatsächlich in dieser Situation bist?

Die richtige Ernährung, um Koordination zu entwickeln

Es wäre schön, wenn Sammy ein Rezept hätte, das dir bei Handstand Pushups und Kipping Ring Muscle-ups hilft, aber leider kenne ich keine Mahlzeit, die deine Koordination verbessern könnte. Allerdings bedarf es einer ausgeklügelten logistischen Koordination, um genügend nahrhafte Mahlzeiten in deinen Trainingsplan zu integrieren.

Auch wenn Sammy eine leidenschaftliche Köchin ist, hat sie ihr eigenes Leben. Sie ist eine erfolgreiche Influencerin, Kochbuchautorin und gute Gewichtheberin, deshalb will sie nicht den ganzen Tag in der Küche stehen. Vor allem wenn sie mich, Tia und Shane versorgt, will sie so effizient wie möglich sein – und ich nehme an, dass es dir nicht anders geht.

Overnight Oats

80 g Haferflocken

360 ml Kokosmilch

2 reife Bananen, zerdrückt

60 g Naturjoghurt

2 EL Ahornsirup

1 EL Chiasamen

2 TL Vanille

¼ TL grobes Salz

Obst, Nüsse, Ahornsirup, Müsli usw. zum Servieren (optional)

1. Haferflocken, Milch, Bananen, Joghurt, Ahornsirup, Chiasamen, Vanille und Salz in einer großen Schüssel mischen. In vier Marmeladen- oder Einmachgläser füllen, verschließen und über Nacht im Kühlschrank durchziehen lassen.
2. Am Morgen gut umrühren und bei Bedarf mit Toppings ergänzen: Bananenscheiben, Erdbeeren, frische Marmelade, Nüsse/ Nussbutter, Ahornsirup, Müsli und so weiter. Den Möglichkeiten sind keine Grenzen gesetzt!

Ich bin sicher, dass du das schon eine Million Mal gehört hast, aber Vorbereitung ist das A und O. Auch wenn wir in der Wettkampfsaison Unmengen an Nahrung konsumieren – wir verbrauchen innerhalb von zwei Wochen zwei Kilogramm Reis –, geht Sammy nur zwei- oder dreimal in der Woche einkaufen. Sie weiß genau, was wir brauchen, und sie würde sogar noch seltener gehen, wenn sie nicht so viele frische und leicht verderbliche Lebensmittel kaufen würde. Halte also schriftlich fest, wie viel du verbrauchst (und was im Müll landet), und plane, welche Mahlzeiten du in den nächsten Tagen zubereiten willst. Vor allem wenn du ein Morgenmuffel bist wie ich, solltest du dein Frühstück bereits am Vorabend zubereiten. Ansonsten ist die Versuchung groß, es ausfallen zu lassen, worunter deine Workouts leiden würden.

Cinny-Sweet Peanut Butter Toast

2 Scheiben Roggenbrot, getoastet

2–4 EL Erdnussbutter (die von mir verwendete Sorte war mit Meersalz und Chiasamen)

1–2 TL Honig

1 TL Zimt

1 doppelter Espresso (optional)

1. Das getoastete Brot mit Erdnussbutter bestreichen.
2. Mit Honig beträufeln und mit Zimt bestreuen.
3. Falls erwünscht mit einem doppelten Espresso genießen – für mich ist das die perfekte Morgenkombination.

Arbeite hart, aber mit Sinn und Verstand. Zu Sammys Geheimwaffen zählt ein Slow Cooker, der dir die Freiheit gibt, alle Zutaten vorzubereiten und für einige Stunden ins Fitnessstudio zu gehen; wenn du wieder zu Hause bist, wartet dort bereits eine vollständige Mahlzeit auf dich. Optimiere deine Zeit in der Küche – indem du zum Beispiel bestimmte Gerichte auf Vorrat kochst, die sich gut einfrieren lassen, oder Beilagen vorbereitest, die du praktisch zu jeder Mahlzeit essen kannst. Obwohl du zeitsparendes Multitasking betreiben kannst, indem du beispielsweise Zwiebeln hackst und gelegentlich einen Eintopf rührst, ist es am besten, ein oder zwei Stunden pro Woche einzuplanen, in denen du dich ausschließlich auf die Mahlzeitenvorbereitung konzentrierst.

Einfache gebackene Rote Bete

6–8 Rote Beten

2 EL Olivenöl

1 Prise grobes Salz

1. Den Backofen auf 218 °C vorheizen.
2. Die Rote-Bete-Knollen unter fließendem kaltem Wasser abbürsten und mit Küchenpapier trocken tupfen. Mit Olivenöl beträufeln und salzen.
3. In Alufolie wickeln und auf ein Backblech legen. In den Ofen geben und (je nach Größe) 40–60 Minuten backen, bis sie gabelweich sind.
4. Die gebackenen Beten etwas abkühlen lassen, unter kaltem Wasser abspülen und die Haut abziehen.
5. Salzen, in Scheiben schneiden und servieren.

Ich bin kein großer Resteverwerter, deshalb isst Sammy normalerweise alles, was ich am Vorabend nicht geschafft habe, oder sie macht daraus eine weitere Mahlzeit. Wenn sie zum Beispiel ein Steak brät, macht sie in der Regel gleich zwei, und wenn ich nur anderthalb davon esse, gibt es am nächsten Tag eine bunte Fleischpfanne. Wenn du deine Reste kreativ verwertest, kannst du mehr kochen als nötig und musst dir keine Sorgen darüber machen, Lebensmittel zu verschwenden.

Crispy Carnitas

1,5 kg Schweinenacken (oder -schulter)

3–4 TL Salz

1 TL Pfeffer

1 TL getrockneter Oregano (oder mexikanischer Oregano)

1 EL gemahlener Kreuzkümmel

1 große Speisezwiebel, gewürfelt

8 Knoblauchzehen, zerdrückt

2 Limetten, entsaftet

3 große Orangen, 2 davon entsaftet, 1 in Scheiben geschnitten

2 Lorbeerblätter

1–2 EL Olivenöl

1. Das Schweinefleisch abbrausen und mit Küchenpapier trocken tupfen.
2. Schweinefleisch, Salz, Pfeffer, Oregano, Kreuzkümmel, Zwiebel, Knoblauch, Limettensaft, Orangensaft und Lorbeerblätter in einen Slow Cooker geben.
3. Mit dem Deckel verschließen und 8–10 Stunden bei niedriger Temperatur oder 5–6 Stunden bei hoher Temperatur garen (bis das Fleisch zerfällt).
4. Das Fleisch entnehmen (die Flüssigkeit nicht abgießen; diese wird später noch benötigt) und auf einem Teller mit zwei Gabeln zerpflücken.
5. 1 EL Öl in einer gusseisernen Pfanne auf hoher Stufe erhitzen. Wenn die Pfanne heiß ist, eine Hälfte des zerpflückten Fleisches scharf anbraten, bis es anfängt, braun zu werden. 120 Milliliter

der aufbewahrten Flüssigkeit darübergießen und weitergaren, bis die Säfte eindicken und das Fleisch zart und knusprig ist. Die fertige Portion auf einen Teller geben und die zweite Hälfte des Fleisches auf dieselbe Weise zubereiten; falls nötig, mehr Öl und Flüssigkeit verwenden. Sobald die zweite Portion gar ist, die erste Portion in die Pfanne hinzufügen und alles gut vermischen. Die Pfanne vom Herd nehmen. Genießen!

Auch wenn du gerne kochst, lohnt es sich manchmal, etwas mehr zu bezahlen, um sich einen Teil der Vorarbeit zu sparen. Du kannst in der Gefrierabteilung zum Beispiel Gemüse kaufen, das reif geerntet wurde und bereits in mundgerechte Stücke zerkleinert ist. Das Aufwärmen erfordert zwar ein wenig Übung – man sollte das Gemüse erst etwas antauen lassen und es anschließend auf niedriger bis mittlerer Stufe in der Mikrowelle erhitzen –, aber es ist praktischer als die Verarbeitung von frischem Gemüse. Falls du dich doch dafür entscheiden solltest, lohnt sich die Zubereitung einer großen Portion nur bei einer langen Garzeit, wie bei Süßkartoffeln. Wenn es etwas Einfaches ist – wie die drei Minuten, die das Dämpfen von Brokkoli dauert –, dann kocht Sammy es für jede Mahlzeit frisch.

Garlic Brown Butter Lobster Ramen

3 Packungen Ramen-Nudeln aus braunem Reis (ohne die Gewürzmischung)
6 EL gesalzene Butter
4 Knoblauchzehen, gerieben
½ Zitrone, in Scheiben geschnitten
230 g Hummerfleisch
2 EL frischer Schnittlauch, gehackt

1. Reichlich Wasser in einen großen Topf füllen und die Nudeln nach Packungsanleitung kochen. Durch ein Sieb gießen und beiseitestellen.
2. Eine große gusseiserne Pfanne auf mittlerer Stufe erhitzen. Die Butter hineingeben und 2–3 Minuten schmelzen lassen, bis sie schaumig ist und duftet. Knoblauch und Zitronenscheiben hinzufügen. Weitere 2 Minuten unter Rühren anbraten. Den Hummer hinzugeben. Unter ständigem Rühren 3–5 Minuten garen.
3. Die Nudeln in die Pfanne geben, von der Herdplatte nehmen und alles gut vermengen. Mit gehacktem Schnittlauch bestreuen und sofort servieren.

Wenn du oft außer Haus essen musst, sind Plastikdosen dein bester Freund. Verwende sie, um deine vorbereiteten Mahlzeiten aufzubewahren und im Kühlschrank zu lagern, damit du sie am Morgen nur noch in deine Tasche einpacken musst, bevor du das Haus verlässt. Viele Fitnessstudios und Büros haben einen Kühlschrank und ein Mikrowellengerät, deshalb ist ein Gericht mit Reis, Gemüse und Fleisch eine einfache Mahlzeit, die sich gut aufwärmen lässt. Wenn du weder Zugang zu einem Kühlschrank noch zu einem Mikrowellengerät hast, kannst du auch Sandwiches mitnehmen. Es gibt einige ziemlich gesunde Brotsorten und Aufschnitte, und es lohnt sich, sich die Mühe zu machen und auszuprobieren, womit du am besten zurechtkommst.

Korean Beef Bowls

2 EL Olivenöl

450 g Rinderhack

3 Knoblauchzehen, zerdrückt

2 EL Ahornsirup

60 ml Tamari (oder Sojasauce)

2 TL Sesamöl

¼ TL Ingwerpulver

¼ TL zerdrückte Chiliflocken

¼ TL Pfeffer

2 große Eier

200 g gekochter weißer Reis

Frühlingszwiebelscheiben und Sesam zum Garnieren

1. 1 EL Olivenöl in einer großen Pfanne auf mittlerer Stufe erhitzen. Wenn das Öl anfängt zu glänzen, das Rinderhack hinzugeben und braten, bis es gar ist. Den Knoblauch hinzugeben und weitere 2 Minuten unter häufigem Rühren braten.
2. Ahornsirup, Tamari, Sesamöl, Ingwer, Chiliflocken und Pfeffer in einer kleinen Schüssel mischen. Die Sauce zum Rinderhack in die Pfanne geben und 1–2 Minuten köcheln lassen, bis das Fleisch vollständig von der Würzmischung überzogen ist. Die Pfanne von der Herdplatte nehmen und beiseitestellen.
3. Das verbleibende Olivenöl in einer anderen kleinen Pfanne auf mittlerer Stufe erhitzen. Die Eier in die Pfanne schlagen und bis zum gewünschten Gargrad braten (ich empfehle »Sunny-Side Up« mit flüssigem Eigelb!).

4. Nun das Gericht anrichten: Zuerst den gekochten weißen Reis auf den Teller geben, dann das gewürzte Rindfleisch darüber verteilen und mit dem gebratenen Ei toppen. Mit Frühlingszwiebeln und Sesam garnieren.

Zusätzliches Koordinationstraining

WORKOUT

3 Sätze
5/5 World's Greatest Stretch
15 Hip Thrusts
00:20 L-Sit Hold

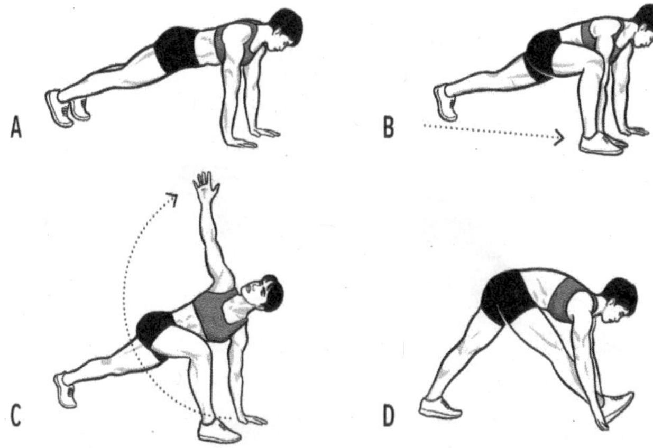

World's Greatest Stretch

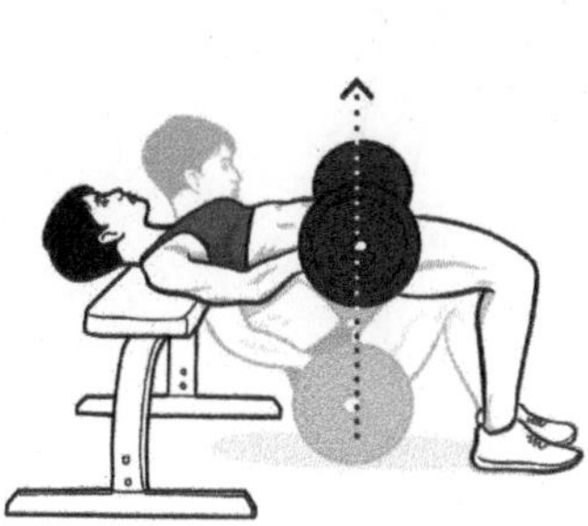

Hip Thrust

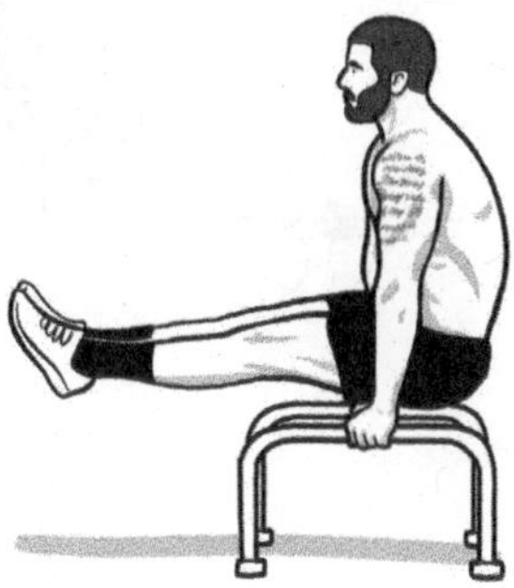

L-Sit Hold Parallette

WORKOUT

3 Sätze
25 Shoulder Taps

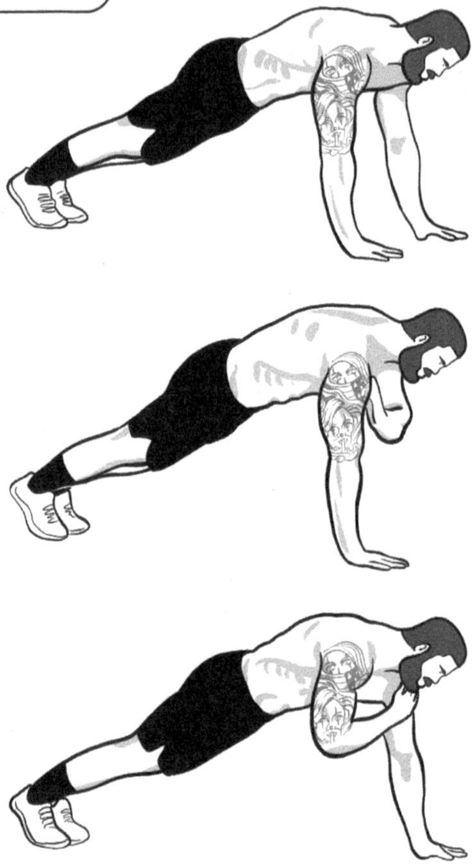

WORKOUT

4 Runden
2:30 Belastung, 1:00 Erholung
25 Hand Release Push-ups
20 Jumping Air Squats
5 V-ups
Max Burpees

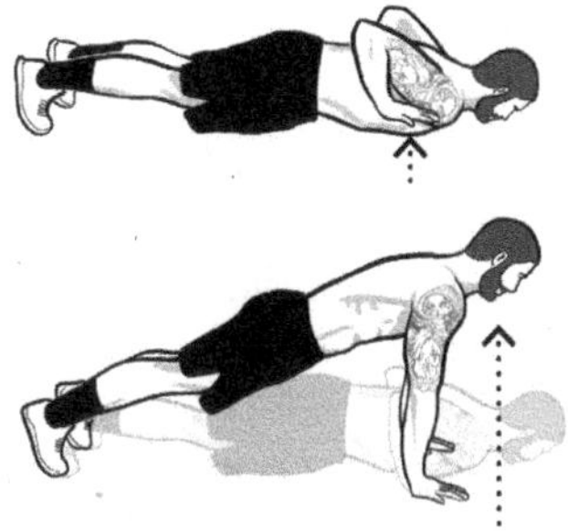

Hand Release Push-ups

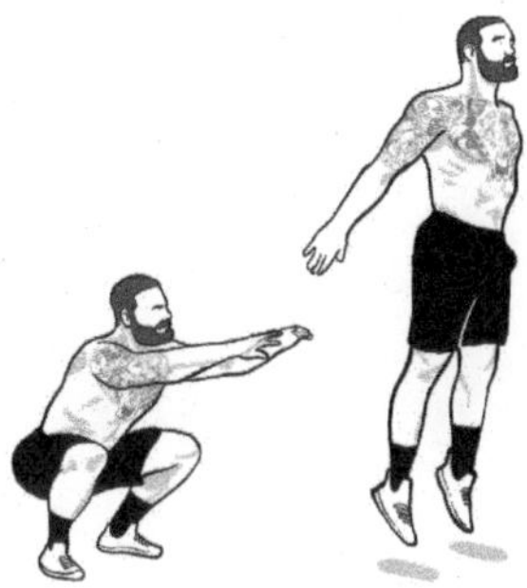

Jumping Air Squats

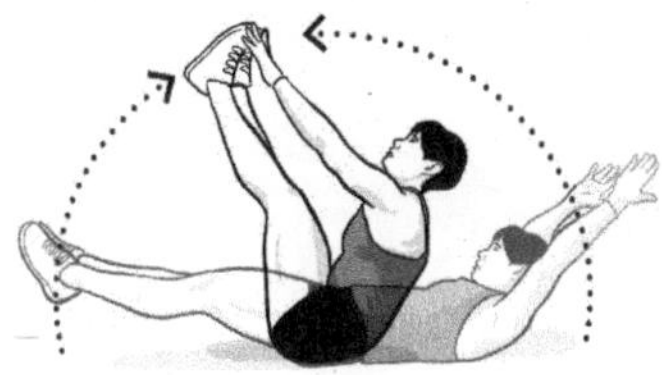

V-ups

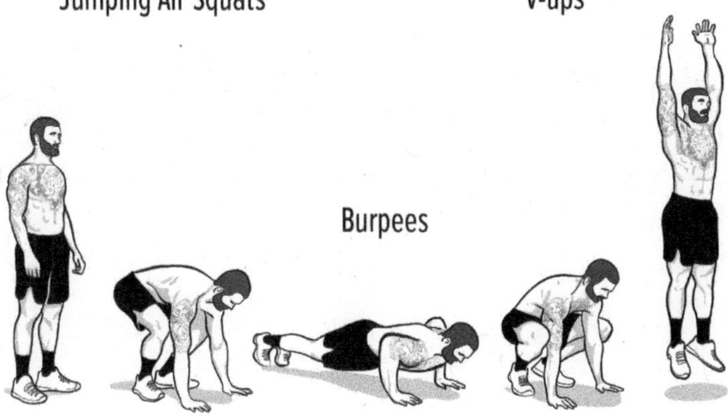

Burpees

Handstand

3 Sätze mit 2 Runden
60 Double-unders
15 Strict Handstand Push-ups
10/10 m Dumbbell Walking Lunge (schwer)
Pause: 2 Minuten nach jedem Satz

Alle 3 Minuten für 5 Sätze (mit Gewichtsweste)
20 cm Deficit Handstand Push-ups
Pause: 30 Sekunden
2 Strict Muscle-ups + 5 Muscle-ups

EMOM für 10 Minuten
1 m Handstand Walk über Hantelscheiben

27-21-15-9
Strict Handstand Push-up
Box Jump 60 cm

WORKOUT

Alle 2:30 für 4 Sätze
2 L-Sit Rope Climbs
15 Chest-Supported Dumbbell Rows

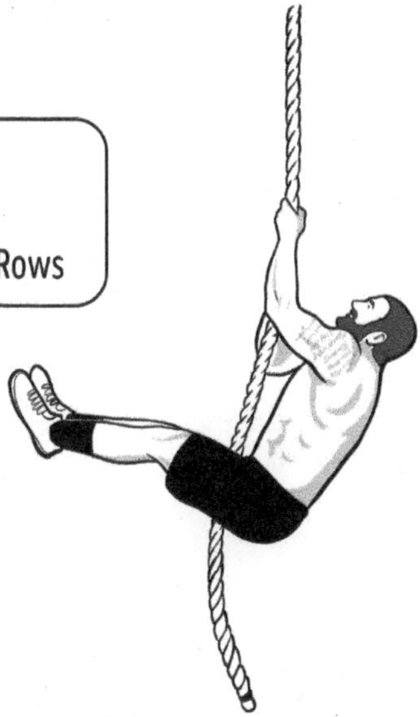

L-Sit Rope Climb

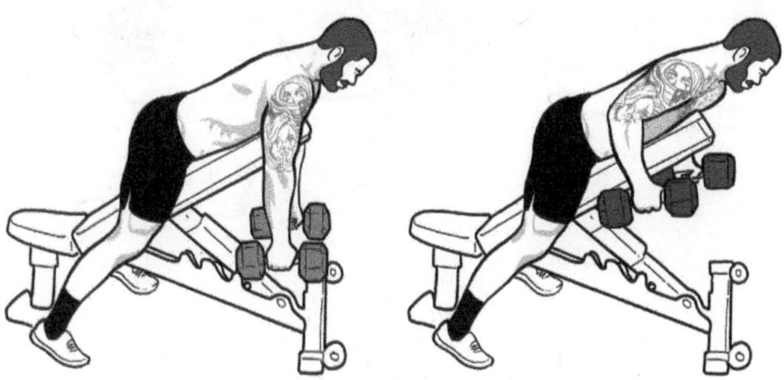

Chest-Supported Dumbbell Row

WORKOUT

2:00 im Max L-Sit Hold akkumulieren

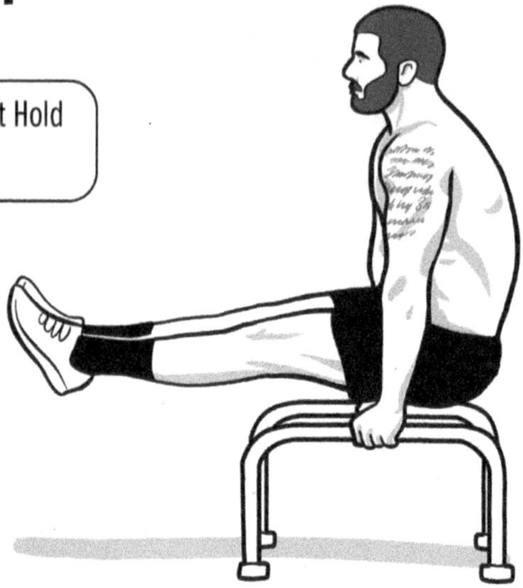

WORKOUT

Plank Hold mit Zusatzgewicht
5:00 mit 16 kg akkumulieren

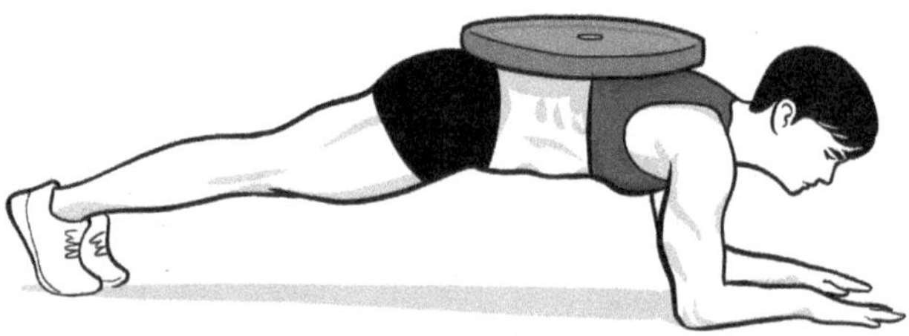

Auf Zeit
1,5-Kilometer-Lauf
30 m Handstand Walk
10 Burpee Box Get-overs (120 cm)
1,5-Kilometer-Lauf
30 m Handstand Walk
10 Burpee Box Get-overs
1,5-Kilometer-Lauf (mit Gewichtsweste oder Rucksack)

WORKOUT

Alle 3:00 Minuten für 4 Sätze
15 Strict Handstand Push-ups
10 Hip Thrusts
10 L/10 R Standing Obliques

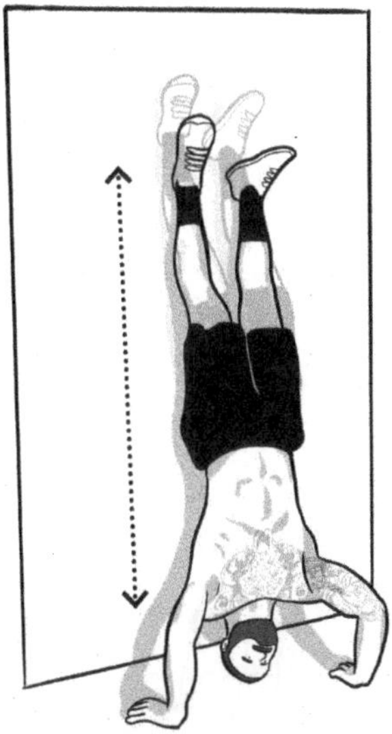

Strict Handstand Push-ups

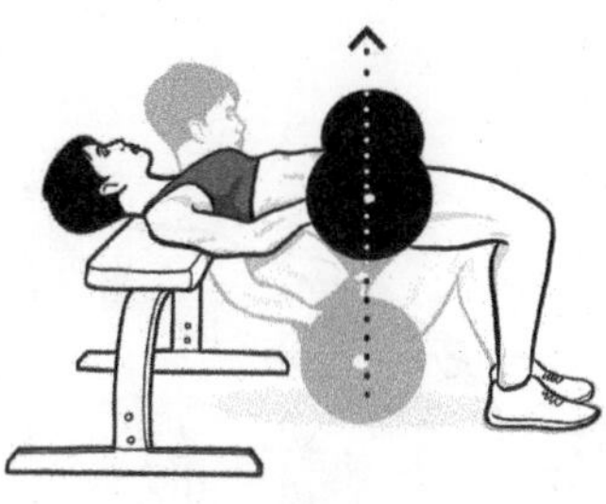

Hip Thrusts

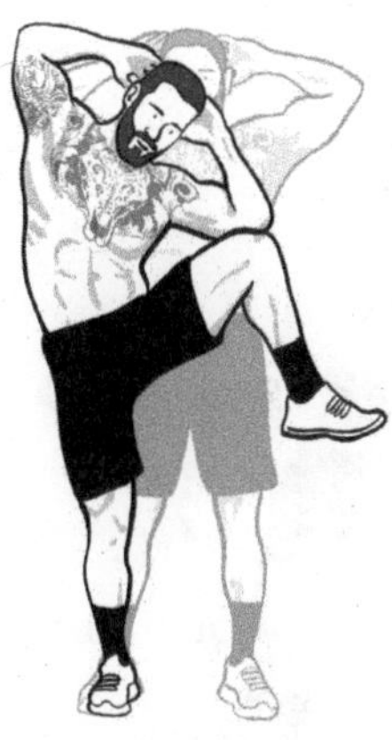

Standing Obliques

WORKOUT

Alle 3:00 Minuten für 4 Sätze
25 Ring Dips
15 Dumbbell Romanian Deadlifts
25 Push-ups

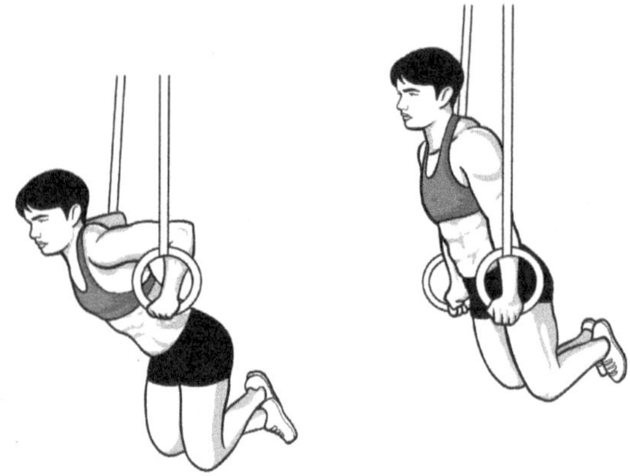

Ring Dips

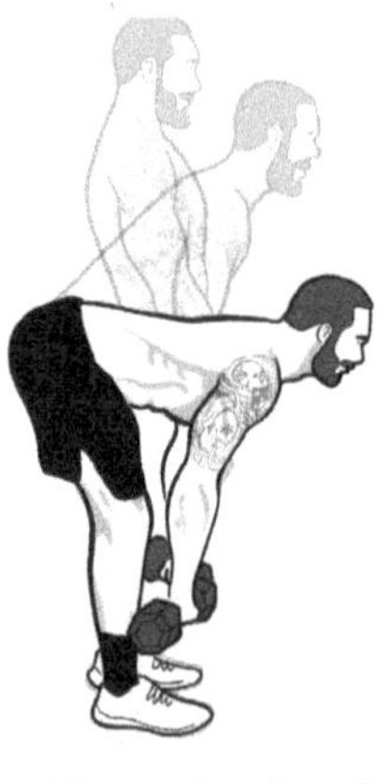

Dumbbell Romanian Deadlifts

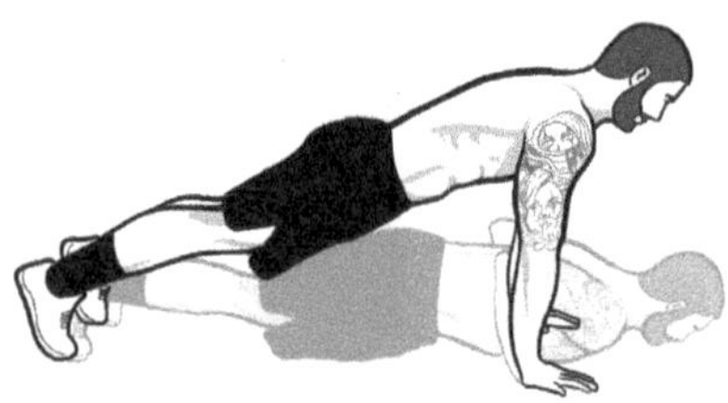

Push-ups

WORKOUT

3 Sätze
15 Hip Thrusts
10 Scap Pull-ups
5 Inchworms

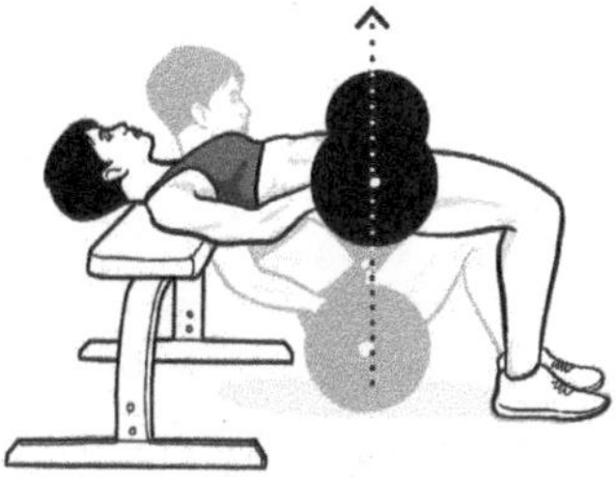

Hip Thrust

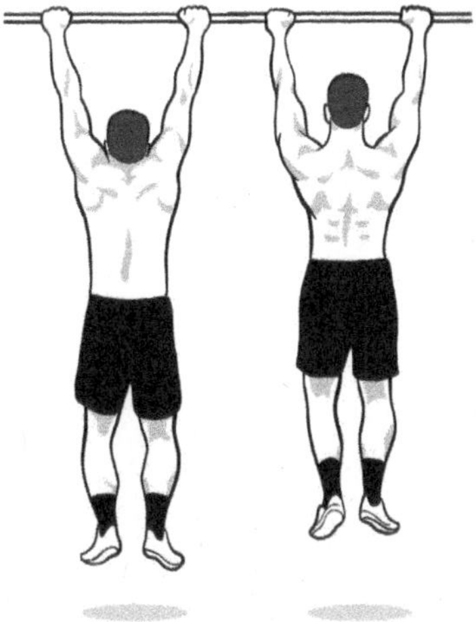

Scap Pull-up

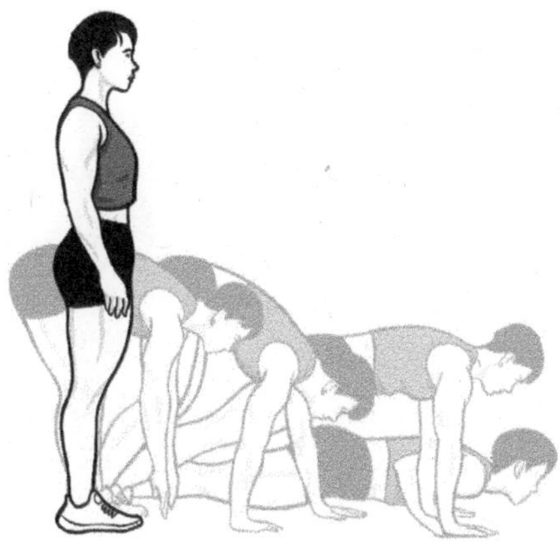

Inchworm

Ring Dips mit Zusatzgewicht
5 × 5

Alle 3 Minuten für 5 Sätze
30 Air Squats
20 Strict Dips
10 Strict Chest-to-Bar Pull-ups (mit Gewichtsweste)

5

Mentalität

Ich trainiere gerne unter Angst, deswegen war ich vor den Regionals 2016 ganz in meinem Element.

Im Gegensatz zu den Games werden die Events für die Regionals einige Wochen im Voraus angekündigt, deswegen übt man sie natürlich. Und ich meine nicht, dass man sie halbherzig am Ende des Tages probiert. Ich absolvierte sie mit derselben Ernsthaftigkeit wie das letzte Event der Games, und ich tat alles, um das beste Ergebnis zu erzielen.

Von den sieben Workouts, aus denen die Regionals 2016 bestanden, war ich mit sechs ziemlich zufrieden, aber es gab ein Event, das ich nicht abschließen konnte: »Strict Nate« – zehn Runden mit vier strikten Muscle-ups, sieben strikten Handstand Push-ups und zwölf Kettlebell-Snatches. Ich unternahm mehrere Anläufe, kam aber nie über etwas mehr als sieben Runden hinaus. Das fühlte sich zunächst nicht gut an, war aber auch kein Weltuntergang, weil manche Workouts so beschaffen sind, dass man sie nicht abschließen kann. Dann erkannte ich allerdings, dass »Strict Nate« nicht in diese Kategorie fiel.

Normalerweise gab ich keine Informationen über mein Training preis – weil ich mir nicht in die Karten schauen lassen wollte –, aber in jenem Jahr tauschte ich meine Ergebnisse mit Alex Anderson aus, der in einer anderen Region teilnahm. In der Vorbereitung war seine Zeit für »Strict Nate« besser als meine, und ich sah, wie andere Teilnehmer Videos ihrer Versuche auf Instagram posteten. Es schien, als würde jeder das Workout schaffen, nur ich nicht.

»Okay«, versuchte ich mich selbst zu beruhigen. »Du kannst alles Mögliche in die sozialen Medien hochladen, aber was wirklich zählt, ist das, was im Wettkampf passiert.« Und weil ich in jenem Jahr in der dritten und letzten Region startete, hatte ich den Vorteil, die anderen Athleten bei ihrem Versuch von »Strict Nate« zu beobachten.

Sechs Männer beendeten es in der ersten Woche, und sieben weitere in der darauffolgenden Woche. *Mist,* dachte ich. *Dieses Jahr wirst du dich nicht qualifizieren. Diesmal gehst du baden.* Ich konnte schon hören, wie in den Medien darüber spekuliert wurde, warum ich so stark abgebaut hatte, und dass ich wohl einfach nicht das Zeug dazu hatte, um auf dem Siegertreppchen zu landen.

Als ich also bei den Regionals antrat, spielt es für mich keine Rolle, dass ich das erste Event mit einem deutlichen Vorsprung von 14 Sekunden gewonnen hatte. Beim Countdown für »Strict Nate« wusste ich, dass ich mich gleich blamieren würde, und deshalb weigerte ich mich, auch nur eine Sekunde nachzulassen. Ich machte keine unnötig langen Chalk-Pausen. Ich ging nicht in die Hocke, um durchzuatmen. Wenn ich in jenem Jahr eine Chance auf die Games haben wollte, musste ich mit Vollgas in die Höhle der Schmerzen fahren.

Ich beendete das Workout nach 18:30 Minuten – und war damit beinahe 50 Prozent schneller als im Training. Das war eine dermaßen unglaubliche Steigerung, dass Alex dachte, ich hätte ihn angeschwindelt. Das war nicht der Fall. Ich neige einfach nur dazu, mein Bestes zu geben, wenn ich das Gefühl habe, mit dem Rücken zur Wand zu stehen.

Na ja, sozusagen.

Ich wünschte, ich könnte sagen, dass meine mentale Wettkampfvorbereitung genauso strukturiert ist wie mein von Angst getriebenes körperliches Training, aber das ist komplizierter. Damit ich die beste Version meiner selbst sein kann, muss ich gleichzeitig glauben, dass ich überschätzt *und* unbesiegbar bin, dass ich ein Blender bin, der in aller Öffentlichkeit seine Unfähigkeit unter Beweis stellt, *und* dass ich ein unantastbarer Lamborghini in einem Fuhrpark voller heruntergekommener Rostlauben bin.

Grundlagen

TAGEBUCHEINTRAG – 15:00

Was nimmst du in Bezug auf deine Fitness als selbstverständlich hin? Was fiel dir kinderleicht, was konntest du schneller umsetzen als andere oder welche Fähigkeiten hast du bereits beherrscht? Es kann etwas so Kleines sein wie der Double-under oder etwas so Großes wie der Muscle-up nach nur einem Monat CrossFit. Bevor man seine Schwächen wegtrainiert, ist es hilfreich, seine Stärken zu kennen, weil man diese leicht übersieht.

Ich sage gerne, dass die Niederlage in den Games 2015 das Beste war, was mir in CrossFit jemals passiert ist. Denn sie zwang mich dazu, hart an mir zu arbeiten und diesen Sport ernst zu nehmen. Aber es gab ein anderes Event, das vielleicht noch wichtiger gewesen ist.

Es war im vierten Event der Regionals 2013, meinem ersten offiziellen CrossFit-Turnier. Am Tag zuvor hatte ich einen Weltrekord im Three-Rep Overhead Squat aufgestellt, aber jetzt kämpfte ich mit einem Workout namens »The Hundreds«: 100 Wall Balls, 100 Chest-to-Bars, 100 Pistols und 100 Single-Arm Snatches. Ich rechnete damit, die letzte Bewegung problemlos zu bewältigen, aber meine Lunge winselte um Gnade, und ich schaffte nur 67 Wiederholungen. Aber meine Kampfrichterin schrieb etwas anderes auf. Nach 20 Wiederholungen rückte man auf der Matte vor und stellte sich auf die Wiederholungszahl, die man erreichen musste, bevor man zur nächsten Zahl weitergehen konnte. Als die Zeit abgelaufen war, stand ich auf der »80«, und meine Richterin schrieb 87 Wiederholungen auf.

Als ich ihren Fehler erkannte, ging ich in den Bereich, in dem sich die Kampfrichter aufhielten, und tippte ihr an den Arm. »*Was willst du hier?*«, fragte sie mit einer ausladenden Geste. »Wir sind mitten in einer Besprechung.« Ich versuchte ihr zu sagen, dass sie mir zu viele Punkte gegeben hatte, aber sie schüttelte den Kopf und wandte sich von mir ab. »Nein, nein, nein. Meine Zahl stimmt.« Als ich ihr aber sagte, dass sie mir 20 Wiederholungen zu viel gegeben hatte, wurde sie hellhörig und korrigierte ihren Fehler. An dem Wochenende erkannte ich, dass ich mich für die Games qualifiziert hätte, wenn ich nur meine Klappe gehalten hätte. Aber zum Glück tat ich das nicht.

Ich hatte mich auf die Regionals praktisch überhaupt nicht vorbereitet, und wenn ich für meine Faulheit mit einer Teilnahme an den Games belohnt worden wäre, hätte ich anschließend wahrscheinlich noch weniger getan und wäre dort völlig unvorbereitet angetreten. Dann wäre ich untergegangen, sobald ich in einem Event nicht mit meiner rohen Kraft beeindrucken konnte. Ich hatte es bei den Regionals gerade so geschafft, einen Kilometer am Stück zu rudern, und am allerersten Tag der Games hätte ich einen Halbmarathon rudern müssen? Äh ... das hätte mich vor eine große Herausforderung gestellt.

Ich brauchte Jahre – und einige sehr öffentliche Blamagen –, um den Entschluss zu fassen, der fitteste Mann der Welt sein zu wollen. Ich schlage also vor, dass du dir jetzt Gedanken darüber machst, wie weit du es in diesem Sport bringen möchtest. Sei ehrlich. Vielleicht willst du gar nicht der absolut beste Athlet sein, der du sein kannst. Das ist völlig in Ordnung. Glaub mir, ich weiß, wie viel Arbeit damit verbunden ist.

In den Wochen vor den Games drehte sich in meinem – und Sammys – Leben alles um meine Gesundheit und Sicherheit. Ich fuhr nicht mehr Motorrad und drehte nicht einmal mehr eine Runde in meinem Stadtviertel. Ich weigerte mich, an den Strand zu gehen, weil ich Angst hatte, auf Glasscherben zu treten, die dort möglicherweise herumlagen. Ich hörte sogar auf, ein Steakmesser zu benutzen, weil ich nicht das Risiko eingehen wollte, mir in die Hand zu schneiden.

Was sind also deine Ziele? Vielleicht willst du der beste Athlet in deinem Studio sein, hast aber kein Interesse daran, an Wettkämpfen teilzunehmen. Vielleicht möchtest du eine besondere Fähigkeit beherrschen, zum Beispiel einen Ring Muscle-up oder einen Bodyweight Snatch. Vielleicht gehst du gerne jeden Tag ins Fitnessstudio, um dich dort mit deinen Kumpels zu treffen und ein bisschen zu trainieren, und du bist völlig zufrieden, wenn du deinen aktuellen Fitnessstand hältst. Das sind gute Ziele, die du mit der Zeit verändern kannst, wenn du willst. So machte ich es damals. Entscheide dich also, was dein persönliches Siegertreppchen ist, und arbeite darauf hin.

Du wirst nur dann Schwierigkeiten bekommen, wenn sich deine Erwartungen nicht mit deinem Arbeitsaufwand decken, und es gibt viele CrossFit-Athleten, die glauben, dass sie diszipliniert genug sind, um sich ausschließlich auf ihre Ernährungs-, Schlaf- und Trainingsgewohnheiten zu konzentrieren. Bevor du deinen 12-Wochen-Kraftplan aus dem Internet herunterlädst, alle Mahlzeiten für den nächsten Monat vorbereitest und jedes Nahrungsergänzungsmittel kaufst, das auf Instagram beworben wird, musst du dir eine wichtige Frage stellen: Bin ich bereit, ein Jahr lang jeden Tag die eine Sache zu tun, die ich zutiefst hasse?

So behob ich meine Defizite im Rudern, Sprinten, Kreuzheben und Schwimmen, und die Liste ließe sich beliebig fortsetzen. Um ein echter Wettkampfathlet zu sein, musst du der Tatsache ins Auge blicken, dass du immer am meisten an der Sache arbeiten wirst, die du am wenigsten magst. Ganz gleich, wie oft du die Games gewinnst, die Liste deiner Schwächen ist endlos – und das sollte dir Angst machen.

Unter Angst trainieren

TAGEBUCHEINTRAG – 15:00

Was sind deine Schwächen? Damit meine ich nicht die Dinge, die du im Moment nicht beherrschst, sondern vielmehr: Was fällt dir schwer zu lernen? In welchem Bereich ist das Verhältnis von Arbeit und Nutzen/Fortschritt besonders schlecht?

Ich wusste es damals nicht, aber meine Schwächen waren letztlich der Grund, warum ich bei dem Sport blieb. Wenn ich die Games auf Anhieb gewonnen hätte, hätte ich CrossFit nie ernst nehmen können. *Du willst mir also sagen, dass ich zum Wettkampf antreten kann, immer noch träge von dem chinesischen Fast Food, das ich am Vorabend in mich hineingestopft habe, und trotzdem noch besser bin als all die Athleten, die jahrelang dafür trainiert haben?* Aber sobald ich erkannte, dass es deutlich schwieriger sein würde, fing ich an, mich wirklich in diesen Sport zu verlieben.

Ich stellte fest, dass ich vor den Workouts panische Angst hatte, und dieses Gefühl war mir neu. Früher war ich auch vor Gewichtheber-Wettkämpfen nervös, aber das war eine völlig andere Situation. Ich stand damals für 30 Sekunden allein auf der Plattform, und mein Versuch war entweder gültig oder nicht. Ich bekam weder Atemnot noch musste ich vor Erschöpfung in die Knie gehen, während die anderen Athleten an mir vorbeigingen und ich allein auf der Wettkampffläche zurückblieb – während jeder mir zusah, wie ich mich abmühte, das Workout abzuschließen. Im Hinblick auf das wahrgenommene Unbehagen unterschieden sich das olympische Gewichtheben und CrossFit deutlich voneinander.

Diese Angst war letztlich das, was mich an dem Sport faszinierte – wie eine Klippe, die so hoch ist, dass man nicht von ihr herunterspringen kann, was einen aber trotzdem nicht davon abhält, sich an den Abgrund zu stellen und hinunterzusehen. Ich erkannte es damals nicht, aber Ben Bergeron, ein Trainer, mit dem ich einige Jahre zusammenarbeitete, wusste das.

2014 fuhr ich regelmäßig von Vermont zu seiner Trainingseinrichtung vor den Toren Bostons, und nahezu jedes Mal, wenn ich dort war, ließ er mich dasselbe Workout mit demselben Athleten machen. Ich wusste, dass ich fitter als Connor war, aber er war 1,88 Meter groß, und jedes Mal, wenn wir an die Stelle mit den Burpee Pull-ups kamen, musste er kaum hochspringen. Er konnte sich in diesem Abschnitt erholen, während ich jedes Mal einen maximalen Strecksprung machen musste, nur um überhaupt die Klimmzugstange ergreifen zu können. Wenn ich ihn schlug, dann nur um Haaresbreite, und ich war anschließend immer erledigt. *Ich muss härter an mir arbeiten. Ich muss meine Mobilität verbessern. Ich muss jeden noch so kleinen Vorteil für mich nutzen.*

TAGEBUCHEINTRAG – *15:00*

Wenn ein Filmteam in dein Fitnessstudio käme und dich bei einer Bewegung filmen würde, welche würdest du wählen? Und welche Bewegung wäre die letzte, die du öffentlich zeigen würdest? Begründe deine Antworten. Liegt es an dem Gewicht, dass du (nicht)

heben kannst? An deiner (fehlerhaften) Technik? Wenn du weißt, warum du auf bestimmte Übungen stolz bist, kannst du identifizieren, wann und wo sich dein Ego möglicherweise zu sehr einmischt.

Der wichtigste Aspekt des Trainings unter Angst besteht darin, dass du dein Ego vergisst, ganz gleich, wie erfolgreich dein Vortag gewesen sein mag. Es ist schwierig, diese Einstellung einzunehmen, aber es gab eine Bewegung, die mich immer daran erinnerte, mich selbst nicht zu ernst zu nehmen: Pistol Squats.

Jahrelang rätselten die CrossFit-Moderatoren, warum ich mir in der unteren Endposition des Pistol Squats an den großen Zeh fasste. Sie vermuteten, dass ich damit den Hüftbeuger meines freien Beins entlasten wollte. Aber auf diesem hohen Niveau sind die Athleten so durchtrainiert, dass sich Pistols nicht mehr auf die Hüftbeuger auswirken. Die Moderatoren lagen falsch.

Indem ich meinen Zeh fasste, zog ich meinen Rumpf nach vorn, wodurch der Quadrizeps stärker beansprucht wurde. Es war nicht schneller, aber kraftsparender, deswegen lohnte sich diese zusätzliche Bewegung, obwohl mich jeder dafür kritisierte.

Das erinnert mich an einen alten Witz. Ein kleiner Junge wird gehänselt und als dumm beschimpft. Der Schulhofrüpel hält ein 10-Cent- und ein 5-Cent-Stück in die Höhe und fragt den Jungen, welche Münze er haben will. Er deutet auf das 5-Cent-Stück mit der Begründung, dass es größer sei. Jeden Tag treibt der Rüpel dasselbe Spiel, um den kleinen Jungen aufzuziehen. Eines Tages nimmt der Vater des Jungen ihn zur Seite und sagt: »Du weißt aber schon, dass 10 Cent mehr wert sind als 5, oder?« – »Ja, natürlich weiß ich das«, antwortet der Junge, »aber wenn ich zeige, dass ich den Unterschied kenne, verliere ich die 5 Cent, die ich jeden Tag bekomme.«

Ein Vorteil ist nur dann ein Vorteil, wenn man der Einzige ist, der ihn nutzt, deswegen habe ich die Moderatoren nie aufgeklärt. Manchmal lassen dich deine Trainingstricks wie einen harten Hund aussehen, und manchmal lassen sie dich wie einen blutigen Anfänger aussehen.

TAGEBUCHEINTRAG – 15:00

Du wachst am Morgen des Wettkampftages auf und bist in der Lage, nur eine Sache zu kontrollieren: Dein Frühstück, die Startzeit deines Events, die Dauer deines Warm-ups, ob das Workout in der Halle oder im Freien stattfindet, oder wer die anderen Starter in deinem Durchgang sind. Wofür entscheidest du dich und warum? In welchen Bereichen brauchst du Gewissheit und wo kannst du etwas flexibler sein?

Ich denke, dass das Training unter Angst auch einer der Gründe dafür war, warum ich in der Lage war, außergewöhnlich gut mit unbekannten Variablen umzugehen. Elf Monate im Jahr machte ich mir Gedanken darüber, wie ich wohl abschneiden würde, deswegen blieb ich gelassen, als die Games anfingen und ich nicht wusste, was in den nächsten fünf Tagen auf mich zukam.

Ich erinnere mich, wie die anderen Athleten bei den Games 2016 besonders angespannt waren. Am Tag vor dem Beginn der Veranstaltung erfuhren wir drei Dinge. Erstens: Wir mussten um 3:30 Uhr am nächsten Morgen in der Lobby warten. Zweitens: Wenn wir nicht rechtzeitig da waren, würde der Bus ohne uns losfahren. Drittens: Wir sollten einen gültigen Personalausweis mitbringen. Das war's. Die Gerüchteküche fing an zu brodeln. Wahrscheinlich würden wir vor Sonnenaufgang im Meer schwimmen müssen. Oder nach Las Vegas fliegen und dort einen Ultramarathon absolvieren. Oder wir wurden auf einem Berggipfel abgesetzt und sollten in der Wildnis überleben.

Am nächsten Tag stellten wir fest, dass wir zum Flughafen fuhren, und sofort gingen die Spekulationen wieder los. Wohin ging die Reise? Wie lange dauerte der Flug? Würden wir am Abend wieder im Hotel sein?

Solche Situationen sind besonders belastend für Athleten, die gern alles unter Kontrolle halten, und das ist auch möglich, wenn man in seinem gewohnten Umfeld trainiert. Man entscheidet, wann man aufwacht, benutzt seine Lieblingslanghantel, hört seine Playlists und schläft im eigenen Bett. Aber bei den Games fällt das alles weg, und die Nerven beruhigen sich auch dann nicht, wenn man weiß, was auf einen zukommt.

Vielleicht ist das Event etwas Bekanntes wie ein One-Rep Snatch oder ein Hero-Workout, das man schon unzählige Male gemacht hat. Aber es wird wahrscheinlich etwas sein, das man noch nie gemacht hat, ob das nun bedeutet, dass man ein völlig neues Sportgerät benutzt wie das Pig oder Pegboard, oder bekannte Bewegungen auf neuartige Weise miteinander kombiniert. Wenn du Glück hast, wirst du einigen Athleten bei dem Workout zusehen können, bevor du in einem späteren Durchgang an die Reihe kommst, aber in jedem Fall wirst du nur eine Chance bekommen. Welche Kadenz wirst du einzuhalten versuchen? Wann wirst du eine Pause machen? Wie bewegst du die Hantel möglichst effizient und schnell?

Niemand kann diese Fragen im Voraus mit absoluter Sicherheit beantworten. Aber ich hatte einen Vorteil: Ich hatte nie das Gefühl, mein Training völlig unter Kontrolle zu haben. Bis zum letzten Event der Games hatte ich immer große Angst, dass ich etwas Wichtiges vergessen hatte, so wie in einem Albtraum, indem man entsetzt feststellt, dass man in der Highschool seine Abschlussprüfung in Mathematik vergessen hat und erst dann aufs College gehen darf, wenn man diese nachgeholt hat. Sosehr ich viele Jahre lang das Gefühl hasste, unter Angst zu trainieren – ich wusste, dass die eine Hälfte meines Erfolgs darauf zurückzuführen war. Die andere Hälfte war dem genauen Gegenteil zuzuschreiben.

Die Aura der Unbesiegbarkeit

TAGEBUCHEINTRAG – 20:00

Überlege dir fünf Arten, wie du deine Einstellung so verändern kannst, sodass du deine Nervosität ablegst und ein Gefühl der Unbesiegbarkeit entwickelst. Gibt es ein Lied, das du nur vor Wettkämpfen hörst? Ein Mantra, dass du beim Aufwärmen in Gedanken wiederholst? Ein Geruch, der dich an einen anderen Höhepunkt in deiner sportlichen Karriere erinnert? Selbst wenn du von Natur aus nicht sehr selbstbewusst bist, kannst du Rituale entwickeln, um nach außen den Eindruck von Souveränität vermitteln, bis du selbst daran glaubst.

Ganz gleich, wie nervös ich vor einem Event war – es konnte durchaus sein, dass ich im Athletenbereich direkt vor dem Aufruf meines Durchgangs vor Anspannung gegen einen Würgereiz ankämpfen musste –, ich wusste, dass ich den Schalter umlegen musste, sobald ich auf die Wettkampffläche trat. Dann musste ich unbesiegbar erscheinen.

Das gelang mir, indem ich so gut wie nie Videos von meinem Training postete, selbst wenn ich meinen Snatch um zehn Kilogramm verbessern konnte und einen neuen PR erzielte. Ich verstehe, warum Athleten in den sozialen Medien aktiv sind, aber so füttert man seine Konkurrenz nur mit Informationen über potenzielle Schwächen. Vor allem nach meinem ersten Sieg in den Games 2016 wollte ich, dass die anderen Athleten von mir nur wussten, dass ich sie im letzten Wettbewerb geschlagen hatte. Wenn ich mich bedeckt hielt, würde ihre Fantasie mit ihnen durchgehen und von ihren eigenen Zweifeln und Ängsten genährt werden. Immer wenn sie an mich dachten, sollten sie meine sportlichen Höhepunkte sehen, und dann würde ich unschlagbar erscheinen.

Außerdem zog ich nie über andere her, weder in den sozialen Medien noch im Warm-up-Bereich oder in Interviews nach den Events. Das ist nicht meine Art, und wenn ich mich aufgeplustert und gesagt hätte, dass dieser oder jener Athlet völlig überschätzt wird, dann hätte das seinem Ego nur geschmeichelt. Selbst wenn ich bemerkte, dass ein Konkurrent in der Off-Season nicht untätig war und mit seinen PRs langsam zu mir aufschloss, behielt ich das für mich. Ich wollte nicht den Eindruck vermitteln, dass ich ihn als Bedrohung empfand.

Und es gab noch eine andere, extremere Maßnahme, die ich ergriff, um meine Aura der Unbesiegbarkeit zu wahren, und damit hätte ich mir manchmal beinahe selbst ein Bein gestellt.

TAGEBUCHEINTRAG – 20:00

Verletzungen sind im Leben eines Athleten unvermeidlich. Wie reagierst du also, wenn du ein Zwicken, Ziehen oder Knacken spürst? Lässt du dich auf den Boden fallen und rufst lautstark nach deinem Trainer? Machst du eine Pause, dehnst dich ein wenig und machst dann weiter? Überkompensierst du, indem du das Tempo anziehst und das Workout noch schneller beendest? Neigst du dazu, das Schlimmste anzunehmen – dass deine sportliche Laufbahn zu Ende ist –, oder unterschätzt du den Vorfall und kämpfst dich durch den Schmerz?

Es spielte keine Rolle, ob ich mich selbst mit einer Langhantelstange aufspießte und auf der Gewichtheberplattform verblutete, ich tat alles, um eine Verletzung vor meinen Konkurrenten zu verheimlichen.

Ein Beispiel hierfür ist der erste Tag der Games 2017. Ungefähr 45 Minuten vor dem dritten Event stand ich im Aufwärmbereich an einem Kasten und dehnte mich in der Pigeon Pose, als ich in meinem Knie ein Knacken hörte und spürte. Ich erstarrte. Ich sah mich um. Die gute Nachricht war, dass niemand etwas davon mitbekommen hatte. Die schlechte Nachricht war, dass ein dermaßen lautes Knacken nichts Gutes verheißen konnte.

Ich zog meine Ferse einige Male an mein Gesäß heran. Das fühlte sich in Ordnung an. Ich machte einige Air Squats. Auch hier keine Schmerzen. Aber dann hob ich mein Bein zur Seite und schüttelte es aus, und ich kann diese Beschreibung nur als »lose« beschreiben, als würden nur 75 Prozent der Bänder das Gelenk halten. Was hatte ich getan?

So wie ich es sah, gab es für das nächste Workout nur drei Möglichkeiten. Vielleicht war gerade etwas in meinem Knie gerissen, und dann würde ich ziemlich schnell erkennen, dass die Games für mich gelaufen waren. Die zweite Variante war, dass etwas angerissen war und während des Workouts dann vollständig riss. Auch in diesem Fall wären die Games für mich gelaufen. Die dritte Variante war, dass ich zu den Sanitätern ging – und ganz gleich, wie schlimm die Verletzung tatsächlich war, sie würden vielleicht kein Risiko eingehen wollen und mir aus medizinischen Gründen den Start verweigern.

In jedem Fall wäre die Mühe eines ganzen Jahres umsonst gewesen. Welche Option gab mir also die beste Chance, bis zum Ende der Games durchzuhalten? Sicher nicht die Sanitäter. So gesehen konnte ich es genauso gut darauf ankommen lassen und zum nächsten Workout antreten. Es war ohnehin sehr wahrscheinlich, dass ich operiert werden musste. Wenn mein Knie also den Geist aufgab, dann war es eben so.

Aber wenn ich starten wollte, musste ich die Verletzung verheimlichen, selbst vor Sammy und O'Keefe, die ich vor und nach jedem Event sah. Wenn ich ihnen sagte, was geschehen war, würden sie vermutlich anfangen, mich anders zu behandeln, und dann würde ich anfangen, an mir selbst zu zweifeln.

Wie durch ein Wunder hielt mein Bein, und ich war in der Lage, das Workout zu beenden. Ich gewann es sogar, hauptsächlich weil mein Knie keine Probleme machte, solange ich es nur vorwärts und rückwärts bewegte und nicht zur Seite. Trotzdem bat ich meine Mutter, eine Hausärztin, am Abend im Hotel vorbeizuschauen. Sie musste gewusst haben, dass etwas ganz und gar nicht in Ordnung war, weil ich während der Games meine Familie normalerweise nicht sah.

Als sie in mein Zimmer kam, berichtete ich ihr von dem Vorfall, und sie sagte mir, dass Bänder durch Dehnen nicht reißen können. Trotzdem legte ich mich hin, und sie machte einige schnelle Funktionstests. »Es scheint, als hättest du das Band etwas überdehnt«, sagte sie. »Und jetzt ist es noch ein bisschen schlaff.« Was sie nicht sagte – aber vermutlich aus der dreiminütigen Untersuchung wusste –, war, dass mein Seitenband gerissen war. Das erfuhr ich später, aber in jenem Augenblick beschloss ich, ihr zu glauben. Ich wusste, dass meine Mutter log, aber sie war überzeugend genug, dass ich mir etwas vormachen konnte. *Das Knie ist nur gezerrt. Es ist in Ordnung.*

Ich nehme an, dass meine Mutter meinem Vater davon erzählte, aber weder sie noch ich verloren an jenem Wochenende ein Wort darüber. Ich war mir meiner Verletzung bewusst, aber ich machte mich deswegen nicht verrückt, vor allem als es ziemlich klar war, dass mein Knie für den Rest der

Games hielt, solange ich mich nicht auf dem Bein drehte. Und so machte ich die Vermeidung dieser Bewegung zu einem weiteren Aspekt meiner Technik, so wie ich beim Snatch darauf achtete, die Hantel möglichst nah an meinen Körper heranzuziehen.

Selbst als die Games vorbei waren, hing ich meine Verletzung nicht an die große Glocke. Ich wollte nicht ständig erklären, was geschehen war, und hören, wie jeder seine Meinung dazu abgab. Obwohl es die heißeste Phase des Sommers war, trug ich in den nächsten drei oder vier Monaten eine lange Hose, um die Beinschiene zu verbergen.

Im nächsten Jahr musste ich eine weitere Verletzung verheimlichen.

TAGEBUCHEINTRAG – 20:00

Die mentalen und emotionalen Auswirkungen einer Verletzung können viel schlimmer sein als körperlicher Schmerz, deshalb musst du identifizieren, welcher Aspekt deiner Rehabilitation den größten Stress für dich darstellt. Machst du dir ständig Sorgen darüber, dass du dich nicht auskurieren wirst – oder dass deine Genesung nicht so schnell voranschreitet, wie du das gerne hättest? Zerfrisst es dich innerlich, deinen Konkurrenten dabei zuzusehen, wie sie sich verbessern, während du zur Untätigkeit gezwungen bist? Fühlst du dich schuldig für den Fehler, der zu deiner Verletzung geführt hat (auch wenn dich keine Schuld trifft und du nur denkst, dass du einen Fehler gemacht hast)?

Am dritten Wettkampftag der Games 2018 wollte ich auf dem Hindernisparcours gerade vom Cargo-Netz herunterklettern, als ich mich vergriff. Im Sturz rollte ich mich instinktiv ein, doch als sich mein Fuß im Netz verfing, blieb ich mit dem Bein hängen und zerrte mir den Hüftbeuger.

Ich wusste, dass etwas nicht stimmte, schloss das Event aber trotzdem ab. Diesmal konnte ich aber nicht verbergen, was geschehen war. Jeder sah, wie ich taumelte und in den Sand fiel.

Sobald ich die Ziellinie überquert hatte, kam ein Games-Helfer angelaufen, der sich nach meinem Wohlbefinden erkundigte. Ich sagte ihm nichts, und er wusste, dass ich log. Er tastete mich ab, um eine Schmerzreaktion zu provozieren, die ein Herbeirufen der Sanitäter zur Folge gehabt hätte. Er fing an der Schulter an, die einen Großteil des Sturzes abbekommen hatte. Erstaunlicherweise tat sie nicht weh, und ich blieb ungerührt. *Finger weg von der Hüfte*, dachte ich. Dann die Rippen. Auch in Ordnung. *Finger weg von der Hüfte*. Dann der Quadrizeps. Auch dort keine Schmerzen. Er bemerkte nicht den großen Bluterguss ober- und unterhalb meines Hüftbeugers und ließ schließlich von mir ab. Wie jeder andere richtete er seine Aufmerksamkeit auf einen anderen Teilnehmer: Pat Vellner.

Vellner fiel auch vom Cargo-Netz, aber er verfolgte einen völlig anderen Ansatz. Statt die Verletzung herunterzuspielen, rief er nach dem Event sofort nach den Sanitätern. Vellners Sturz war hart, und seine Reaktion war durchaus verständlich; er spuckte Blut und dachte daher, seine Lunge sei punktiert worden. Aber das war der Haken – als die Ärzte ihm sagten, er solle ins Krankenhaus gehen, weigerte er sich.

Das konnte ich nicht nachvollziehen. Er war gerade von zweieinhalb Metern Höhe zu Boden gestürzt. Was sollten die CrossFit-Sanitäter seiner Meinung nach in dieser Situation tun? Wollte er von ihnen die Bestätigung, dass er sich nicht verletzt hatte und weitermachen konnte? Wahrscheinlich. Die Wahrscheinlichkeit war aber viel größer, dass sie ihm den Rat gaben, sich untersuchen zu lassen, um das Risiko einer inneren Blutung auszuschließen. Und selbst wenn sie ihn nicht aus medizinischen Gründen aus dem Wettbewerb zogen, war es sehr wahrscheinlich, dass sie ihn ab sofort besonders genau im Auge behielten. Warum also die Sanitäter herbeirufen, wenn man sich sowieso weigern wird, ins Krankenhaus zu gehen?

TAGEBUCHEINTRAG – 20:00

Wenn du das nächste Mal zum Arzt gehst, reicht er dir einen Umschlag und sagt, dass sich darin ein Brief mit deiner maximalen Sauerstoffaufnahme befindet. Welchen Wert würdest du dir wünschen und warum? Einen sehr hohen Wert, damit du weißt, dass du jedes Workout physisch bewältigen kannst, wenn du den mentalen Aspekt deines Trainings verbesserst? Oder würdest du einen sehr niedrigen Wert vorziehen – als Ausdruck für eine erstaunliche Schmerztoleranz? Oder wäre dir etwas in der Mitte lieber?

Die Aufrechterhaltung der Illusion, unbesiegbar zu sein – für meine Konkurrenten und für mich selbst –, war nicht verhandelbar und führte zu einigen Spannungen mit meinen Trainern. Am Anfang der Saison 2015 zum Beispiel empfahl Ben Bergeron seinen Athleten Blut- und Schweißanalysen, um ihren Ernährungsplan an ihre genetische Disposition anzupassen. Ich sagte ihm, dass ich mir meine Ergebnisse nicht ansehen wollte – ich aß immer noch Pizza, Spareribs und chinesisches Fast Food von dem Imbisswagen vor der Bibliothek und hatte nicht vor, etwas daran zu ändern –, tat es dann aber trotzdem.

Einige Wochen später siegte meine Neugier, und ich öffnete den Umschlag mit den Ergebnissen. Ich sah eine Grafik. Es war der Referenzbereich für Testosteron, und mein Punkt war deutlich unter der Norm. Ich schloss die E-Mail, ohne ein weiteres Wort zu lesen, und starrte auf den Bildschirm. Da stand es schwarz auf weiß: Ich hatte einen niedrigen Testosteronspiegel. Wie sollte ich da die CrossFit-Games gewinnen?

Jedes Mal, wenn ich in jener Saison das Gefühl hatte, nicht ausreichend erholt zu sein, am Rudergerät zu langsam war oder nicht das Hantelgewicht schaffte, das ich angepeilt hatte, musste ich an diese E-Mail denken. *Du kannst nichts dafür. Du hältst dich gut für jemanden mit einem niedrigen Testosteronspiegel. Du hast einfach nicht die Energie, um die Besten zu schlagen.* Nicht einmal der zweite Platz bei den Games konnte diese Unsicherheit beseitigen.

Aber als ich mich nach der Saison mit meiner Mutter unterhielt und die Testergebnisse in einem Nebensatz erwähnte, wurde sie hellhörig. »Völlig ausgeschlossen«, sagte sie. »Du bist der behaarteste Typ, den ich kenne. Du hast nicht zu wenig Testosteron.« Ich zeigte ihr die E-Mail, damit sie es selbst nachlesen konnte, und sie fing an zu kichern. Ich hatte nicht mein eigenes Ergebnis gesehen, sondern ein Beispiel dafür, wie man die Grafik lesen soll.

Die Lektion war klar: Tests wie diese hatten die Macht, mich psychisch zu beeinflussen. Manchmal war das gut. Meine Werte für die Laktatschwelle waren so gut wie nur irgend möglich, besser als die Werte einiger der besten Fußballspieler der Welt. Der Arzt hatte mich mit einem Lamborghini verglichen – ungeheuer leistungsstark, aber mit einem extrem hohen Spritverbrauch – deshalb überhitze ich so schnell und schwitze so stark. Das war eine tolle Offenbarung, und im Trail-Lauf der Games 2020, als ich Gas gab und Justin Medeiros in den letzten 800 Metern in einer Staubwolke hinter mir ließ, stellte ich mir vor, ich sei ein Lamborghini.

Aber das bedeutete nicht, dass meine anderen Werte besonders überragend waren. Deswegen weigerte ich mich, meine maximale Sauerstoffaufnahme testen zu lassen, die Auskunft darüber gibt, wie viel Sauerstoff der Körper unter Belastung verwerten kann, ganz gleich, wie oft mich Hinshaw darum bat. Was wäre, wenn ich diesbezüglich besser als der Durchschnitt war, aber schlechter als meine Konkurrenten? Wie würde ich dieses Wissen bei den Games in den Ausdauer-Workouts ausblenden können?

Meine Einstellung war ein so sorgfältiger Balanceakt, dass ich ständig zwischen dem Gedanken hin und her pendelte, der Beste und der Schlechteste zu sein – und das nicht nur im Tagesverlauf, sondern sogar während eines einzelnen Workouts.

In der Saison 2020 übte ich meine Air-Bike-Intervalle vor einem Spiegel, und manchmal sah ich mich und war von meinem Anblick abgestoßen – mein Gesicht war schmerzverzerrt, die Schultern nach vorn gebeugt und der Kopf gesenkt. Und das war für mich der Zeitpunkt, an dem ich genau wusste, dass ich 10 Prozent mehr geben musste. Denn meine Angst konnte ich nur durch die Zuversicht lindern, dass ich Schmerz besser ertragen konnte als jeder andere.

TAGEBUCHEINTRAG – 15:00

Schreibe dir vor den nächsten fünf Workouts eine Schätzung deiner erwarteten Ergebnisse auf (entweder die Zeit oder Wiederholungszahl). Sieh dir anschließend deine Notizen an und prüfe, wie genau deine Prognose war. Neigst du dazu, deine Leistung zu überschätzen oder zu unterschätzen? Dann weißt du, ob du dir mehr Mut zusprechen musst oder dich lieber ein wenig bremst.

Es ist offensichtlich schwierig, zwischen diesen beiden gegensätzlichen Einstellungen zu wechseln, und wenn ich mich für ein Mindset entscheiden müsste, dann würde ich mich für das Training unter Angst entscheiden.

Als ich ein Teenager war, ging ich oft an den Badesee und sprang dort von einem Felsen, der etwa zehn oder zwölf Meter hoch war. Was den Sprung so gefährlich machte, war, dass man durch eine Lücke zwischen den

Felsen hindurchspringen musste, um im Wasser zu landen – das mit einer Tiefe von etwa 1,80 Metern vergleichsweise seicht war. Wir scheuerten uns ständig den Bauch am Grund des Sees auf.

Ich besaß schon immer eine natürliche Sportlichkeit und eine gute Körperwahrnehmung, deshalb zog ich mir zwar Schnitte und blaue Flecken zu, aber nichts Ernstes. Dann fing ich an, auf mein Ego zu hören. Wenn wir dort waren und jemand machte einen Rückwärtssalto, musste ich auch einen machen. Wenn er dann einen doppelten Rückwärtssalto machte, konnte ich das nicht auf mir sitzen lassen. Von allen dummen und leichtsinnigen Mutproben, die ich als Jugendlicher machte, war dies eines der wenigen Male, in denen ich mich an einem Kunststück versuchte, das meine Fähigkeiten wirklich überstieg. Zum Glück überzeugten mich meine Eltern, es nicht zu übertreiben, bevor ich mir noch bei einem Double Gainer den Kopf einschlug.

Je älter ich wurde, umso besser bekam ich mein Ego in den Griff, aber das gelang mir nicht immer. Hier ein Beispiel: Bei den Regionals 2016, zwei Tage nachdem ich »Strict Nate« gewonnen hatte, das Event, das ich im Training nie beenden konnte, machten wir ein Workout, das im Grunde aus 45 Thrusters und einigen Legless Rope Climbs bestand. Ich glaube nicht, dass irgendjemand auf der Welt besser Thrusters mit einer 43 Kilogramm schweren Langhantel machen kann als ich, rein theoretisch hätte ich dieses Workout also gewinnen müssen. Ich wurde zwar nicht dem Erdboden gleichgemacht – ich belegte den zweiten Platz –, aber ich war mir meiner Sache so sicher, dass ich auf dem Weg von der Hantel zum Seil ging und nicht rannte. Mir fehlte die Angst, die mich normalerweise zu Höchstleistungen antrieb.

Das war eine gute Erinnerung, dass ich vor allem in der Hitze des Gefechts, wenn meine Herzfrequenz hoch ist und meine Körpertemperatur immer weiter steigt, nicht genau wusste, wie ich meine Kräfte am besten einteilte. In CrossFit steht Leidensfähigkeit an oberster Stelle, und es bleibt einem nichts anderes übrig, als sich damit abzufinden und sich daran zu gewöhnen.

Schmerztoleranz

TAGEBUCHEINTRAG – 20:00

Beschreibe das schmerzhafteste Workout, dass du jemals absolviert hast, und beginne mit dem Warm-up. Wie frisch bist du ins Training gegangen, und welche Erwartungen hattest du? Wann hast du erkannt, dass du die Höhle der Schmerzen betrittst, und wie veränderte sich dein Tempo und deine Intensität? Wo im Körper hast du das größte Unbehagen gespürt? Fühlte sich deine Lunge an, als würde sie sich mit Wasser füllen? Zuckten Stromstöße durch deine Oberschenkel? Waren deine Unterarme so geschwollen, dass du die Finger kaum beugen, geschweige denn zur Faust ballen konntest? Versuche, dir diese Erinnerungen möglichst lebhaft ins Gedächtnis zu rufen.

Im Aufwärmbereich fällt es leicht zu sagen, dass man bereit ist zu leiden. Aber wenn du eine Hantel in den Händen hältst, die so schwer ist, dass die Riffelung des Metalls die Haut von deinen Händen reißt und die offenen Wunden mit Chalk, Schweiß und Blut bedeckt sind, sieht die Sache plötzlich ganz anders aus. Je stärker du dich verausgabst, umso mehr Sauerstoff brauchen deine Muskeln und umso tiefer sind deine Atemzüge. Wenn du hyperventilierst, setzen deine Kapillaren eine Flüssigkeit frei, die in deine Lunge eindringt. Du bekommst das Gefühl, du würdest ertrinken, und verlierst die Fähigkeit, dich zu konzentrieren, dich an Dinge zu erinnern und sogar deine Wiederholungen zu zählen. Selbst einen Tag später kannst du noch kurzatmig sein, knackende Laute aus deiner Lunge hören und das Eisen aus der Flüssigkeit schmecken, die du abhustest.

Ganz gleich, wie oft du so trainiert hast, es ist schwer, sich genau an den Schmerz zu erinnern. Zum Glück lernte ich schon in jungen Jahren etwas über Schmerztoleranz.

Ich erwähnte bereits, dass meine Eltern erfahrene Eiskunstläufer waren, und einmal filmten sie eine Folge von *Stars on Ice*, als mein Vater versehentlich meine Mutter umwarf. Sie erzählte mir, dass ihr Kopf so fest auf dem Eis aufschlug, dass die Techniker in der Tonkabine herauskamen, um dem Geräusch nachzugehen. Es war so laut gewesen, dass sie dachten, ein Leuchter sei von der Decke gefallen.

Obwohl eine Hebefigur so danebenging, dass meine Mutter ihre Choreografie mit einer ausgekugelten Schulter beenden musste, was in Spanien geschah, ließen sie sich auf dem Eis nichts anmerken, und genau diesen Gleichmut brachten sie auch uns Kindern bei.

Einmal sprang ich vom Trampolin und landete mit den Rippen auf einem Baumstumpf. Nachdem ich mich von dem Schreck erholt hatte, mit einem Mal keine Luft mehr zu bekommen, fing ich an zu weinen. Meine Mutter nahm meine Hand, führte mich in die Küche, untersuchte mich kurz und setzte mich dann aufs Sofa, um mich dort mit einem Film abzulenken. Als Ärztin wusste sie, dass ich nicht ernsthaft verletzt war, und sobald ich sah, dass sie entspannt war, beruhigte ich mich ebenfalls. Am nächsten Tag fühlte ich mich schon wieder fit genug, um Wasserski zu fahren.

Weil wir nicht bemitleidet wurden, war es praktisch unvermeidbar, dass mein Bruder und ich ziemlich zäh wurden. Wenn wir krank waren oder uns verletzten, wurden wir nicht verhätschelt, außer in Extremfällen, beispielsweise als meine Mutter praktisch ins OTC marschierte und auf einem Röntgenbild meines Rückens bestand.

Dieser Ansatz gilt auch für das CrossFit-Training. Wenn du die Hälfte eines Workouts hinter dir hast und dir selbst einredest, dass du eine Pause brauchst oder dass die Schmerzen in den Beinen immer schlimmer werden oder dass es ausgeschlossen ist, dass du noch eine Runde auf dem Rudergerät schaffst, ist die Sache gelaufen. Gestehe dir also ein, dass du Angst vor dem Unbehagen hast, und schreibe in dein Tagebuch, warum das so ist.

Umgang mit Hindernissen

TAGEBUCHEINTRAG – 20:00

Beschreibe die drei peinlichsten Augenblicke deiner sportlichen Laufbahn.

2014 fragte mich eine junge Frau in meinem Fitnessstudio, ob ich Lust hätte, mit ihr den L-1-Kurs zu machen, die Zertifizierung, die man braucht, um ein CrossFit-Coach zu werden. Ich wollte sie beeindrucken und sagte zu. Ich weiß immer noch nicht, was ich tat, um den Kursleiter zu provozieren, aber er nutzte jede Gelegenheit, um mich vor dem Rest der Gruppe bloßzustellen.

Wir standen alle im Kreis, als wir den Overhead Squat übten, und er rief mir zu, dass sich meine Knie zu weit nach vorn bewegten. Ich nickte, änderte aber nichts an meiner Technik. Ich hatte ein Jahrzehnt damit zugebracht, diese Übung – teilweise mit der Nationalmannschaft – korrekt zu lernen. Nach einer Weile ordnete der Trainer eine Pause an und nahm mich beiseite. »Ich möchte, dass du deine Zehen an die Wand stellst«, sagte er mir, während alle anderen zusahen.

»Hey, Mann, ich weiß, was das werden soll, und finde das nicht cool«, sagte ich ihm. Er klopfte mir auf den Rücken. »Nichts für ungut, wir sind doch unter uns«, sagte er. Ich stellte meine Zehen bündig an die Wand, ging in die Hocke, stieß mit den Knien an, kippte nach hinten und fiel auf den Arsch. Alle lachten. »Es spielt keine Rolle, wie viel Gewicht du heben kannst«, sagte er. »Ohne eine korrekte Technik kannst du kein ordentliches Fundament aufbauen.«

Am Ende des Kurses bekam ich meine Rache. Alle machten dasselbe Workout aus 21-15-9 Thrusters und Burpees, und der Kursleiter wurde nicht müde, uns daran zu erinnern, dass einer seiner Schützlinge dieses Workout in 3:30 Minuten geschafft hatte und damit den Weltrekord hielt. Deshalb setzte ich alles daran, diese Zeit zu schlagen. Sobald der Kursleiter sah, wie schnell ich war, kam er herüber und verhielt sich wie ein Kampfrichter bei den Regionals, aber ich wusste, dass meine Technik tadellos war. *Alter, ich mache Thrusters und Burpees. Willst du mir allen Ernstes eine ungültige Wiederholung anhängen?* Ich brauchte für das Workout genau drei Minuten. Statt mir zu gratulieren, ging er wortlos weg.

Ich erfuhr niemals, wie der Typ hieß, aber seine Arme waren auffällig tätowiert, deshalb erkannte ich ihn sofort wieder, als ich ihn im Aufwärmbereich bei den Games 2014 sah. Ich hatte gerade den One-Rep Max Overhead Squat geschafft und sah zu ihm hinüber, aber er vermied jeden Blickkontakt, vermutlich weil er nicht anerkennen wollte, was gerade geschehen war: Ich hatte das Event mit einem Hantelgewicht von 171 Kilogramm gewonnen.

Diese Erfahrung lehrte mich, dass Erfolg die beste Rache ist, die es gibt, und mit dieser Einstellung überwand ich noch einige weitere Hindernisse in meiner Karriere.

TAGEBUCHEINTRAG – *15:00*

Finde für die nächsten drei Workouts jemanden, der sich als Kampfrichter zur Verfügung stellt und prüft, dass deine Bewegungen regelkonform sind. Schreibe die Anzahl deiner ungültigen Wiederholungen auf und überlege dir, warum sie nicht gewertet wurden.

In allen Sportarten herrscht ein gewisses Maß an Subjektivität, und das gilt vor allem in CrossFit, und deshalb gibt es bei der Ausführung von Bewegungen beziehungsweise Übungen bestimmte Normen, die erfüllt werden müssen – beispielsweise müssen beim Squat die Oberschenkel tiefer als parallel zum Boden stehen, oder beim Pull-up muss das Kinn über die Klimmzugstange kommen. Die Athleten, die bei den Games antreten, erschweren die Bewertung, weil sie die Wiederholungen normalerweise so schnell wie möglich absolvieren. Als 2019 »Mary« auf dem Programm stand, hatte ich am Schluss 675 Wiederholungen, das entspricht einer Wiederholung in 1,75 Sekunden.

Im Wettkampf versuchte ich mich auch möglichst ökonomisch zu bewegen, deshalb wurde die Wertung meines Kampfrichters mehr als einmal infrage gestellt. Es gibt allerdings einen Haken: Es ist völlig sinnlos, Widerspruch einzulegen.

In CrossFit ist die Entscheidung des Kampfrichters endgültig, und man kann sich noch so lautstark beschweren, man wird nichts daran ändern. Das ist reine Zeitverschwendung. Wenn du dich in dieser Situation befindest, musst du tief durchatmen, die Entscheidung akzeptieren und weitermachen.

Damit du erst gar nicht in diese Situation kommst, solltest du deine Bewegungen immer so ausführen, dass sie den Normen der Games entsprechen. Auf diese Weise musst du während des Wettbewerbs deine

Technik nicht verändern. Es empfiehlt sich außerdem, vorher mit deinem Kampfrichter kurz die Standards durchzugehen. Ihnen wird normalerweise nur eine einfache Grundregel beigebracht – beispielsweise dass in der unteren Endposition des Squats die Oberschenkel tiefer als parallel zum Boden sein müssen,– aber das kann bei deiner Körperstatur ganz anders aussehen als bei einem anderen Athleten. Wenn ihr beide wisst, was gilt und wie sich das anfühlt, sollte es während des Workouts keinen Anlass zu Verwirrung geben.

Wenn eine Wiederholung nicht gewertet wird, willst du vielleicht nach den Gründen fragen, aber du darfst keine zufriedenstellende Antwort erwarten, weil Kampfrichter nicht verpflichtet sind, ihre Entscheidung zu rechtfertigen. Wenn dir das immer wieder passiert, wirst du deine Bewegungen vielleicht übertreiben müssen, auch wenn das Zeit und Energie kostet.

In den Regionals 2016 bestand ein Event aus drei Runden mit Deadlifts, GHDs und einem Lauf, und ich hatte bereits eine Runde absolviert, als ein Kampfrichter zu mir kam und sagte, dass ich keine Grips verwenden durfte. Ich schäumte vor Wut, weil diese Regel während des Briefings zu keinem Zeitpunkt erwähnt wurde und fünf andere Athleten in meinem Durchgang dieselben Hilfen benutzten. »Dann soll Paul Tremblay seine auch ausziehen«, sagte ich dem Kampfrichter. »Nein«, sagte er. »Nur du.«

Die Grips waren eine Zeitersparnis, weil ich für die Deadlifts kein Chalk benutzen musste, aber ich zog sie aus und machte weiter – bis zur dritten Runde. Dann kam derselbe Richter wieder zu mir herüber, reichte mir meine Grips und sagte, dass sie doch regelkonform waren. Ohne eine weitere Erklärung.

Wenn du jemals Grips benutzt hast, weißt du, wie umständlich es ist, sie an- und auszuziehen. Du musst deine Finger durch die Löcher führen und den Klettverschluss um dein Handgelenk legen, deshalb hätte das Anziehen länger gedauert als das Auftragen von Chalk. Ich warf sie zur Seite.

Ich beendete das Workout auf Platz 6, drei Plätze hinter meinen Erwartungen, aber ich verzichtete darauf, eine offizielle Beschwerde einzureichen. Man hätte unmöglich ermitteln können, wie viele Sekunden ich verloren hatte, und in jenem Jahr war mein Vorsprung so groß, dass meine Teilnahme an den Games ohnehin sicher war.

Diese Erfahrung war eine lebhafte Erinnerung daran, dass man selbst etwas so Unwichtiges wie Grips nichts als gegeben hinnehmen darf. Was wäre, wenn CrossFit mit dem Grip-Sponsor in Streit geriet und beschloss, im nächsten Wettbewerb dieses Hilfsmittel generell zu verbieten? Das wäre nicht das Verrückteste, das in diesem Sport jemals geschehen ist. Vor den Games ging ich Tausende solcher Was-wäre-wenn-Szenarien durch. Und bereitete mich darauf vor. Nichts war zu unwahrscheinlich und zu weit hergeholt.

TAGEBUCHEINTRAG – 20:00

Bitte einen Freund (oder Feind) darum, in deinem nächsten Workout eine Wiederholung für ungültig zu erklären, auch wenn du sie regelkonform ausgeführt hast. Nimm anschließend wahr, ob und wie sich dieser Rückschlag auf deine Psyche auswirkt.

Bei den Games 2019 registrierte ich nicht, dass am Anfang von Tag 2 ein Gewicht aus meinem Rucksack gefallen war. Ich lief schon seit 25 Minuten, und obwohl ich das Gefühl hatte, mit dem Fuß gegen etwas gestoßen zu sein, als ich ins Stadion einlief, sah ich nichts auf dem Boden liegen, als ich mich umdrehte. Ich lief weiter, beendete die letzten Meter und warf meinen Rucksack auf den Stapel, der sich auf dem Kunstrasen gebildet hatte.

Das Workout war hart gewesen, vor allem weil der Rucksack beim Laufen gegen den Rücken scheuerte. Manche Athleten beendeten das Event blutverschmiert, und obwohl mir das nicht passiert war, wollte ich vor dem nächsten Event auf jeden Fall ein Eisbad nehmen. Aber ein Kampfrichter hielt mich an, als ich vom Feld ging, um meinen Rucksack zu prüfen. Manchmal ist die Ausrüstung, die wir erhalten, mit unseren Namen beschriftet, wie die Gewichtsweste, aber alle Rucksäcke waren unmarkiert und identisch, deshalb zog ich einen beliebigen Rucksack aus dem Stapel, reichte ihn dem Richter und ging davon. Und wieder ein Event erledigt – dachte ich zumindest.

Etwas später war ich gerade beim Body Work, als ein CrossFit-Mitarbeiter mich aufsuchte und sagte, dass ich eine Strafminute erhalten hatte. Ich war sprachlos. Der Sandsack fiel 28 Sekunden vor dem Ende meines Laufs aus dem Rucksack, warum bekam ich also eine ganze Minute aufgebrummt? »Nun ja«, sagte er, »wir haben die Zeit verdoppelt und aufgerundet.« Es gab nichts, was ich dagegen tun konnte. Die Entscheidung war endgültig, deshalb widmete ich mich wieder meiner Körperarbeit.

Das bedeutete aber noch lange nicht, dass die Sache damit erledigt war. Im Lauf des Tages erfuhr ich, dass der Leiter der Games ein Video dieses Vorfalls in die sozialen Medien gestellt hatte, und viele freuten sich, mich als Betrüger hinzustellen. »Sehr nur, wie er sich umdreht«, hießt es. »Er wusste genau, was er tat.« Dieses Gedankenkarussell hätte mir viel mehr geschadet als die eigentliche Strafe, deswegen legte ich mein Smartphone weg und konzentrierte mich auf die nächsten Events.

Es war nicht leicht, diesen Vorfall abzuhaken, und deswegen muss man solche Situationen üben. Glaube mir, vor dem Workout scheint eine ungültige Wiederholung irrelevant zu sein, aber wenn du am Rand deiner Schmerzgrenze bist oder denkst, du hast es gleich geschafft, kann sich ein solcher Schlag wie das Ende der Welt anfühlen.

Neugier entwickeln

TAGEBUCHEINTRAG – 30:00

Schreibe alles über die Person auf, die in deinem letzten Workout neben dir trainierte. Was hatte sie an? Wie schwer war ihre Hantel? War sie vor oder nach dir fertig? War ihr Workout skaliert oder »Rx«? Ließ sie sich anschließend erschöpft zu Boden fallen oder schüttelte sie sich nur ein wenig die Beine aus, um wieder zu Atem zu kommen?

Wenn du ein hervorragender Athlet sein willst, musst du neugierig sein, vor allem in Bezug auf deinen Körper. Deswegen habe ich eine Vorliebe für EMOMs. Du weißt, wie hoch dein Arbeitspensum ist und wie viel Zeit dir dafür zur Verfügung steht, deswegen musst du dir deine Kräfte nicht einteilen. Entweder du schaffst das Workout oder du schaffst es nicht, und ich habe Leistungen erzielt, die ich nicht für möglich gehalten habe, beispielsweise 40 Minuten bestehend aus jeweils 200 Metern auf dem Rudergerät (Minute 1), Ski-Ergometer (Minute 2) und Air Bike (Minute 3) sowie abschließend 50 Double-unders (Minute 4).

Wenn du ein Topathlet sein willst, musst du aber auch Neugier in Bezug auf die Umstände entwickeln, unter denen dein Wettkampf stattfinden wird. Sobald angekündigt wurde, dass die Games nicht mehr in Kalifornien abgehalten wurden, sondern in Madison, Wisconsin, flog ich dorthin und ging auf Erkundungstour. In der Nähe der Stadt gab es einige Parks, die ich mir ansah, und ich fragte mich, welche Events dort wohl abgehalten werden würden: eine Wanderung? Ein Trail-Lauf? Vielleicht Klettern?

Ich wusste auch, dass Madison für Triathlons berühmt war, deshalb recherchierte ich mögliche Routen. Wo waren die nächsten Hügel für den Lauf, und gab es in der Nähe ein Stadion, das sich für Treppenläufe anbot? Weil es bei den Games immer ein Schwimm-Event gibt, sah ich mir auch die Seen in der Innenstadt an. Wo würde der Startplatz sein? Wie hoch war der Wellenschlag? Konnte ich auch dann etwas im Wasser erkennen, wenn ich meine Schwimmbrille verlor?

Eine weitere hervorragende Informationsquelle ist die Webseite mit der Liste der Sponsoren. Sobald ein Unternehmen einen Vertrag mit CrossFit abschließt, ist normalerweise vertraglich geregelt, dass ihr Logo auf der offiziellen Webseite erscheinen muss. Vor den Games 2020 sah ich zum Beispiel, dass Assault Fitness ein Sponsor war, und mir war klar, dass wir ihre Laufbänder verwenden würden; weitere Sponsoren waren GORUCK (Rucksacklauf) und 5.11 (Gewichtswesten). Die Firma Trek Bikes hat ihren Sitz in Wisconsin, deswegen war ich mir ziemlich sicher, dass wir auch Fahrrad fahren würden. Das bedeutet nicht, dass ich alle Events im Vorfeld kannte. Weit davon entfernt. Nur weil wir Trek Bikes verwenden würden, wusste ich noch lange nicht, ob es sich bei dem Event um einen 100-Meter-Sprint oder eine Langstreckendistanz handelte. Aber ich hatte auf jeden Fall genügend Zeit, um alles zu üben – und mich an die Ausrüstung zu gewöhnen.

Wenn du einfach nur trainieren und Spaß haben willst, spielt es keine große Rolle, ob du ein Laufband von Assault oder TrueForm benutzt. Wenn du dich aber auf hohem Niveau messen willst, sind diese Details relevant. Diese beiden Geräte haben ihre Eigenheiten, deswegen achtete ich darauf, dass ich das Modell benutzte, dass später auch im Wettkampf zum Einsatz kam. In der Saison 2019 wussten wir zum Beispiel, dass CrossFit bereits einen Vertrag mit Assault unterzeichnet hatte, deshalb konnte Rogue sein Fahrrad-Ergometer nur im Rogue Invitational vorstellen. Sie würden uns während des Wettbewerbs auf jeden Fall das hauseigene Air Bike zur Verfügung stellen – und sicherstellen, dass die Kamera möglichst lange darauf verweilte.

Tia und ich besorgten uns das Air Bike und fingen an, damit zu experimentieren. Wie viele Kalorien schafften wir in einer Minute? Spielte es für die Zählung eine Rolle, ob der Bildschirm an- oder ausgeschaltet war? Half es, die Intensität hochzufahren und dann wieder zu reduzieren, oder war es besser, die ganze Zeit mit gleicher Kraft in die Pedale zu treten?

Selbst bei Bewegungen, die ich bereits Tausende von Malen ausgeführt hatte, testete ich so viele Varianten wie möglich. Was geschah, wenn ich eine andere Griffhaltung verwendete? Oder eine Trainingshose statt Shorts trug? Mit oder ohne Handschuhe? Mit oder ohne T-Shirt? Mit Brustbehaarung oder rasiert?

Aber ganz gleich, wie gut man den Veranstaltungsort oder die Ausrüstung kennt, nichts wird jemals so wichtig sein wie das eigene situative Bewusstsein. Vielleicht ist ein Athlet bekannt dafür, übermotiviert an den Start zu gehen und nach der Hälfte der Zeit einzubrechen; oder es ist das einzige Workout, in dem es ihm gelingt, sein Tempo zu regulieren und von Runde zu Runde schneller zu werden. Oder vielleicht hast du einen so großen Vorsprung vor deiner Konkurrenz, dass du einen Gang zurückschalten und bereits anfangen kannst, dich für das nächste Event zu regenerieren.

So ging es mir bei den Games 2020 im ersten Event der Phase 2, als wir fünf Runden Muscle-ups und Shoulder-to-Overheads machen mussten. Ich war konsequent schneller als die anderen vier Athleten und baute einen stattlichen Vorsprung auf, indem ich praktisch alle Jerks am Stück machte. Aber sie waren schwer (107 Kilogramm), und ich unterschätzte die letzte Wiederholung, blieb auf halbem Weg stecken und musste die Hantel hinter mir fallen lassen.

Wer die Liveübertragung gesehen hat, hätte denken können, ich hätte den gesamten Wettbewerb verloren. »Eine seltene ungültige Wiederholung von Mat Fraser«, rief einer der Moderatoren. »Er hat keine Kraft mehr«, sagte ein anderer. »Das war kein Versehen.« Es ist immer belastend, wenn eine Wiederholung als ungültig gewertet wird, aber es warf mich nicht aus der Bahn. Weil ich den Zweitplatzierten immer im Blick behielt, wusste ich, dass ich noch genügend Zeit hatte, um durchzuatmen, mich neu einzurichten und weiterzumachen. Ich gewann das Workout mit einem Vorsprung von etwa zehn Sekunden.

Die optimalen Bedingungen

TAGEBUCHEINTRAG – 30:00

Schätze und messe eine Woche lang deine Körpertemperatur am Ende jedes Workouts und dann noch einmal nach einer fünfminütigen kalten Dusche.

Bei den Games werden die Bedingungen nie so sein, wie du sie gerne hättest, deshalb musst du dich mit den bestehenden Bedingungen zufriedengeben.

Für mich bedeutete es, alles zu unternehmen, um im wahrsten Sinne des Wortes cool zu bleiben. Zum Glück ist das Leader-Trikot bei den Games weiß – aber in den ersten Jahren trug ich während des Wettkampfs nie ein T-Shirt. Mit der Zeit erkannte ich aber, dass das keine gute

Idee war, und ich experimentierte mit anderen Optionen. Würde meine Körpertemperatur sinken, wenn ich mich bedeckte (vor allem den Kopf)? Konnte ich meine Schultern vor Sonnenbrand schützen, der jeden Shoulder-to-Overhead deutlich schmerzhafter machen würde? Und für den Fall, dass ich mein Shirt auszog – war es griffbereit, damit ich es wieder anziehen konnte, falls mir zu heiß wurde? Diese Entscheidungen schienen unwichtig zu sein, bis ich anfing, Sterne zu sehen und kurz vor einem Hitzschlag stand.

Manchmal konnte ich mir auch Kühlung verschaffen, indem ich einfach Glück hatte und während eines Workouts einen schattigen Platz fand, aber das half nur bedingt. Die Luft stand über mir, und auch der Boden strahlte Wärme ab. Der Gummibelag unter dem AstroTurf-Kunstrasen kann sich so aufheizen, dass man den Unterschied deutlich spürt, wenn man sich in der unteren Endposition eines Burpees befindet.

Auch wenn ich die Hitze unmittelbar nach einem Workout nicht bemerkte, steckte ich meinen Kopf anschließend immer gleich in einen Behälter mit kaltem Wasser. Das war oft die Belohnung, mit der ich mich selbst während des Events motivierte, und es war eine tolle Art, sich vorläufig abzukühlen, bevor ich ein richtiges Eisbad nehmen konnte. Selbst Stunden nach dem letzten Workout kann die Körperkerntemperatur noch erhöht sein, und wenn ich gut schlafen wollte, musste ich mich abkühlen.

Vor allem wenn du dazu neigst, am Abend zu trainieren, solltest du mit einer kalten Dusche nach dem Workout experimentieren, weil sie dir beim Ein- und Durchschlafen helfen kann. Außerdem sollte dein Schlafzimmer kühl sein. In unserem Haus herrscht immer eine Temperatur von 19,5 oder 20 Grad, die niedrigste Einstellung der Klimaanlage, und wenn es möglich ist, ist es in meinem Schlafzimmer sogar noch kühler – Hauptsache, es hilft mir, besser zu schlafen.

TAGEBUCHEINTRAG – 20:00

Schreibe jeden Morgen auf, wie lange und wie gut du geschlafen hast. Selbst wenn du einen Fitnesstracker hast, der deinen Schlaf überwacht, geht nichts über deine eigene Beurteilung.

Viele Athleten übersehen den Faktor Schlaf, der mein wichtigstes Regenerations- und Rehabilitationsmittel war. Vor allem in der Saison peilte ich zehn Stunden Schlaf pro Nacht an (obwohl es in der Regel etwa neun Stunden wurden). Das bedeutete, dass alle Geräte, die blaues Licht abgaben (Fernseher, Smartphone, Computer) spätestens um 22 Uhr ausgeschaltet wurden, und ich machte eine Tasse Dream, das CBD-Supplement, das ich benutzte, um besser zu schlafen. Dann spielten Sammy und ich Karten, oder ich las im Schein einer Nachttischlampe, bis ich müde war.

Ich achtete auch auf perfekte Schlafbedingungen. Wir brachten lichtundurchlässige Vorhänge an, damit es in unserem Schlafzimmer völlig dunkel war, und ich kaufte eine White-Noise-Maschine und einen Dämmerungssimulator. Das war eine Art riesige Glühbirne, die ich neben unserem Bett aufstellte und die ein spezielles Licht abgab, das mir ein sanftes Einschlafen und Aufwachen ermöglichte. Eine Kühlmatte auf der Matratze half mir, meine Körperkerntemperatur zu senken, und sosehr ich Sammy auch liebe, ich warf sie in der Wettkampfphase aus dem Bett. Wenn sie sich nachts hin und her wälzte oder ins Bad musste, geriet mein gesamter Schlafzyklus durcheinander.

Während der Games schlief ich bei jeder sich bietenden Gelegenheit – ich stand am Morgen möglichst spät auf und ruhte mich nach jedem Event aus. Ich versuchte auch, mich von der Außenwelt abzuschirmen. Manche Athleten treffen sich gerne mit ihren Fans oder sehen bei den anderen Durchgängen zu, aber für mich war das immer eine Reizüberflutung, deswegen verließ ich in der Regel den Veranstaltungsort und ging in mein Hotelzimmer. Es war mir wichtig, ungestört zu sein, deshalb mietete Sammy ein Ferienhaus für ihre und meine Familie, damit ich jederzeit für mich sein konnte.

Ich bin tendenziell eher nachtaktiv, deswegen waren meine Schlafzeiten nach den Games völlig durcheinander. Ich fing um 23 Uhr mit einer TV-Serie an und blieb die ganze Nacht wach, bis ich alle Folgen angesehen hatte, und manchmal wachte ich früh auf, einfach weil ich mich darauf freute, an dem Tag nichts tun zu müssen. Die meisten von euch brauchen keine Hilfe, um nachts wach zu bleiben. Für euch ist es wichtig, rechtzeitig ins Bett zu gehen. Legt also auf eine feste Aufwachzeit fest, beschränkt die Dauer eures Mittagsschlafs und entwickelt feste Einschlafrituale; nehmt euch mindestens 30 Minuten Zeit, um nachts zur Ruhe zu kommen, die Beleuchtung zu dimmen und alle elektronischen Geräte auszuschalten.

Lerne, die Regeln zu lieben

TAGEBUCHEINTRAG – 25:00

Schreibe dir für die folgenden Bewegungen alle Regeln auf, die dir einfallen: Overhead Squat, Clean and Jerk, Handstand Push-up, American Kettlebell Swing. Sieh dann in den offiziellen Regeln nach. Welche Regeln hast du vergessen? Welche Aspekte waren deiner Auffassung nach Anforderungen, obwohl sie nur Ausdruck einer guten Technik sind? Selbst wenn du dich konsequent gut bewegst, musst du die Vorschriften kennen, wenn du in der Lage sein willst, sie auf einem hohen Niveau »kreativ auszulegen«.

Um erfolgreich zu sein, musst du die Regeln in- und auswendig kennen. Diese Lektion lernte ich in der Mittelstufe, als ich mich dem Football-Team anschloss. Ich ging damals davon aus, dass jemand kommen und mir das Spiel erklären würde. Das war nicht der Fall. Stattdessen gab man uns ein dickes Buch mit allen Spielzügen, die wir lernen sollten. Ich weiß mittlerweile, dass alle Spielzüge Varianten einiger weniger Grundmuster sind, aber damals war ich völlig erschlagen von der Fülle an Möglichkeiten.

Genauso war es beim Ringen. Es gab drei große Ringerfamilien in meiner Stadt, und alle diese Jungs hatten die Bewegungen von klein auf geübt. Als ich mich in der Mittelstufe an diesem Sport versuchte, wurde ich gleich im ersten Training dem Erdboden gleichgemacht, womit die Sache für mich erledigt war. Erst als ich im Olympic Training Center war und den Ringern des Nationalteams beim Training zusah, erkannte ich, dass aus mir vielleicht ein guter Ringer geworden wäre, und ich bereue es, dass meine Scham mich damals davon abhielt, es noch einmal dort zu versuchen.

Deswegen war es mir zu wichtig, die Regeln zu kennen, die im CrossFit gelten – auch wenn sie verwirrend waren. Am Ende eines Workouts bei den Games 2016 mussten wir zum Beispiel ein Seil benutzen, um einen Schlitten über die Ziellinie zu ziehen. Auf dem Boden war ein Feld eingezeichnet, in das wir uns stellen sollten, und vor dem Event fragte jemand, was geschehen würde, wenn wir die Linie übertraten. »Tu das nicht«, hieß es. Okay, aber was passiert dann? »Tu's einfach nicht.«

Die Teilnehmer erkannten ziemlich schnell, dass es einfacher war, den Schlitten zu ziehen, wenn sie sich ganz zurücklehnten, und fingen deshalb an, die Markierung zu übertreten. Weil es keine klare Regel oder Strafpunkte dafür gab, blieb den Kampfrichtern nichts anderes übrig, als Verwarnungen auszusprechen, die aber geflissentlich ignoriert wurden.

Im nächsten Jahr passierte etwas sehr Ähnliches mit dem Assault Banger. Nach 40 Kalorien auf dem Air Bike mussten wir mit einem Hammer einen schweren Block sechs Meter auf einer Schiene fortbewegen. Sobald ich das Event sah, war mir klar, dass man den Hammer an dem Block einhaken und ziehen konnte, deshalb fragte ich, ob man dafür Strafpunkte bekäme. Ich bekam genau dieselbe Reaktion wie im Vorjahr: »Tu das nicht.« Der Athlet, der das Event gewann, malträtierte den Hammer so sehr, dass sie ihn für den nächsten Durchgang ersetzen mussten.

Ich suchte immer nach kleinen Schlupflöchern im Regelwerk, aber ich achtete stets darauf, dass meine Änderungen rechtens waren – allerdings so, dass die anderen es nicht mitbekamen. Wenn ich dachte, dass eine Technik für eine bestimmte Bewegung schneller oder einfacher war, wartete ich auf das Ende des Briefings, tat so, als hätte ich eine Frage vergessen, und ging direkt zum Hauptkampfrichter, um von ihm die Bestätigung zu bekommen. Es spielte keine Rolle, wie klein der Trick war – wie die Änderung meiner Handhaltung, wenn wir mit einem schweren Sprungseil Double-unders machen mussten –, ich wollte diese Informationen niemals meiner Konkurrenz zur Verfügung stellen. Du wärst überrascht, wenn du wüsstest, wie viele Athleten Strategien herausposaunen, auf die die Hälfte von uns niemals gekommen wäre.

Dein großes »Warum«

TAGEBUCHEINTRAG – *30:00*

Womit verdienst du dein Geld? Wenn du mit dem Gedanken spielst, ein professioneller CrossFit-Athlet zu werden, wie wirst du dir deine Mahlzeiten, Nahrungsergänzungsmittel, Ausrüstung und Flüge leisten können, um an den Games teilzunehmen, während du gleichzeitig vier bis fünf Stunden täglich trainierst? Für die meisten Menschen kommt als einzige Möglichkeit ein Vollzeitjob infrage (vermutlich als Trainer), aber könnte es auch auf anderem Weg klappen? Besitzt du eine Fähigkeit, mit der du Geld verdienen kannst, selbst wenn du sie nicht für den Rest deines Lebens ausüben willst?

Wenn dein Körper alles tut, um dich zu einer Pause zu zwingen, ist es hilfreich, an eine Belohnung zu denken, die du dir gönnen wirst, nachdem du fertig bist – und je primitiver die Belohnung, umso besser. Als ich noch in Neuengland lebte, motivierte mich im Training die Vorstellung, dass ich anschließend vor die Tür gehen (oder falls nötig kriechen) konnte, um mich mit dem Gesicht voran in den Schnee fallen zu lassen. So konnte ich meinen heißen Kopf und die Schweißlachen ignorieren, die sich unter meinem Air Bike bildeten.

Ab einem gewissen Punkt wird das Leid aber so groß, dass man sich mit Belohnungen auch nicht mehr bei der Stange halten kann – kein verschneiter Vorgarten, kein Stück Cheesecake und auch kein Tag am See mit Freunden. Und in solchen Momenten braucht man sein größeres Warum.

Ursprünglich wollte ich genügend Taschengeld verdienen, um meinen Eltern finanziell nicht zur Last zu fallen. Nach meinem ersten Collegejahr 2014 bekam ich ein Praktikum in einem Luftfahrtunternehmen, was für einen angehenden Ingenieur wie mich ein Traumjob war. Ich meine, diese Firma baute im wahrsten Sinne des Wortes Raketen, aber ich war todunglücklich.

Das war die Art von Arbeitsplatz, an dem die Leute ernsthaft zueinander sagen: »Ich fühle mich krank. Ich glaub, ich hab Montag.« Alles war grau –

der Teppich, die Wände, mein Schreibtisch – und ich musste jeden Tag ein weißes Hemd und eine Hose mit Bügelfalte tragen. Zum Glück war mein Chef auch ein CrossFit-Athlet und hatte Verständnis, als ich ihn um eine Woche Urlaub für die Teilnahme an den Games bat, aber bereits in dieser kurzen Zeit in einem Großkonzern wurde mir klar, dass ein Schreibtischjob nichts für mich ist.

Trotzdem kam es mir nicht in den Sinn, das Studium abzubrechen. Meine Mutter studierte Medizin, als sich ihre Eiskunstlaufkarriere langsam dem Ende zuneigte, und ich sah die vielen Möglichkeiten, die sich ihr dadurch eröffnet hatten. Außerdem bestanden meine Eltern darauf, dass ich meine Ausbildung zu meiner obersten Priorität machte. Deshalb war ich regelrecht entsetzt, als sie vorschlugen, ich solle mein Studium an der University of Vermont für ein Semester aussetzen, um hauptberuflich CrossFit auszuüben. 2015 war CrossFit definitiv nicht das, was es heute ist. Nike und Rogue und eine Handvoll anderer bekannter Unternehmen waren Sponsoren, aber ich weiß nicht, ob jemand damals ausschließlich von den Wettkämpfen leben konnte.

Damals hatte ich immer noch vor, mein Studium abzuschließen und nach Alberta zurückzukehren, um dort auf den Ölfeldern zu arbeiten. Alles, was man brauchte, um dort einen Job zu bekommen, war ein Führerschein und ein polizeiliches Führungszeugnis ohne Einträge. Man konnte viel Geld verdienen mit Arbeit, zu der die meisten Menschen körperlich nicht in der Lage sind, und man arbeitete sich vier Tage den Arsch ab, um anschließend vier Tage freizubekommen. Die harte Arbeit machte sich also durchaus bezahlt.

Sosehr ich mich also darüber freute, dass mir meine Eltern eine Karriere als professioneller CrossFit-Athlet zutrauten, hielt ich die letzten Monate an der Uni durch. Ich machte einen Abschluss, den ich vermutlich niemals brauchen werde, aber die Aussicht auf eine andere potenzielle Karriere half mir, mich vollständig dem Sport zu widmen. Ganz gleich, was geschah, es gab immer einen Plan B, auf den ich zurückfallen konnte, auch wenn ich nicht »Montag hab«.

TAGEBUCHEINTRAG – 30:00

Schließe eine Wette mit dir selbst ab. Du musst kein Geld setzen, und die Wette muss nichts mit Fitness zu tun haben, aber setze dir ein Ziel, das du in den nächsten zwölf Monaten erreichen willst, und belohne dich mit etwas, das dir wichtig ist. Selbst wenn niemand sonst an dich glaubt, passiert etwas mit dir, wenn du dir selbst zeigst, dass du an dich glaubst.

Sobald ich die Entscheidung traf, mich vollständig CrossFit zu widmen, setzte ich von Anfang an auf mich. Weil ich mich als Athlet noch nicht bewiesen hatte, wollten mir Sponsoren nicht viel zahlen. Aber sie wollten meinen Verdienst verdoppeln, wenn ich die Games gewann, und ihn noch einmal verdoppeln, wenn ich im Folgejahr wieder gewann und so weiter. Selbst wenn sie dachten, dass ich vielleicht einmal gewinnen könnte, glaubte niemand, dass es möglich war, fünfmal in Folge Champion zu werden, deswegen waren sie bereit, mir im Augenblick weniger zu bezahlen – mit der Aussicht auf künftige Zuschläge bei weiteren Siegen.

Am Ende meiner Laufbahn nahmen viele Leute an, dass ich mich die ganze Saison für die 300 000 Dollar kaputtmachte, die man als Sieger der Games erhielt. Das ist eine Menge Geld und etwa 299 000 Dollar mehr als das, was ich mir in meinen wildesten Träumen ausmalte, als ich meinen allerersten CrossFit-Wettbewerb gewann. Es ist aber deutlich weniger, wenn man die Zeit und Mühe berücksichtigt, die man aufwenden muss, um dieses Ziel zu erreichen, und wie kurz deine Karriere in diesem Sport ist. Aber weil ich meine Verträge mit Sinn und Verstand strukturierte, habe ich im Alter von 30 Jahren etwas, das ich mir niemals erträumt hätte: finanzielle Freiheit.

Es gab also Strategien, die ich vor jedem Event anwendete, um mich selbst zu motivieren – ich stellte mir vor, wie ich auf dem Siegertreppchen stand, ich beobachtete, wie meine Konkurrenten nervös auf und ab gingen, ich hörte das Lied, das der DJ auf Sammys Wunsch abspielte, als ich auf die Wettkampffläche trat. Aber es gibt einen großen Unterschied zwischen dem, was deinen Adrenalinspiegel im Aufwärmbereich in die Höhe schnellen lässt, und dem, was dich durch die letzten 15 Prozent des Events trägt, wenn deine Muskeln versagen und du das Gefühl hast, deine Lunge würde gleich kollabieren. Du bist zu erschöpft, um die Musik wahrzunehmen, die im Hintergrund wummert, und in solchen Momenten brauchst du dein größeres Warum.

Ich spürte diesen Augenblick besonders intensiv im letzten Event der Games 2019. Wenn ich dieses Workout heute machen müsste, wäre ich nicht mehr in der Lage, auch nur einen einzigen Touch-and-Go-Snatch zu machen, nachdem ich bereits 30 Clean and Jerks und 30 Muscle-ups geschafft hatte. Aber damals spielte es keine Rolle, wie stark meine körperlichen Schmerzen waren. Ich wusste, dass in drei Minuten alles vorbei sein würde, und hinter der Ziellinie wartete ein Scheck, der größer war als alle anderen, die ich jemals erhalten hatte. Das bedeutete, dass Sammy und ich die Möglichkeit hatten, frei von finanziellen Sorgen eine Familie zu gründen und in unserem Traumhaus in Vermont zu leben. Wenn ich also alle 30 Snatches am Stück hätte machen müssen, hätte ich es versucht, selbst wenn ich dabei zusammengebrochen wäre.

Wie kannst du dein Leben so strukturieren, dass deine Motivation viel mehr ist als nur ein Gefühl, dass es ein Endziel ist, auf das du dich auch dann berufen kannst, wenn du völlig erschöpft bist und kurz vor dem Blackout stehst?

6

Regeneration

Als sich die Games 2019 dem Ende näherten, war ich bereit, das letzte Event abzuschließen, meine Schuhe auf der Wettkampffläche zu lassen und meinen Rückzug von CrossFit zu verkünden.

Wie am Ende jeder Saison war ich ausgebrannt. Mein Körper tat auf eine Million Arten weh, und nach einem besonders stressreichen Wettkampfwochenende konnte ich mir nicht vorstellen, mir das alles noch einmal anzutun: Mir Tag für Tag am Air Bike die Seele aus dem Leib zu treten, Bergläufe zu machen, im Pool halb zu ertrinken und mich monatelang vor Hitzschlag zu schützen.

Außerdem war mir mit dem Sieg 2019 etwas gelungen, das jeder für unmöglich gehalten hatte: vier CrossFit Games in Folge zu gewinnen. Ich war ohne Frage der Beste in diesem Sport, und das schien mir damals zu reichen. Aber dann tat ich etwas, das ich immer tue, wenn die Saison zu Ende geht. Ich machte Urlaub. Sammy und ich fuhren an einen See, an dem wir tagelang völlig für uns waren, und während ich das Nichtstun genoss, verdrückte ich einen ganzen Käsekuchen zum Frühstück und einen Teller Kekse zum Mittagessen. Ich verwandelte mich langsam, aber sicher in mein Alter Ego, der nach jeder Saison zum Vorschein kam: Fat Mat.

Ich sagte immer noch, dass ich mit dem Sport abgeschlossen hatte – zumindest war es das, was ich Shane und Tia sagte, wenn sie mich anriefen –, aber ich denke, sie wussten, dass das nicht unbedingt stimmte, und mir ging es nicht anders. Das gehörte zu meinem Regenerationsprozess und war eine Strategie, um den Druck und Stress des Trainings abzubauen, bevor ich beschloss, mich ihm wieder zu stellen. Und das funktionierte auch (zumindest für eine letzte Runde).

Nach etwa einem Monat hatte ich es im wahrsten Sinne des Wortes satt, mir den Bauch vollzustopfen, bis er mir wehtat, den ganzen Tag auf mein Smartphone zu starren und nachts für einen Serienmarathon von *The Office* wach zu bleiben. Deshalb kehrte ich langsam wieder ins Fitnessstudio zurück, manchmal zum Trainieren, manchmal nur deshalb, um meine Freunde zu sehen und vielleicht ein bisschen Eisen zu pumpen, wenn mir danach war. Es gab Tage, an denen ich Lust hatte, mich sportlich zu betätigen, bis ich tatsächlich im Fitnessstudio eintraf. Dann verlor ich die Motivation und ging wieder – etwas, das ich mir während der Saison niemals hätte vorstellen können.

Es half, sich schrittweise ins Training einzufinden. Ich wollte unbedingt bis Oktober wieder fit sein, weil ich dann normalerweise anfing, alte Workouts zu machen. Obwohl der Vergleich zwischen Fat Mat und CrossFit Games Mat mehr als hinkte, hatte ich jeden Tag dieselbe Reaktion: »Oh nein, ich hab's einfach nicht mehr drauf.« Die Gewichte, die ich stemmte, waren lächerlich. Ich konnte auf dem Air Bike das Tempo nicht halten. Ich machte nicht einmal Anstalten, in den Pool zu gehen und Schwimmintervalle zu machen. Nach einer Off-Season, in der mir alles egal gewesen war, packte mich jetzt wieder die Angst – und da wusste ich, dass ich für ein weiteres Trainingsjahr bereit war.

Dieser mentale Reset zählt zu den wichtigsten Methoden, mit denen ich mich regeneriere, aber ich musste auch lernen, körperliche Erschöpfung, schlechte Entscheidungen und sogar unberechtigt erteilte, ungültige Wiederholungen wegzustecken. Diese Resilienz ist für meinen

Erfolg entscheidend, weil man vor allem im CrossFit einen Athleten danach beurteilen kann, wie gut er sich regeneriert.

Grundlagen

TAGEBUCHEINTRAG – 7 Tage

Schreibe auf, wie oft und wie viel Wasser du trinkst – keine Proteinshakes oder Gatorade, sondern einfach nur Wasser.

Einige Monate nach meinem Einstieg in CrossFit lernte ich die Bedeutung von Regeneration auf die harte Tour kennen. Ich nahm am CrossFit Open 2013 teil, aber wegen meines Studiums konnte ich in der vierten und fünften Woche nicht ins Fitnessstudio gehen. Ich saß fast durchgehend in der Bibliothek, und wenn ich hungrig wurde, aß ich das, was ich gerade in die Finger bekam. Ich schlief nicht, trank zu wenig Wasser und mein Training bestand nur daraus, Treppen zu steigen, um zu meinem Lieblingsplatz in der Bibliothek zu kommen.

In jenem fünften und letzten Workout fühlte ich mich daher hundsmiserabel: Ich hatte vier Minuten Zeit für möglichst viele Runden, die aus 15 Thrusters mit einer 45 Kilogramm schweren Hantel und 15 Chest-to-Bars bestanden. Das ist an und für sich nicht viel, aber wenn du vor Ablauf der Zeit drei Runden geschafft hast, wurden vier weitere Minuten für drei weitere Runden angehängt. Und nach dem Abschluss dieser drei Runden vier weitere Minuten und so weiter.

Weil die Thrusters so leicht waren, marschierte ich durch dieses Workout. Deshalb bekam ich immer mehr Runden angerechnet, bis mein Quadrizeps glühte. Am nächsten Tag pinkelte ich braunen Urin.

Das schien zunächst keine große Sache zu sein, weil in meiner Zeit als olympischer Gewichtheber mein Urin bereits einige Male braun gewesen war. Am Anfang machte mich das sehr nervös, bis ich merkte, dass dieser Zustand immer nur einige Stunden anhielt.

Ich hatte außerdem das Gefühl, eine Rachenentzündung zu haben, was auch nichts Neues war. Bevor ich mir mit 19 Jahren die Mandeln entfernen ließ, bekam ich zwei- bis dreimal im Jahr eine Rachenentzündung, deshalb waren mir die damit verbundenen Kopf- und Gliederschmerzen und allgemeine Abgeschlagenheit bekannt. Ich hatte keine Mandeln mehr, aber angesichts der körperlichen und psychischen Belastung der Finalrunde nahm ich an, dass ich mich am Ende des Winters, der in Vermont bekanntermaßen eisig ist, einfach erkältet hatte.

Aber dann machte ich einige Monate später den L-1-Kurs und hörte zum ersten Mal von Rhabdomyolyse, ein Zustand, der eintritt, wenn man seine Muskeln so überlastet, dass sich die Muskelfasern zersetzen und ins Blut abgegeben werden. Das kann im Extremfall tödlich sein.

In dem Kurs gingen wir die geläufigen Ursachen für Rhabdo bei CrossFit-Athleten durch: schlechte Ernährung, Schlafmangel, eine lange Trainingspause und ein viel zu hartes Workout. Alle diese Punkte trafen auf mich zu. Und dann behandelten wir die Symptome: brauner Urin, Abgeschlagenheit, das Gefühl, als wäre man von einem NFL-Linebacker in den Boden gestampft worden. Auch das traf auf mich zu.

Ich hatte Glück, dass ich damals so faul war. Wenn ich meinen Körper nach jenem Open-Workout weiter an seine Grenzen getrieben hätte, hätte ich im Krankenhaus landen können. Aber selbst nachdem ich etwas über Rhabdo erfahren hatte, brauchte ich noch Jahre, um zu lernen, wie man gut für sich sorgt.

Das absolute Minimum ist, ausreichend viel zu trinken. Im Gegensatz zur Mahlzeitenvorbereitung oder zu Mobilisierungsübungen erfordert eine gute Hydrierung weder Zeit noch Planung, trage also immer eine Wasserflasche mit dir. Dann kannst du zum nächsten Schritt der Regeneration übergehen: Du hörst auf das, was dir dein Körper zu sagen hat.

TAGEBUCHEINTRAG – 3 Tage

Schreibe dir mindestens viermal am Tag auf, wie du dich fühlst (zum Beispiel um 9:00, 12:00, 15:00 und 18:00 Uhr). Wie fit fühlst du dich, und wie ist deine mentale Verfassung? Bist du verspannt, hast du Muskelkater oder Schmerzen (und wenn ja, wo)?

Es ist mir egal, was dein Fitnesstracker sagt. Wenn du das Gefühl hast, dass du bei 60 Prozent bist, ist nicht der richtige Tag, um einen Maximalversuch im Back Squat oder einen Retest von »Fran« zu machen. Es kann schwer sein, diese Tatsache anzuerkennen, vor allem wenn du das Trainingsprogramm einer anderen Person verfolgst. Ich weiß das, weil ich diesen Ratschlag immer und immer wieder ignoriert habe.

Auch als ich damals meinen Rücken am OTC im Training kaputtgemacht habe – und mein Arzt mir sagte, dass ich Glück hätte, wenn ich wieder laufen könnte, geschweige denn Gewichte heben –, war ich bereit, alles zu tun, um die Verletzung zu überwinden.

Einige Wochen vor den Games 2014 litt ich an Brustschmerzen, die mit der Zeit immer schlimmer wurden. Als ich an einem Tag einen Sprint-Triathlon machen sollte, wachte ich um 2:30 Uhr nachts auf und weckte meine Mutter auf, weil es mir so schlecht ging. Tatsächlich hatte ich die letzten drei Nächte nicht geschlafen und konnte nicht einmal tief durchatmen.

Sie beruhigte mich, und weil ich mich um 5:30 Uhr morgens besser fühlte, beschloss ich, bei dem Wettkampf anzutreten. Es fing mit 750 Meter

Schwimmen im Lake Champlain an (ohne Neoprenanzug), dann ging es mit 19 Kilometern Radfahren weiter (ich war der einzige Teilnehmer auf einem Mountainbike, das ich von einem Freund ausgeliehen hatte), bevor ein 5-Kilometer-Lauf schließlich den Abschluss bildete. Danach war ich erschöpft, aber als ich mich hinlegte, um ein wenig zu schlafen, litt ich an Brustschmerzen, weshalb mich meine Mutter in die Notaufnahme brachte.

Es stellt sich heraus, dass ich eine Herzbeutelentzündung hatte (eine sogenannte Perikarditis), deshalb hatte ich Glück, dass ich nur Schlafstörungen bekam und nichts Schlimmeres. Aber nicht jedes körperliche Signal ist so offensichtlich wie dieser Vorfall, und es ist einfach, einen kleinen Schmerz zu ignorieren, bis er so groß wird, dass er unübersehbar wird.

Fange also damit an, deine Körperwahrnehmung zu schulen. Das ist am Anfang anstrengend, weil du ständig in dich hineinhören musst, aber mit der Zeit wirst du dich daran gewöhnen. Dann wirst du besser in der Lage sein, zwischen Unbehagen und Schmerz zu unterscheiden. Unbehagen kannst du durch Training überwinden, während Schmerz dir sagt, dass du aufhören und dich darum kümmern solltest.

TAGEBUCHEINTRAG – 20:00

Normalerweise besteht die aktive Regeneration aus 20 Minuten leichtem Rudern, aber dieser Teil deines Trainings kann etwas flexibler ausgelegt werden als der Rest. Überlege dir also andere Methoden, wie du deine Durchblutung anregen kannst; sie sollten Spaß machen und sich nicht wie eine lästige Pflicht anfühlen. Vielleicht könntest du einige Runden in deinem Lieblingspark joggen, im nahe gelegenen Stadion einen Treppenlauf absolvieren oder einen Yogakurs besuchen.

Wenn es um Regeneration geht, gibt es sehr viele relevante Faktoren – Ernährung, Schlaf, Stress, Alltag –, sodass man unmöglich genau prognostizieren kann, wie du dich an einem Tag fühlen wirst. Du könntest dasselbe Workout an zwei verschiedenen Tagen machen. Einmal fühlst du dich danach gut, und beim zweiten Mal hast du einen solchen Muskelkater, dass du dich an der Wand abstützen musst, um dich auf die Kloschüssel zu setzen.

Wenn du solche Schmerzen hast, hast du vielleicht das Bedürfnis, den ganzen Tag auf der Couch zu verbringen. Aber du solltest aufstehen und ein leichtes Training absolvieren, um deinen Blutkreislauf anzuregen, damit sich dein Laktat schneller abbaut und dein Muskelkater abnimmt. Aber das Schlüsselwort ist »leicht«, so leicht, dass du während des Workouts ein Gespräch führen kannst.

Wenn du nicht gern allein trainierst, kannst du auch ins Fitnessstudio gehen und dort eine leichte Cardio-Einheit absolvieren. Um deine Trainingsroutine aufrechtzuerhalten, kannst du dein Workout auch skalieren (wenn es sein muss, auch sehr prägnant) – aber das kostet manchmal Überwindung, vor allem wenn du sehr wettkampforientiert bist. Wenn du also das Gefühl hast, dass du vor deinen Kumpels immer 100 Prozent geben musst, solltest du unbedingt ein Workout mit einer Intensität von 60 Prozent probieren und nicht dein Ego, sondern deine Erholung zur obersten Priorität machen.

Ganz gleich, für welche aktive Erholung du dich entscheidest, du solltest dich am Ende der Einheit immer besser fühlen – wärmer, beweglicher, schmerzfreier. Wenn das nicht der Fall ist, hast du es sehr wahrscheinlich übertrieben, und dann wirst du ein oder zwei weitere Tage brauchen, bis du wieder in Wettkampfform bist.

TAGEBUCHEINTRAG – 7 Tage

Schreibe dir unmittelbar nach dem Workout und vier Stunden danach deine Körpertemperatur auf. Vielleicht wirst du überrascht sein, wie schnell sich dein Körper abkühlt.

Regeneration fußt auch darauf, dass du in der Lage bist, deine Körperkerntemperatur nach jedem Workout zu senken, vor allem wenn du am selben Tag eine zweite Trainingseinheit absolvieren willst beziehungsweise musst.

Als ich das erste Mal während eines Workouts einen Hitzschlag bekam, wusste ich nicht, wie mir geschah. Es war »Murph« bei den Games 2015. Die Umstände waren erbärmlich – es war ein Sommernachmittag in Kalifornien, und dort gab es nur einen einzigen Ort, der noch heißer war als Asphalt: das Stadion mit dem Kunstrasen, in dem wir antraten.

Ich erinnere mich noch sehr gut daran, dass ich das Gefühl hatte, meine Kopfhaut wäre geschrumpft, als hätte jemand meinen Schädel in ein Mikrowellengerät gesteckt und komprimiert. Am Ende des Workouts war mir schwindlig, ich sah Sterne und war erschöpft – nicht erschöpft wie »Ich habe Muskelkater und wünschte, es wäre vorbei«, sondern erschöpft wie »Ich könnte mich auf die Straße legen und eine Runde schlafen«. Ich fragte mich, wie lange ich in derselben zusammengekauerten Position auf dem Boden verharren konnte, ohne mich zu bewegen. 20, vielleicht 30 Sekunden? Diese Gedanken waren völlig idiotisch, aber Hitze kann solche wirren Gedanken verursachen.

Irgendwie schaffte ich es, mich 2015 durchzukämpfen und in »Murph« den zweiten Platz zu belegen, aber viele andere Teilnehmer waren anschließend erledigt. Kara Saunders schloss die letzte Meile nicht ab, und Annie Thorisdottir brach auf der Ziellinie zusammen und musste die Games vorzeitig beenden. Als wir das nächste Mal »Murph« machten, wurden die Moderatoren nicht müde zu sagen, dass wir uns deutlich besser vorbereitet hatten und dass wir deshalb bessere Zeiten erzielten. Ja, schon, aber in jenem Jahr fand dieses Workout am Vormittag statt, und die Wettkampffläche befand sich im Schatten, deshalb handelte es sich quasi um ein völlig anderes Event.

Körperliche Regeneration

TAGEBUCHEINTRAG – 20:00

Erstelle eine Liste mit allen chronischen Schmerzen und Verletzungen, an denen du leidest, und sortiere sie nach ihrem Schweregrad.

Wenn man ein Athlet ist, vor allem auf hohem Niveau, lassen sich Verletzungen praktisch nicht vermeiden. Sie sind immer frustrierend, kräftezehrend und es dauert immer länger als gedacht, bis sie auskuriert sind, aber wichtig ist: Niemand trägt eine größere Verantwortung für deine Regeneration als du.

Nach meinem Wirbelbruch wurde ich am OTC mehrmals mit dieser Lektion konfrontiert. Damals erschien praktisch jede Woche eine neue Schar von Trainern auf der Bildfläche, und einer schlug mir eine Kortisonspritze vor. Heute weiß ich, dass man auf jeden Fall die Finger davon lassen sollte. Das Kortison hätte den Schmerz gedämpft, sodass ich mit schweren Gewichten weitertrainiert und mir meinen Rücken wahrscheinlich dauerhaft ruiniert hätte. Aber damals wusste ich das noch nicht. Ich fand es seltsam, dass für ihn eine Spritze in die Wirbelsäule genauso normal war wie das Anlegen eines Fußgelenktapes, aber er sagte mir, dass ich mich danach besser fühlen würde und weitertrainieren könne, also sah ich keinen Anlass, seinen Vorschlag abzulehnen.

Besser noch, er konnte mir die Spritze sofort geben, und so setzte ich mich auf den Behandlungstisch und wartete, während er im Nebenraum die nötigen Sachen zusammensuchte. Es war purer Zufall, dass der Chefarzt vorbeikam und sich nach meinem Befinden erkundigte. Ich sagte ihm, was gleich passieren sollte, und er fing an zu toben.

Als der Trainer mit seiner Spritze wiederkam, sagte ihm der Arzt, er solle seine Sachen packen. Er könne nicht mehr am OTC arbeiten. Ich hatte großes Glück, dass der Chefarzt auf mich aufpasste, und vertraute darauf, dass er ein guter Arzt war. Aber selbst das hieß noch lange nicht, dass ich die Behandlung bekam, die ich eigentlich brauchte.

Es vergingen mehrere Wochen, bis jemand auf die Idee kam, meinen Rücken zu röntgen, und das geschah auch nur, weil meine Mutter darauf bestand. Selbst wenn du zu den besten Spezialisten gehst und dir eine dritte und vierte Meinung einholst, wirst du es sein und niemand sonst, der die Konsequenzen deiner Entscheidungen tragen muss.

TAGEBUCHEINTRAG – 20:00

Finde mehr über die Verletzung heraus, die du in deinem letzten Tagebucheintrag an erste Stelle gesetzt hast, recherchiere mögliche Behandlungsansätze und erstelle einen zweiwöchigen Rehabilitationsplan.

Zehn Wochen vor der zweiten Phase der Games 2020 bereitete ich mich gerade auf einen schweren Back Squat vor und hörte ein Knacken, das so klang, als würde sich ein Klettverschluss lösen. Ich war es gewohnt, dass mein Rücken seltsame Geräusche von sich gab, deshalb nahm ich an, dass der Schaden bereits angerichtet war, und machte noch zwei Wiederholungen, bevor ich die Hantel hinter mir fallen ließ. In den nächsten Tagen wurden die Rückenschmerzen immer stärker, ob ich nun ging, stand oder mich hinlegte, sodass ich meine Teilnahme am Rogue Invitational absagte (obwohl ich natürlich den wahren Grund für mich behielt).

Zwei Wochen später ging ich zu einem Arzt in Cookeville, wo ich damals lebte, und er sagte mir, dass auf den Aufnahmen weder ein Bruch noch eine Dislokation erkennbar war, er sich aber ziemlicher sei, dass ich mir eine Rippenverletzung zugezogen hatte. Das war meine größte Angst – dass sich eine Rippe gelöst hatte und alle umliegenden stabilisierenden Muskeln gerissen waren. Die Games fanden in zwei Monaten statt. Wie sollte ich mich in dieser kurzen Zeit davon erholen?

Der Arzt schlug eine Injektion mit »plättchenreichem Plasma« vor (PRP); er wollte mir dafür Blut abnehmen, das Plasma isolieren und es mir dann in Wirbelsäule, Rücken und Rippen spritzen. Mir lief die Zeit davon, deswegen war ich zu allem bereit. Nach der Behandlung spürte ich allerdings keinen Unterschied, vielleicht ging es mir sogar etwas schlechter angesichts der Tatsache, dass mich die Behandlung 1850 Dollar gekostet hatte und die Kosten natürlich nicht von meiner Krankenkasse übernommen wurden.

Mehr noch, ich sollte in den nächsten acht Wochen drei bis vier Mal wiederkommen, das bedeutete, dass ich mich nicht vollständig erholen würde beziehungsweise erst unmittelbar bevor ich für den Wettbewerb nach Kalifornien flog. Die Schmerzen waren so stark, dass ich kaum schlafen oder mit der erforderlichen Intensität trainieren konnte. Selbst wenn ich diesem Arzt also vertraute – und das tat ich definitiv nicht –, wäre meine Saison definitiv gelaufen.

Auf dem Nachhauseweg nach dieser ersten Behandlung rief ich Alex Guerrero an, den Physiotherapeuten von Star-Quarterback Tom Brady. Wir hatten uns einige Jahre zuvor kennengelernt, und ich erzählte ihm, was geschehen war und warum ich dachte, dass ich meine Rippe disloziert hatte. »Es ist keine Rippenverletzung«, sagte er mir. Er hatte mich noch nicht einmal persönlich gesehen, geschweige denn irgendwelche Tests vorgenommen, wie konnte er sich da so sicher sein? Tut es weh, wenn du atmest? Ich sagte Nein und lud mich praktisch selbst in seine Praxis nach Florida ein.

Wir landeten am nächsten Tag und fuhren direkt zu Alex. Allein aufgrund meiner Beschreibung am Telefon war er sich ziemlich sicher, dass ich eine Verletzung hatte, die er schon Dutzende von Malen bei NFL-Linemen gesehen hatte. Das Problem war mein *Quadratus lumborum*, ein tiefer Rückenmuskel, der so unzugänglich ist, dass es einfacher für ihn war, ihn von vorn, durch meine Bauchmuskeln hindurch, zu erreichen. Er legte seine Hand unter den Rippenbogen, schob ein Organ zur Seite und drückte so lange herum, bis er meinen Psoas fand, den er wie ein verdammtes Geländer packte! Dann sagte er mir, ich solle meine Knie eine Weile beugen und strecken, während ich versuchte, nicht zu schreien, zu heulen oder ihm mit der Faust ins Gesicht zu schlagen.

Nach etwa einer halben Stunde sagte er mir, dass ich jetzt einen Squat machen solle. *Ja klar*, dachte ich. Seit der Verletzung hatte ich höchstens um die 60 Kilogramm gehoben. Doch an jenem Tag schaffte ich über 180 Kilogramm. Ich war erleichtert und überrascht, vor allem als Alex sagte, dass ich in drei bis fünf Tagen wieder in Ordnung sein würde (um auf Nummer sicher zu gehen, buchte ich sechs Tage).

In jener Zeit kümmerte sich Alex bis 14 oder 15 Uhr um Tom Brady, und dann malträtierte er meinen Psoas so lange, bis ich dachte, ich verliere gleich das Bewusstsein. Er zeigte Sammy und O'Keefe die Handgriffe, um meinen verspannten Psoas zu lösen, der aber normalerweise so fest war, dass Sammy ihn nicht einmal richtig zu fassen bekam.

Als wir nach Tennessee zurückflogen, war ich noch nicht völlig wiederhergestellt, und einer von Alex' Trainern besuchte mich im 2-Wochen-Takt, bis wir zu den Games aufbrachen. Die Behandlung wurde nie weniger schmerzhaft, vor allem wenn er seine Finger in meinen Psoas grub, während ich auf dem Rudergerät saß. Aber sie funktionierte. Bei den Games machte mein Rücken keinerlei Probleme.

Bevor du also 10 000 Dollar für PRP-Spritzen oder andere kostspielige Behandlungsmethoden ausgibst, solltest du deine Hausaufgaben machen. Vor einigen Jahren spürte ich, dass mein Hüftbeuger jedes Mal wehtat, wenn ich in die tiefe Kniebeuge ging, deshalb schrieb ich ein Movement-Account auf Instagram an und berichtete von meinen Symptomen. Ich erhielt einen personalisierten Plan, und zwei Minuten nach Beginn der ersten Übung waren meine Schmerzen weg.

Ich musste dafür nur ein dickes Gummiband um meinen Oberschenkel schlingen, um den Abstand zwischen der Hüftgelenkspfanne und dem Gelenkkopf zu vergrößern, und dieser eine Millimeter reichte aus, um die Einklemmung zu verhindern. Ich empfehle dir nicht, qualifizierten medizinischen Rat durch Dr. Google zu ersetzen, aber es ist deine Verantwortung, dich über mögliche Behandlungsmethoden zu informieren und zu wissen, was du deinen Arzt fragst, vor allem wenn du kurz davor bist, viel Geld für eine Plasma-Entnahme beziehungsweise -Rückübertragung auszugeben.

Mentalität für die Regeneration

TAGEBUCHEINTRAG – *25:00*

Es ist wichtig, dir Zeit zu nehmen, um dich körperlich und geistig zu erholen, aber du kannst schnell aus der Bahn geraten, wenn du etwas

dem Zufall überlässt. Plane daher deinen nächsten freien Tag. Wo fährst du hin, was wirst du essen, was wirst du tun? Was musst du einpacken (Sonnencreme, Wasserflasche, Mahlzeiten), um dich optimal zu erholen?

Die Versuchung ist groß, Regeneration mit einem Freibrief gleichzusetzen, alles tun und lassen zu dürfen, worauf man Lust hat. Das ist schließlich dein trainingsfreier Tag, den du genießen solltest, richtig? Vielleicht hast du vor, den Tag am See mit Freunden zu verbringen und dich mit einem Tube von einem Motorboot ziehen zu lassen.

Leider kannst du nicht so entspannt sein. Deine Regeneration muss genauso zielgerichtet sein wie deine Workouts, weil du versuchst, die idealen Bedingungen für deinen Körper und Geist zu erschaffen. Natürlich dauerte es eine Weile, bis dieser Gedanke bei mir ankam. Nach meinem Wirbelbruch sagten mir die Ärzte, dass ich weiterhin Hanteln stemmen könne, solange kein Druck auf meiner Wirbelsäule lastete, deshalb konzentrierte ich mich auf Bench Presses, Bizeps-Curls und tausend andere Dinge, die zwar nicht direkt etwas mit meinem Rücken zu tun hatten, die mir aber – und das war mir durchaus klar – auch nicht halfen. Langsam erkannte ich aber die Bedeutung der Regeneration und wie man sie in den Vordergrund stellt.

Greifen wir das Beispiel vom Tag am See auf: Selbst wenn wir das Tubing und sein hohes Risikopotenzial ignorieren (eine Schulterzerrung, eine Schürfwunde am Knie), werden wir trotzdem erkennen, dass der ganze Tag sehr kräftezehrend ist. Du wirst dich stundenlang in der Sonne aufhalten, vermutlich zu wenig Wasser trinken und mit großer Wahrscheinlichkeit zu viel von dem essen, was auf dem Boot angeboten wird. Wenn Hochsommer ist, alle frei haben und wissen, dass heute dein trainingsfreier Tag ist, kann es superschwierig sein, eine solche Einladung auszuschlagen, aber so wie in allen Lebensbereichen kannst du lernen, Nein zu sagen.

TAGEBUCHEINTRAG – 20:00

Wo spürst du in Bezug auf dein Training den größten Gruppenzwang? Ist es dir peinlich, dem Trainer ständig Fragen zu stellen oder das Workout als Letzter abzuschließen? Sagen dir deine Freunde, dass du dich entspannen, dir ein Bier genehmigen und das Training am Sonntagmorgen ausfallen lassen sollst? Würdest du gerne an Wettkämpfen teilnehmen, befürchtest aber, dafür nicht gut genug zu sein?

Als ich mich zum ersten Mal betrank, war ich zwölf Jahre alt, und einige Jungs aus meiner Clique besuchten einen Kumpel nach der Schule. Seine Eltern hatten einen Schrank mit jeder Menge Wodka, den wir in Plastikbecher füllten. Dann hielten wir uns die Nase zu, schluckten das Zeug herunter und warteten darauf, dass die Wirkung einsetzte. Bevor ich etwas bemerkte, klingelte aber das Festnetztelefon. Es war mein Vater. »Solltest du dich nicht für dein Football-Training fertig machen?«, fragte er. »Nein, das ist montags, mittwochs, freitags«, sagte ich. »Ja«, sagte er. »Heute ist Mittwoch.«

Ich sprintete nach Hause, warf meine Sportsachen in meine Tasche und hoffte, dass meine Ausrüstung so übel roch, dass niemand meine Alkoholfahne bemerkte. Wir waren zum Glück spät dran, deshalb rannte ich zum Truck meines Vaters und kurbelte das Fenster herunter. Ich wankte bereits leicht, deshalb lehnte ich meinen Kopf an das geöffnete Fenster, und als wir am Sportplatz eintrafen, war ich so betrunken, dass ich über das Spielfeld stolperte, um mit dem Rest des Teams mitzuhalten.

Ich erzählte meinem Kameraden, was los war, und er hakte mich unter, als wir die Aufwärmrunde liefen. Die Nachricht verbreitete sich schnell, und als ich mich in die Reihe stellte, tippten mich die Jungs von hinten an und sahen zu, wie ich mit dem Gesicht voran auf den Rasen fiel. Wenn meine Freunde und ich eine Freistunde hatten, selbst wenn es 9 Uhr morgens war, kehrten wir in jenes Haus zurück und betranken uns.

In der Highschool waren wir bereits so bekannt für unsere Partys, dass der Schulpsychologe uns sagte, dass wir einen Gang herunterschalten sollten, weil jemand sonst noch sterben würde. Das war zum Glück nicht der Fall (zumindest nicht während unserer Schulzeit), aber es gab viele Fälle von Trunkenheit am Steuer, damit verbundene Unfälle und Halbwüchsige, die mit Oxy und Heroin experimentierten. Ich war nie an harten Drogen interessiert und rauchte auch kein Marihuana, weil ich im Rahmen meiner sportlichen Wettkämpfe regelmäßig Urinproben abgeben musste, die von der US-amerikanischen Anti-Doping-Agentur kontrolliert wurden. Aber ich hatte kein Problem damit, mich bis zur Besinnungslosigkeit mit Bier zu betrinken.

Ich hatte früher immer das Gefühl gehabt, ein Außenseiter zu sein, und ich bin mir nicht sicher, ob der Alkohol mir ein Gefühl von Verbundenheit vermittelte oder ob mir meine Einsamkeit in betrunkenem Zustand einfach egal war. Auf jeden Fall gab er mir den Mut, auf Partys mit Gleichaltrigen ins Gespräch zu kommen und Spaß zu haben. Und ich hatte jede Menge Spaß.

Als ich das dritte Mal für meinen Alkoholkonsum Ärger mit dem Gesetz bekam, waren meine Kumpels und ich auf dem Weg zu einem Volksfest. Wir wollten einen Boxenstopp in einem Park einlegen, um das Sixpack Bier zu vernichten, das ich in meinem Rucksack hatte. Als der Polizist seine Taschenlampe auf uns richtete, waren wir so stark alkoholisiert, dass wir nicht einmal Anstalten machten, die Flucht zu ergreifen, aber nachdem er sich unsere Namen notiert hatte, fragte ich ihn, ob wir das Bier nicht vielleicht behalten könnten. Er sagte Nein.

Als ich an jenem Abend nach Hause kam, telefonierte mein Vater gerade. Ich hielt die Bußgeldbescheinigung in die Höhe und versuchte, mich zu rechtfertigen, aber er machte nur eine Geste, dass ich verschwinden solle. Er war nicht wütend. Er war nicht überrascht. Sein Schweigen signalisierte mir maßlose Enttäuschung, und das brach mir das Herz.

Ich beschloss, mein Alkoholproblem in den Griff zu bekommen, bevor die Situation noch eskalierte. Ich legte den Schalter um. Das heißt, dass ich einen kalten Entzug machte und den Kontakt zu meinen alten Freunden abbrach. Das war eine sehr einsame Zeit, aber ich ging schließlich zu Treffen der Anonymen Alkoholiker, die eine große Hilfe waren. In Vermont gibt es viele Selbsthilfeangebote für ehemalige Suchtkranke, und ich lernte eine Gruppe von Leuten kennen, mit denen ich Paintball spielen und Motocross fahren konnte, deshalb hatte ich nicht das Gefühl, etwas zu verpassen.

Das änderte sich, als ich ans OTC nach Colorado Springs kam. Ich ging dort zu einigen Treffen der Anonymen Alkoholiker, fand aber keinen Anschluss und war deshalb in Bezug auf meine Abstinenz auf mich allein gestellt. Das war schwer. Meine Freunde und Familie waren nicht da, ich war das jüngste Mitglied im Team und stand kurz davor, aus der Mannschaft geworfen zu werden, wenn ich meine Leistungen nicht verbesserte. Außerdem waren meine Kameraden nicht gerade verständnisvoll. »Was soll das heißen, du willst kein Bier mit uns trinken?«, hieß es, als wir beim Essen in der Cafeteria saßen. »Du willst nicht mit mir feiern, wenn ich einen neuen PR erziele?«

Ich kapselte mich zunächst völlig ab, aber mit der Zeit lernte ich, ihre Kommentare zu ignorieren und mit in Kneipen zu gehen, ohne mich von dem Gruppenzwang anstecken zu lassen, Alkohol trinken zu müssen. Ich machte keine große Sache daraus. Ich versuchte, niemanden zu bekehren. Ich stellte nur von vornherein klar, dass meine Entscheidung endgültig war, und das ist eine Fähigkeit, die mir während meiner CrossFit-Karriere gute Dienste geleistet hat.

Die richtige Ernährung, um sich zu regenerieren

Obwohl sich Sammy in der Wettkampfsaison um meine Mahlzeiten kümmerte, gehörte es zu den anstrengendsten Aspekten meines Trainings, ausreichend viel zu essen und zu trinken. Ein Ernährungsberater sagte mir, dass ich etwa 10 000 Kalorien am Tag benötigte, und das bedeutete, dass ich praktisch immer etwas aß, wenn ich nicht gerade trainierte oder schlief. Ich wachte gegen 8 Uhr morgens auf, und um 8:05 Uhr frühstückte ich bereits Haferflocken mit Obst und Joghurt. Eine Stunde später gab es Eier, Speck, eine weitere Portion Obst und einen Bagel mit Frischkäse. Bis zu meiner nächsten Mahlzeit um circa 14:30 Uhr trank ich Proteinshakes, damit mein Blutzucker nicht abfiel. An einem normalen Trainingstag nahm ich normalerweise 2000 bis 3000 Kalorien in flüssiger Form zu mir, was wahrscheinlich mehr ist als dein gesamter Tagesbedarf. Dann ging ich nach Hause und aß mein Mittagessen, das prinzipiell ein kleines Abendessen war, und trainierte weiter, bis es schließlich Zeit für die Hauptmahlzeit des Tages war.

Cream Cheese Swirl Pumpkin Muffins

150 g Tassen Mehl

1 EL Kürbis-Gewürzmischung

1 TL Natron

½ TL Salz

1 zerdrückte Banane

1 Dose (425 g) Kürbispüree

250 g weißer Zucker

90 g brauner Zucker

2 große Eier plus 1 großes Eigelb

100 g Kokosöl

1 EL plus 2 TL Vanilleextrakt

225 g Frischkäse, auf Zimmertemperatur erwärmt

1. Den Backofen auf 190 °C vorheizen. Ein Muffin-Blech mit Papierförmchen auslegen und beiseitestellen.
2. Die trockenen Zutaten (Mehl, Kürbisgewürz, Natron und Salz) in eine mittelgroße Schüssel geben. Die Banane in einer anderen Schüssel zerdrücken und mit dem Kürbispüree mischen. 50 Gramm weißen Zucker, den braunen Zucker, Eier, Öl und 1 EL Vanilleextrakt hinzugeben und alles mit einem Handrührgerät verquirlen.
3. Die trockenen zu den feuchten Zutaten geben und unterheben. Den Teig in die Papierförmchen füllen. Beiseitestellen.
4. Frischkäse, 50 Gramm Zucker, Eigelb und die verbleibenden 2 EL Vanille in eine kleine Schüssel geben und mit dem Handrührgerät zu einer glatten Masse verarbeiten. Die Frischkäse-

Zucker-Ei-Mischung in einen Frischhaltebeutel füllen. Ein kleines Loch in die Tütenecke schneiden und diese als Spritztülle benutzen, um die Muffins mit der Masse zu toppen. Den gesüßten Frischkäse mit einem Zahnstocher in den Teig einstrudeln, aber die beiden Beläge nicht zu stark miteinander vermischen.

5. 18–20 Minuten backen.
6. Die Muffins 5 Minuten in dem Blech auskühlen lassen und dann vorsichtig auf einen Gitterrost heben, bis sie völlig abgekühlt sind.

Aber es war nicht nur die Menge an Nahrung, die mir zu schaffen machte. Ich musste auch konsequent bleiben. Früher ließ ich das Frühstück oft weg, und dann wurde mir nachmittags beim Hanteltraining schwindlig, weshalb ich dann zu viel aß und anschließend eine Stunde warten musste, bevor ich mich wieder bewegen konnte. Ich muss wohl nicht sagen, dass der Körper diese Art von Unvorhersehbarkeit hasst, deshalb erstellte ich einen Terminplan fürs Essen, genauso wie ich ein Muster für die richtige Atmung entwickelt hatte. Wenn das Gehirn weiß, wann es wieder Sauerstoff bekommt, entspannt es sich, und man verbraucht weniger Sauerstoff. Und wenn der Körper weiß, wann er wieder etwas zu essen bekommt, nimmt er nicht jede Kalorie, die er bekommt, und speichert sie als Fett. So wird man eine effizientere Maschine.

Brombeer-Cheesecake-Haferriegel

100 g Brombeeren

1 TL Zitronensaft

100 g plus 2 EL weißer Zucker

150 g geschmolzenes Kokosöl

135 g brauner Zucker

2 Eier, getrennt

3 TL Vanilleextrakt

320 g zarte Haferflocken

2 TL Zimt

2 TL Maisstärke

1 TL Natron

225 g Frischkäse

60 g Naturjoghurt

1 Prise Salz

1. Den Backofen auf 175 °C vorheizen. Ein 20 × 20 Zentimeter großes Backblech mit Backpapier auskleiden und beiseitestellen.
2. Brombeeren, Zitronensaft und 2 EL weißen Zucker in eine kleine Schüssel geben und leicht durchschütteln. Beiseitestellen und die verbleibenden Zutaten vorbereiten.
3. Kokosöl, braunen Zucker und 50 Gramm weißen Zucker in eine große Schüssel geben und mit einem Handrührgerät 1–2 Minuten verquirlen. 1 Ei und 2 TL Vanilleextrakt hinzugeben und alles zu einer homogenen Masse verarbeiten. Haferflocken, Zimt, Maisstärke und Natron hinzugeben. Alles gut miteinan-

der vermischen. Etwa 80 Gramm Haferflockenmischung abmessen und beiseitestellen, den Rest in das quadratische Backblech füllen, gleichmäßig verteilen und gut andrücken.

4. Frischkäse, Jogurt und den verbleibenden weißen Zucker in eine mittelgroße Schüssel geben und 1–2 Minuten schaumig schlagen. Das verbleibende Ei und 1 TL Vanilleextrakt hinzugeben. Zu einer homogenen Masse verarbeiten. Die süße Frischkäse-Joghurt-Mischung über die Haferflocken geben und gleichmäßig darüber verstreichen.
5. Die Brombeeren über den Frischkäse streuen. Zum Schluss die verbleibende Haferflockenmischung als Streusel darüber verteilen.
6. 30–40 Minuten backen. Aus dem Ofen nehmen und vor dem Aufschneiden 1 Stunde abkühlen lassen.

Wenn du konsequent diese Menge an Essen verzehren willst, kannst du nicht warten, bis du hungrig wirst. Du musst deine Mahlzeiten mit derselben Entschlossenheit planen wie deine Workouts, und das bedeutet, dass du das Sättigungssignal, das dein Gehirn sendet, ignorieren musst. Das kann ein heikler Ansatz sein, weil die Fähigkeit, deine Körpersignale zu erkennen und auf sie zu hören, ein wichtiger Bestandteil deines Athletendaseins ist. Ob du nun abnehmen oder Muskelmasse aufbauen willst, ich rate dir in beiden Fällen zu keinen extremen Maßnahmen, und sofern du kein Leistungssportler bist, der auf höchstem Niveau Wettkämpfe bestreitet, solltest du es dir nicht zur Gewohnheit machen, auch dann zu essen, wenn du gar keinen Hunger hast.

Erdbeeren im Schnee

450 g Erdbeeren, in dünne Scheiben geschnitten
1 EL weißer Zucker
225 g Frischkäse, auf Zimmertemperatur erwärmt
225 g Sprühsahne
120 g Puderzucker
1 Biskuitkuchen, in Stücke zerpflückt

1. Die Erdbeerscheiben mit dem weißen Zucker in eine mittelgroße Schüssel geben und leicht unterheben. 1 Stunde im Kühlschrank durchziehen lassen.
2. Den Frischkäse und die Sahne in einen Standmixer geben. 2 Minuten verquirlen, bis eine luftige Masse entstanden ist.
3. Den Puderzucker langsam einrieseln lassen und 1 weitere Minute verarbeiten.
4. Einmachgläser oder eine Auflaufform benutzen, um die verschiedenen Zutaten in Lagen aufzuschichten: Kuchen, Sahne, Erdbeeren und so weiter. Servieren.

Die Sportler, die an den Games teilnehmen, können nicht ständig nur Brokkoli, braunen Reis und Hühnerbrustfilets essen. Um den Tagesbedarf von 10 000 Kalorien zu decken, muss man manchmal auch »ungesunde« Dinge essen, vor allem während des Wettbewerbs. Während andere vielleicht nach jedem Event jedes Reiskorn abwiegen, esse ich ein Snickers oder mische viel zu viel Gatorade-Pulver in ein Glas Wasser – Hauptsache, mein Blutzuckerspiegel bleibt oben.

Während des Trainings hatte Sammy immer eine Notration Kekse in der Gefriertruhe. Und das waren echte Kekse, keine »gesunde« Variante mit der halben Buttermenge oder Leinsamen statt Schokostreuseln. Wenn es am Ende des Tages Zeit für eine Belohnung war, war meine Philosophie: Kekse sollten so fett, süß und kalorienreich sein, wie sie eben sind. Auf diese Weise esse ich sie mit Genuss und rede mir nicht ein, sie seien in irgendeiner Form gut für mich. Und in der Off-Season ließ ich dann wirklich die Zügel schleifen.

Zimtschnecken mit brauner Butter und schwarzen Walnüssen

Teig

60 g ungesalzene Butter

180 ml warme Milch

2 ¼ TL frische Hefe oder Trockenhefe

200 g weißer Zucker

1 Ei plus 1 Eigelb, auf Zimmertemperatur erwärmt

375 g Mehl fürs Brotbacken, plus etwas für die Arbeitsfläche

¾ TL Salz

½ TL Zimt

1 EL Olivenöl

Füllung

6 EL gesalzene Butter, auf Zimmertemperatur erwärmt

90 g brauner Zucker

2 TL gemahlener Zimt

50 g schwarze Walnüsse, fein gehackt

Glasur

4 EL gesalzene Butter, gebräunt und abgekühlt

115 g Frischkäse, auf Zimmertemperatur erwärmt

120 g Puderzucker

1 TL Vanilleextrakt

¼ TL Zimt

1 Prise grobes Salz

1–2 EL Schlagsahne oder Vollmilch (optional)

1 TL–1 EL Mehl (optional)

1. Zuerst den Teig vorbereiten: Die Butter in einer Pfanne auf mittlerer Stufe bräunen, bis sie schäumt und duftet. Beiseitestellen und 5–10 Minuten abkühlen lassen.
2. Warme Milch, Hefe, Zucker, Ei, Eigelb und die abgekühlte, gebräunte Butter in einen Standmixer geben und 30 Sekunden verquirlen.
3. Brotmehl, Salz und Zimt in den Mixer füllen und 5 Minuten verarbeiten, bis sich der Teig vom Schüsselrand löst.
4. Den Teig entnehmen und einige Tropfen Olivenöl in die Rührschüssel geben, um sie auszukleiden. Den Teig wieder hineingeben, mit Plastikfolie oder einem feuchten Küchentuch abdecken und 1–2 Stunden gehen lassen, bis sich sein Umfang verdoppelt hat.
5. Den Teig auf eine leicht bemehlte Unterlage geben und zu einem großen, etwa 5 Millimeter dicken Rechteck rollen. Die Rührschüssel und den Knethaken spülen und abtrocknen.
6. Die Füllung zubereiten. Den Teig mit der weichen Butter bestreichen. Braunen Zucker und Zimt in einer kleinen Schüssel verrühren und die Zucker-Zimt-Mischung über den gebutterten Teig streuen. Die gehackten Walnüsse darauf verteilen.
7. Den Teig mit den Händen von hinten nach vorn möglichst straff aufrollen. Die Rolle mit der Naht nach unten in 9bis 12 gleich große Stücke schneiden.
8. Die Schnecken in eine tiefe Backform oder eine gusseiserne, ofenfesten Pfanne geben. Lose mit Frischhaltefolie bedecken und 1 Stunde ruhen lassen, bis der Teig noch einmal aufgegangen ist (man kann den Teig auch über Nacht im Kühlschrank aufbewahren, wodurch sich das Aroma und die Konsistenz erheblich verbessern).

9. Den Backofen auf 190 °C vorheizen.
10. 20–22 Minuten backen, bis die Zimtschnecken goldbraun sind.
11. In der Zwischenzeit die Frischkäseglasur vorbereiten. Die Butter in einer Pfanne auf mittlerer Stufe erhitzen, bis sie schaumig ist und duftet. Beiseitestellen und 5–10 Minuten abkühlen lassen.
12. Den auf Zimmertemperatur erwärmten Frischkäse 30 Sekunden in einem Standmixer verquirlen. Abgekühlte braune Butter, Puderzucker, Vanille, Zimt und Salz hinzugeben und weitere 30–60 Sekunden verarbeiten, bis eine glatte Masse entsteht. Bei Bedarf 1 TL bis 1 EL Schlagsahne und 1 TL bis 1 EL Mehl hinzugeben, bis die erwünschte Konsistenz erreicht wird.
13. Die Zimtschnecken aus dem Backenofen nehmen und 5 Minuten abkühlen lassen. Mit der Butter-Frischkäse-Glasur bestreichen und servieren.

In den Wochen nach den Games aß ich manchmal einen ganzen Apfelkuchen zum Frühstück. Danach ging es mir nicht unbedingt gut, aber das war mir ehrlich gesagt egal. Auf manche Dinge freute ich mich schon seit Beginn der Saison – wie Bœuf Stroganoff –, aber in der Regel ging es mir beim Essen gar nicht um den Geschmack. Ich wollte einfach die Freiheit haben, alles zu essen, was ich wollte, wann ich wollte. Manchmal war das eine Menge Gebäck zum Frühstück und dann nichts mehr bis zum Abendessen. Am Ende meiner Off-Season hatte ich die Nase so voll von Süßspeisen, dass es mir nicht schwerfiel, wieder zu Spinat, Reis und Grillhuhn zurückzukehren.

Apfelkuchen aus der Pfanne

2 Granny-Smith-Äpfel, geschält und in Scheiben geschnitten

3 Honeycrisp-Äpfel, geschält und in Scheiben geschnitten

1 TL Zitronensaft

2 TL Vanille

100 g weißer Zucker

45 g plus 1 EL brauner Zucker

1 TL Zimt

2 Lagen TK-Blätterteig

2 EL gesalzene Butter, gewürfelt

1 Ei, aufgeschlagen

Vanille-Eiscreme zum Servieren (optional)

1. Die Apfelscheiben mit Zitronensaft, Vanille, weißem Zucker, 45 Gramm braunem Zucker und Zimt in eine große Schüssel geben und miteinander vermischen. Abdecken und 2–3 Stunden im Kühlschrank ruhen lassen.
2. Nach dieser Zeit den Backofen auf 175 °C vorheizen.
3. Den Boden einer gusseisernen, ofenfesten Pfanne mit einer Lage Blätterteig auskleiden. Die durchgezogenen Äpfel auf dem Teigboden verteilen und die Butterwürfel darübergeben.
4. Mit der zweiten Lage Blätterteig bedecken. Diese entweder in Streifen schneiden und gitterförmig anordnen oder am Stück lassen. Wichtig ist, dass die obere Lage Luftlöcher hat, damit der Dampf entweichen kann. Überstehende Ränder abschneiden oder andrücken.

5. Den Teigdeckel mit dem aufgeschlagenen Ei bepinseln und mit dem verbleibenden braunen Zucker bestreuen.
6. 60–70 Minuten backen, bis der Kuchen goldbraun ist. Vor dem Aufschneiden und Anrichten 10 Minuten abkühlen lassen. Falls erwünscht, mit einer Kugel Vanilleeis servieren!

Emotionale Regeneration

Die wichtigste Regeneration, die mir jemals gelang, war die Überwindung der Enttäuschung von 2015, die teilweise zwei Dingen zu verdanken war.

Der Hauptgrund war, dass ich am Abend nach den Games zum ersten Mal wirklich Zeit mit Sammy verbringen konnte. Wir hatten uns einige Jahre zuvor kennengelernt, als ich die Reebok-Zentrale in Boston besuchte. Sie arbeitete damals dort, und ich war so offensichtlich in sie verschossen, dass ihre Kollegin mir ihre Telefonnummer gab. Aber ich rief sie nicht an, weil ich viel zu schüchtern war, deshalb war ich sehr froh, als sie mich kontaktierte. Die nächsten Monate schrieben wir uns Textnachrichten und riefen uns an, aber ich hatte große Angst, dass ich viel mehr an ihr interessiert war als sie an mir, weshalb ich den Kontakt einschlafen ließ.

Als ich sie bei den Games 2015 am Athleten-Check-in sah, war ich wieder völlig von der Rolle, vor allem als sie mich bei der Begrüßung etwas länger umarmte als nötig. Ich schrieb ihr während des Wettbewerbs ständig Textnachrichten, was meiner Konzentration nicht unbedingt zugutekam, aber als ich am Ende der Games im Stadiontunnel schmollte, konnte ich mir schon denken, warum ich so schlecht abgeschnitten hatte und zwei Jahre in Folge nur Platz zwei erreicht hatte.

In jenem Augenblick beschloss ich, am Abend zur After-Games-Party zu gehen, weil ich hoffte, sie dort zu sehen. Normalerweise mag ich keine Menschenansammlungen, und mein Verhalten war so ungewöhnlich, dass O'Keefe meine Freunde kontaktierte, um zu fragen, ob es mir gut gehe, als ich ihm von meinen Plänen erzählte.

Ich denke, dass O'Keefe sehr schnell begriff, woher der Wind wehte, als wir auf der Party waren und ich geradewegs auf Sammy zusteuerte. Sie musste an jenem Abend arbeiten, aber anschließend gingen wir auf ihr Hotelzimmer und redeten, bis ich am nächsten Tag mit meiner Familie zum Brunch verabredet war. Auf dem Weg aus ihrem Zimmer schwebte ich auf Wolken und musste mich zusammenreißen, um ihr nicht sofort meine Liebe zu gestehen, aber zum Glück ging es ihr genauso, und seither sind wir ein Paar.

Wenn du das nächste Mal einen emotionalen Tiefpunkt hast, wirst du vermutlich nicht deine künftige Lebensgefährtin beziehungsweise deinen künftigen Lebensgefährten treffen, aber vielleicht wirst du in der Lage sein, das zu tun, was auch mir half, die Niederlage von 2015 zu überwinden: Ich machte einen Roadtrip.

Nach dem Brunch mit meiner Familie traf ich mich an jenem Montagvormittag mit zwei Freunden und Dan Bailey, einem anderen Teilnehmer der Games, und wir mieteten uns Motorräder von einem Verleih, der sich dort in der Nähe befand. Dann holten wir Essen, Zelte und Schlafsäcke ab und fuhren ohne ein bestimmtes Ziel los. Der Spaß bestand teilweise darin, völlig unvorbereitet auf die Reise zu gehen, und das führte dazu, dass wir in einen Platzregen gerieten oder auf einem Parkplatz schlafen mussten, weil alle Campingplätze für Monate im Voraus ausgebucht waren.

Nach vier Tagen mit den intensivsten Workouts deines Lebens ist eine Motorradtour im Regen vielleicht nicht das, worauf du gerade Lust hast. Aber es fühlte sich großartig an, keinen Plan zu haben – keine Workouts, keine durchgetakteten Mahlzeiten und Schlafenszeiten – und einfach loszufahren. Es gab keine Gewinner, keine Verlierer, keine Verantwortung und keinen Leistungsdruck. Ich hatte im Grunde nur mein Handy und eine Handvoll Geld dabei, im schlimmsten Fall würden wir unsere Motorräder zum Verleih zurückbringen und unsere Tour vorzeitig abbrechen.

Diese Reise half mir abzuschalten, und Dan Bailey ließ mich die Situation in einem anderen Licht sehen. Ich erinnere mich, wie er mich beim Abendessen fragte, warum ich so enttäuscht war. In zwei Jahren war ich nicht einmal, sondern gleich zweimal auf dem Siegertreppchen gelandet und hatte Dinge erreicht, die die meisten CrossFit-Athleten ihr ganzes Leben lang nicht schaffen. Obwohl ich verstand, was er mir sagen wollte, war ich noch nicht bereit, auf ihn zu hören – zumindest nicht damals. Ich wollte gewinnen.

Aber im Lauf meiner sportlichen Karriere habe ich erkannt, dass Enttäuschungen einfach dazugehören. Wenn ich 2013 an den Games teilgenommen hätte, hätte ich vermutlich bei dem anderthalbstündigen Ruderhalbmarathon aufgegeben. Wenn ich nicht drei Jahre in Folge im Meer an meine Grenzen gestoßen wäre, hätte ich niemals das Schwimmen geübt. Wenn ich damals nicht von dem L-1-Coach vor versammelter Mannschaft bloßgestellt worden wäre, hätte ich nicht gelernt, dass in diesem Sport ein Sieg mehr sagt als tausend Worte. Und wenn ich 2015 meinen 100-Punkte-Vorsprung nicht verschenkt hätte, hätte ich niemals gelernt, wie man sich wieder aufrappelt, und dann wäre ich auch nicht der fünfmalige CrossFit-Champion, der ich heute bin.

Und deswegen fiel mir die Entscheidung leicht, nach der Saison 2020 meine aktive Laufbahn zu beenden. Nach fünf Games-Siegen in Folge, die bisher sonst niemand erreicht hat, hatte ich das Gefühl, dass ich meinen idiotischen Fehler von 2015 endlich beglichen hatte. In den sieben Jahren, in denen ich an den CrossFit Games teilnahm, gewann ich 29 Events, 13 mehr als der Athlet nach mir, und ich erreichte 83 Prozent der möglichen Punkte. In einem Sport, in dem Konsequenz wichtiger ist als alles andere, belegte ich in meiner gesamten Karriere im Durchschnitt den 5,7. Platz, und in den fünf Jahren, in denen ich die Games gewann, belegte ich in insgesamt 73 Events nur dreimal Platz 20 oder schlechter.

Ich war zweifellos der Beste, aber wichtiger noch, ich hatte nicht angefangen, den Sport zu hassen. So war es nämlich damals beim Gewichtheben gewesen. Vor allem im letzten Jahr war ich so darauf konzentriert, es allen zu zeigen und zu beweisen, dass ich meine Rückenverletzung überwinden konnte, dass ich fast ausschließlich von Trotz getrieben war. Wie negativ meine Einstellung geworden war, bemerkte ich erst in meinem letzten großen Wettkampf, als ich ein Gesamtergebnis von 300 Kilogramm erzielte. Das ist ein großer Meilenstein, den ich sehr lange angestrebt hatte, aber ich fühlte mich nicht euphorisch, stolz oder erleichtert. Ich fühlte gar nichts.

Ich wollte auf keinen Fall, dass mir das auch mit CrossFit passierte, und ich wollte den Sport auch nicht auf Krücken beenden. Obwohl der Wirbelbruch auf beiden Seiten meines L5 völlig verheilt war, gab es immer einen kleinen Teil in mir, der Angst vor einem erneuten Bruch hatte, ganz zu schweigen von den zahllosen anderen Verletzungen, die man sich potenziell zuziehen kann, wenn man eine gewaltige Menge Gewicht so ruckartig aufwärts bewegt, dass man beinahe das Bewusstsein verliert.

Auf der einen Seite fiel der Abschied schwer. Durch CrossFit lernte ich meine besten Freunde, Geschäftspartner und sogar meine Frau kennen. Durch CrossFit fand ich den Tätowierer, der mir meine Brust stach, durch CrossFit war ich in der Lage, die Welt zu bereisen und das Haus zu kaufen, in dem wir jetzt leben.

Seit dem Ende der Saison 2015 war CrossFit meine Welt. Und aus ebendiesem Grund war ich bereit zu gehen. Abgesehen von den wenigen Wochen im August, in denen ich mir eine Auszeit gönnte, ließ ich mich durch nichts beirren oder ablenken. Ich verzichtete auf Urlaube, Junggesellenfeiern und mehr Dates mit Sammy, als ich zählen könnte, nur um keine Trainingseinheiten zu versäumen oder ausreichend zu schlafen.

Acht Jahre lang verlief mein Alltag sehr eintönig: Ich wachte früher auf, als mir lieb war, verausgabte mich am Air Bike, mit Schwimmintervallen und 40-minütigen AMRAPs, aß, schlief ... und am nächsten Tag ging alles wieder von vorn los.

Die harte Arbeit machte sich bezahlt. Aber ich war bereit, meine Entscheidungen nicht mehr nur unter dem Gesichtspunkt meiner Leistung zu treffen, sondern auch zu berücksichtigen, wie sie sich auf meine Familie, Freunde, Gesundheit und Lebensqualität auswirkten. Nach den Games 2020 hatte ich mehr Titel als jeder andere vor mir, meine Gesundheit und sieben Jahre voller Erinnerungen, die nicht überschattet waren von falscher Eitelkeit oder dem verzweifelten Versuch, an meinen alten Ruhm anzuknüpfen. Wie viele Profisportler können das schon von sich behaupten?

Danksagung

Danke, Matt O'Keefe, dafür, dass du ab dem ersten Tag an meiner Seite warst. Ohne dich wären meine Erfolge nicht möglich gewesen.

Das war meine Welt und eine wichtige Station auf meiner Lebensreise. Ich hoffe, dir hat das Lesen Spaß gemacht, und vielleicht hat es dir zu der einen oder anderen Erkenntnis verholfen. Gehe deinen Weg, und benutze *HWPO* als deinen Leitfaden. Worauf wartest du noch?

Zusätzliche Mat-Fraser-Workouts

Kraft

Snatches

Power Snatch
2 @ 80 %
3 @ 85 %
1 @ 90 %
2 @ 85 %
2 Sätze mit 3 @ 80 %

Snatch
4 Sätze
1 Snatch + 1 Hang Snatch
Start @ 70–75 %

Snatch
3 @ 80 %
2 @ 85 %
2 Sätze mit je 2 @ 80 %

Snatch
3 Sätze mit 5 @ 98 kg
3 Sätze mit 4 @ 102 kg
3 Sätze mit 3 @ 125 kg

Snatch Balance
2 @ 80 %
2 Sätze mit 2 @ 85 %
1 @ 90 %
3 Sätze mit 2 @ 75 %

Cleans

3-Position Power Clean
6 Sätze (Boden, unterhalb des Knies, oberhalb des Knies)
5 @ 65 % (Gewicht erhöhen, sofern es sicher ist)

Hang Power Clean
Alle 2 Minuten für 6 Sätze
2 Hang Power Cleans + 1 Hang Squat Clean
Start @ 70 % des Power Cleans

Power Clean
3 @ 80 %
2 Sätze mit 3 @ 85 %
4 Sätze mit 3 @ 75 %

Power Clean
3 Sätze mit 3
(schwer anfangen, pro Satz um 4,5 kg erhöhen)

Pess and Jerks

Strict Press
2 Sätze mit 3 @ 80 %
2 @ 85 %
3 Sätze mit 3 @ 80 %

Alle 3 Minuten für 4 Sätze
7 Strict Presses @ 65–75 %
10 Dual Dumbbell Push Jerks (schwer)

Clean and Jerk
(2 Cleans + 1 Jerk)
@ 75 %
@ 80 %
@ 85 %
@ 80 %

Squats

Front Squat
5 @ 60%
5 @ 65 %
2 Sätze mit 5 @ 70 %

Back Squat
8 @ 65 %
8 @ 70 %
8 @ 75 %
8 @ 80 %

Back Squat
8 @ 65 %
8 @ 70 %
8 @ 80 %
8 @ 85 %

Front Squat
5 @ 70 %
5 @ 75 %
5 @ 80 %
5 @ 85 %

Overhead Squat
Alle 2 Minuten für 6 Sätze
3 @ 80 %
2 Sätze mit 3 @ 85 %
3 Sätze mit 4 @ 75 %

Back Squat
8 @ 65 %
8 @ 70 %
8 @ 80 %
8 @ 85 %

Front Squat
5 @ 60 %
5 @ 70 %
5 @ 75 %
5 @ 80 %

Overhead Squat
Alle 90 Sekunden für 6 Sätze
Satz 1: 5 WH @ 80 %
Sätze 2–4: 3 WH @ 85 %
Sätze 5–6: 4 WH @ 75 %

Barbell Conditioning

EMOM für 8 Minuten
3 Power Cleans (mittel–leicht)
3 Thrusters (mittel)
3 Power Jerks (mittel)

Zusätzliche Übungen

Bench Press
5 Sätze mit 3 Dead Stop
(schwer anfangen, das Gewicht pro Satz um 4,5 kg erhöhen

5 Runden
Dumbbell Complex
5 Power Cleans (schwer)
4 Front Squats (schwer)
3 Shoulder-to-Overheads (schwer)
Pause: 2 Minuten nach jeder Runde

4 Sätze
60 m Yoke
30 m Hand-over-Hand Sled Pull
Pause: 90 Sekunden

EMOM für 10 Minuten
8 Strict Pull-ups mit Gewichtsweste (4,5 kg)

Ausdauer

BikeErg

4 Sätze
8:00 Minuten @ 255–275 Watt
2:00 Minuten @ 204–221 Watt

Kondition
20 Minuten alternierend
Ungerade Minutenzahl: 21 Kalorien auf dem Bike
Gerade Minutenzahl: 6 Deficit Handstand Push-ups
Radfahren in unter 49 Sekunden abschließen

Kondition
2 Runden auf Zeit
50 Toes-to-Bar
40 Thrusters (leicht)
40/30 Kalorien auf dem Rudergerät

Auf Zeit
150 Double-unders
50 Pull-ups

Grifftraining
Akkumuliere 4 Minuten in der oberen Endposition des Deadlifts (Hantel entspricht 50 % des Körpergewichts)

3 Sätze
3200 m bei 290 Watt, Hebel bei 6,5 (BikeErg)
800-Meter-Lauf

Alle 8 Minuten für 4 Sätze
2200 m BikeErg
600 Meter SkiErg

EMOM für 62 Minuten
Ungerade Minutenzahl: 20 Kalorien auf dem Rudergerät
Gerade Minutenzahl: 15 Burpees

5 Sätze
600 m Ski
400-Meter-Laufen
30 Liegestütze
Pause: 1 Minute

Auf Zeit
3000 m mit Gewichtsrucksack (13,5 kg)
Pause: 2 Minuten
3000-Meter-Lauf
21 Thrusters (mittel)
21 Burpee Pull-ups
9 Thrusters (schwer)
Pause: 2 Minuten
40 Kalorien auf dem Rudergerät
10 Squat Cleans (mittel)
10 Box Step-overs
30 Strict Handstand Push-ups

4 Sätze
60 m Farmer's Carry
800-Meter-Lauf
3000 m Rudern
800-Meter-Lauf
3000 m Rudern
800-Meter-Lauf

Rudern
3 Sätze
750 m 1:40
550 m 1:38
350 m 1:36
200 m schwer
Pause: 1 Minute nach jedem Intervall
Pause: 3 Minuten nach jedem Satz
Pause: 5 Minuten
Anschließend
5 Sätze
250 m schwer
Pause: 30 Sekunden

Alle 7 Minuten für 4 Sätze
1000 m Bike
30 Strict Handstand Push-ups
1000 m Bike
20 Strict Handstand Push-ups

Auf Zeit
75 Kalorien auf dem Rudergerät
60 Wall-Balls (M 13,5 kg, W 9 kg)
40 Kalorien auf dem BikeErg
30 Dumbbell Thrusters (schwer)

Schnelligkeit

8 Sätze
400 m in unter 1:20 Minuten
Pause: 1 Minute

6 Sätze (BikeErg)
8 Kalorien (sitzend), Hebel auf 4
12 Kalorien (stehend), Hebel auf 10

10 Sätze
500 m Rudern
Pause: 1 Minute

5 Sätze
Bergläufe
25 Air Squats

00:30 Belastung, 00:30 Erholung
20 Runden für maximalen Kalorienverbrauch auf dem Air Bike
13 Runden @ 600 Watt
7 Runden @ 700 Watt

3 Sätze
1100 m Rudern
Pause: 2 Minuten

4 Sätze
550 m Rudern
Pause: 1 Minute

EMOM für 12 Minuten
Ungerade Minutenzahl: 15 Kalorien auf dem Bike (stehend)
Gerade Minutenzahl: 15 Burpees

3 Sätze
1:15 Belastung, 1:45 Erholung
20/15 Kalorien auf dem Air Bike
Max Parallette Facing Burpees

Rudern
6 Sätze für maximalen Kalorienverbrauch
3:00 Belastung, 2:00 Erholung

3 Sätze, Air Bike
30 Sekunden @ 340 Watt
30 Sekunden leicht
Pause
5 Sätze
30 Sekunden @ 510 Watt, Hebel auf 10
4:30 Minuten @ 312 Watt
2:00 Minuten leicht

Alle 4 Minuten für 4 Sätze
Air Bike
25 Kalorien

C2 Bike Erg

3 Sätze
30 Sekunden Hebel auf 0
30 Sekunden Hebel auf 5
30 Sekunden Hebel auf 10 (stehend)

3 Sätze
3 Minuten @ 357 Watt, 105 rpm
2 Minuten leicht

Pause: 2 Minuten
2 Minuten @ 374 Watt, Hebel auf 5–6, 110 rpm
2 Minuten leicht
3 Minuten @ 357 Watt, Hebel auf 7–8, 105 rpm
2 Minuten leicht
4 Minuten @ 357 Watt, Hebel auf 10, 105 rpm
2 Minuten leicht
3 Minuten @ 357 Watt, Hebel auf 7–8, 105 rpm
2 Minuten leicht
2 Minuten @ 374 Watt, Hebel auf 5–6
5 Minuten @ 290 Watt
4 Minuten @ 323 Watt
3 Minuten @ 340 Watt
Pause: 3 Minuten
4 Minuten @ 306 Watt
3 Minuten @ 323 Watt
2 Minuten @ 340 Watt
Pause: 3 Minuten
3 Minuten @ 340 Watt
2 Minuten @ 367 Watt
1 Minuten @ 375 Watt
Pause: 3 Minuten

3 Sätze
1 Minute @ 400 Watt, Hebel auf 10
Pause: 1 Minute

Koordination

EMOM für 10 Minuten
Ungerade Minuten: Handstand Walk (mit Hindernissen, einmal hin und zurück)
Gerade Minuten: 10 Dumbbell Bench Presses (M 38,5 kg, W 25 kg)

Ring Muscle-up mit Gewichtsweste
7-5-3-5-7 am Stück, erste WH strikt

Alle 4 Minuten für 4–6 Sätze
4/3 Pegboard
6L/6R Dumbbell Push Press (schwer)

7 Runden
5 Hang Power Snatches (mittel)
5 Overhead Squats (mittel)
5 Bar Muscle-ups

8 Sätze
7 m Legless Rope Climb mit Gewichtsweste

EMOM für 21 Minuten
Minute 1: 21 Kalorien auf dem Laufband
Minute 2: 16 Toes-to-Bars
Minute 3: 15 m Handstand (mit Hindernissen, einmal hin und zurück)

Auf Zeit
40 Strict Handstand Push-ups
60 GHD
80 Wall-Balls
100 Heavy Double-unders

EMOM für 10 Minuten
3 Strict Muscle-ups

Strict Muscle-up mit Gewichtsweste
5 × 5

5 Runden
30 Heavy Double-unders
10 Bar-Facing Burpees
5 Power Snatches (mittel–schwer)

HWPO Workout Log

Nachfolgend sind einige der beliebtesten Benchmark-Workouts aufgelistet, die CrossFit zu bieten hat. Du solltest sie nach einigen Monaten erneut testen, um deine Fortschritte festzustellen und deine Schwächen zu identifizieren. Wie immer solltest du die Bewegungen und verwendeten Gewichte skalieren und bei Bedarf anpassen.

Wenn im Workout Gewichte vorkommen, bezieht sich die beiden Zahlen auf das Rx-Gewicht für Männer beziehungsweise für Frauen.

Workout	**Datum**	**Ergebnis**	**Gewicht**	**Notizen**
ANGIE Auf Zeit 100 Pull-ups, 100 Push-ups, 100 Sit-ups, 100 Air Squats				
ANNIE Auf Zeit 50-40-30-20-10 WH Double-unders und Sit-ups				
BARBARA Auf Zeit 5 Runden Pause: 3 Minuten nach jeder Runde 20 Pull-ups, 30 Push-ups, 40 Sit-ups, 50 Air Squats				

Workout	Datum	Ergebnis	Gewicht	Notizen
CHELSEA EMOM für 30 Minuten 5 Pull-ups, 10 Push-ups, 15 Air Squats				
CINDY AMRAP in 20 Minuten 5 Pull-ups, 10 Push-ups, 15 Air Squats				
DIANE Auf Zeit 21-15-9 WH Deadlifts (M 102 kg, W 70 kg)				
ELIZABETH Auf Zeit 21-15-9 WH Cleans (M 61 kg, W 43 kg) und Ring Dips				
EVA Auf Zeit 5 Runden 800-Meter-Lauf, 30 Kettlebell Swings (M 32 kg, W 24 kg), 30 Pull-ups				
FRAN Auf Zeit 21-15-9 WH Thrusters (M 43 kg, W 29 kg) und Pull-ups				
GRACE Auf Zeit 30 WH Clean and Jerks (M 61 kg, W 43 kg)				

Workout	**Datum**	**Ergebnis**	**Gewicht**	**Notizen**
HELEN Auf Zeit 3 Runden 400-Meter-Lauf, 21 Kettlebell Swings (M 24 kg, W 16 kg), 12 Pull-ups				
ISABEL Auf Zeit 30 Snatches (M 61 kg, W 43 kg)				
JACKIE Auf Zeit 1000 m Rudern, 50 Thrusters (M 20 kg, W 16 kg), 30 Pull-ups				
KAREN Auf Zeit 150 Wall-Balls (M 9 kg, W 6 kg)				
KELLY Auf Zeit 5 Runden 400-Meter-Lauf, 30 Box Jumps (M 60 cm, W 50 cm)				
LINDA Auf Zeit 10-9-8-7-6-5-4-3-2-1 WH Deadlifts (1 ½-faches Körpergewicht), Bench Presses (Körpergewicht), Cleans (¾-faches Körpergewicht)				
LYNNE AMRAP für 5 Runden Max Bodyweight Bench Press und Max Pull-ups				

Workout	Datum	Ergebnis	Gewicht	Notizen
MARY AMRAP in 20 Minuten 5 Handstand Push-ups, 10 Pistol Squats (abwechselnd linkes und rechtes Bein), 15 Pull-ups				
NANCY Auf Zeit 5 Runden 400-Meter-Lauf und 15 Overhead Squats (M 43 kg, W 29 kg)				
NICOLE AMRAP in 20 Minuten 400-Meter-Lauf und Max Pull-ups (Ergebnis ist die Gesamtzahl der Klimmzüge, die in allen Runden abgeschlossen wurden)				

Glossar

1 RM
Ein-Wiederholungs-Maximum, das schwerste Gewicht, dass man im Rahmen einer bestimmten Bewegung jemals gehoben hat.

AMRAP
»As Many Reps As Possible«, so viele Wiederholungen wie möglich, ein Workout-Konzept, das immer mit einer Zeiteinheit kombiniert wird (AMRAP für 15 Minuten).

Burpee
Eine Konditionsübung, bei der man in die Hocke geht, sich mit den Händen auf dem Boden abstützt, in die Liegestützposition springt, in manchen Fällen gefolgt von einem Liegestütz, der Rückkehr in die Hocke und einem Strecksprung.

Butterfly
Eine Technik für Klimmzüge und Chest-to-Bars, bei der man Wiederholungen mithilfe einer kreisförmige Schwungbewegung aneinanderkettet.

Chest-to-Bar
Ein Klimmzug, bei dem die Schlüsselbeine (oder das Brustbein) die Stange berühren müssen. Kann man strikt oder als Kipping- oder Butterfly-Variante ausführen.

Chipper
Ein Workout, das normalerweise aus fünf bis zehn Bewegungen besteht, die mit hoher Wiederholungszahl ausgeführt werden, bis das Workout abgeschlossen ist.

EMOM
»Every Minute on the Minute«, jede Minute auf die Minute, ein Workout-Konzept, das eine bestimmte Arbeitslast vorgibt, die innerhalb von einer Minute abgeschlossen werden muss; die verbleibende Zeit bis zum Beginn der nächsten Minute kann genutzt werden, um sich zu erholen. Als Variationen gibt es E2MOM (alle zwei Minuten auf die Minute), E3MOM und so weiter.

FTP
»Functional Threshold Power« (funktionelle Schwellenleistung), die größte Anstrengung, die man eine Stunde lang aufrechterhalten kann, gemessen in Watt auf einem Indoor Bike.

Games
Der jährlich stattfindende Finalwettbewerb, bei dem nur die besten circa 40 Athleten der Welt gegeneinander antreten.

GHD
Glute-Ham-Developer, ein Kraftgerät, das für Sit-ups mit einem größeren Bewegungsumfang konstruiert ist.

Jerk vs. Push
Jerk bedeutet, dass man während der Bewegung die Beine beugt und unter die Hantelstange taucht, was beim Push nicht der Fall ist.

Kipping
Eine Bewegung, die dem Schwungholen dient und oft mithilfe einer explosiven Hüftstreckung ausgeführt wird.

METCON
»Metabolic Conditioning« (metabolische Konditionierung).

OHS
Overhead Squat.

Open
Das CrossFit Open, ein internationaler Fernwettkampf, der über mehrere Wochen geht und die erste Phase der CrossFit-Saison darstellt.

Pistols
Einbeinige Kniebeugen.

Power Squat vs. Squat
»Power« bedeutet, dass man bei der Kniebeuge die Oberschenkel nicht unter die Horizontallinie bringt (beim Power Snatch zum Beispiel), bei einem normalen Squat dagegen schon.

PR
»Persönlicher Rekord«, die schnellste Zeit, die höchste Wiederholungszahl oder das schwerste Gewicht, das man aktuell heben kann.

Regionals
Die zweite Phase der CrossFit-Saison, die in Regionen unterteilt wird. Normalerweise muss man persönlich antreten.

Rx
Das Workout ohne jegliche Veränderungen des Gewichts und der Wiederholungszahl.

Skaliert
Die Modifikation eines Workouts, indem das Gewicht oder die Wiederholungszahl reduziert wird.

STOH
»Shoulders to Overhead« (von den Schultern über den Kopf), ein weitgefasster Begriff, der dir erlaubt, die von dir bevorzugte Art zu verwenden, um eine Langhantel von den Schultern über den Kopf zu heben, entweder mit einem strikten Press, Push Press oder Jerk.

Strict
Eine Bewegung, die ausschließlich durch die Aktivierung der dafür notwendigen Muskeln ausgeführt wird, also ohne Hüfteinsatz oder Schwung.

Thruster
Ein Front Squat, der mit einem Push Press abschließt.

Toes-to-Bar
Eine Bewegung, bei der man sich mit den Händen an einer Klimmzugstange festhält und die Füße zur Stange hebt. Kann strikt oder als Kipping-Variante ausgeführt werden.

Über den Autor

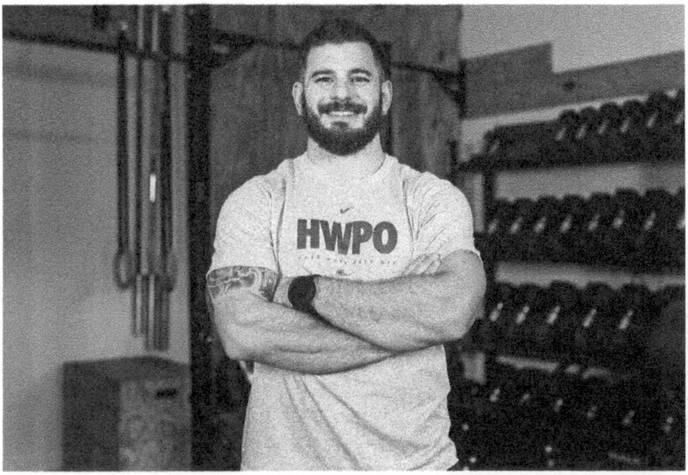

Mathew Fraser stammt aus Colchester, Vermont, und gewann 2016, 2017, 2018, 2019 und 2020 die CrossFit Games. Er hat sich seither aus dem aktiven Wettkampfgeschehen zurückgezogen, um mehr Zeit mit seinen Freunden, seiner Familie und seiner Verlobten Sammy Moniz zu verbringen.